高等医药院校药学主要课程复习指南丛书

药理学复习指南

主　编　谭毓治　周玖瑶　宋丽华
副主编　刘　浩　何　冰　周　源
　　　　　韦锦斌　吕　莉

天津出版传媒集团
天津科技翻译出版有限公司

图书在版编目(CIP)数据

药理学复习指南 / 谭毓治,周玖瑶,宋丽华主编 .—天津:天津科技翻译出版有限公司,2014.1(2024.7重印)
(高等医药院校药学主要课程复习指南丛书)
ISBN 978-7-5433-3315-4

Ⅰ.①药… Ⅱ.①谭… ②周… ③宋… Ⅲ.①药理学—医学院校—教学参考资料 Ⅳ.①R96

中国版本图书馆 CIP 数据核字(2013)第 242711 号

出　　版:天津科技翻译出版有限公司
出 版 人:方 艳
地　　址:天津市南开区白堤路 244 号
邮政编码:300192
电　　话:022-87894896
传　　真:022-87895650
网　　址:www. tsttpc. com
印　　刷:唐山鼎瑞印刷有限公司
发　　行:全国新华书店
版本记录:787mm×1092mm 16 开本 19.5 印张 450 千字
2014 年 1 月第 1 版 2024 年 7 月第 3 次印刷
定价:29.80 元

《高等医药院校药学主要课程复习指南丛书》

编委会名单

《药理学复习指南》

编 者 名 单

主　编　谭毓治　周玖瑶　宋丽华

副主编　刘　浩　何　冰　周　源　韦锦斌　吕　莉

编　者　（以姓氏笔画为序）

王艳春（吉林医药学院）
韦锦斌（广西医科大学）
吕　莉（大连医科大学）
刘　浩（蚌埠医学院）
杨智承（广东药学院）
李文媛（长治医学院）
李晓明（蚌埠医学院）
何　冰（广东药学院）
宋丽华（长治医学院）
周玖瑶（广州中医药大学）
周　源（湖南师范大学医学院）
蒋苏贞（广州中医药大学）
谭毓治（广东药学院）

前　言

药理学是药学专业的重要课程，它研究药物与机体相互作用及其规律，主要是解决药物的安全性、有效性与合理用药问题。由于药物分类多，品种更多，药理作用和作用机制各异，教材篇幅较大，给药理学学习带来一定的困难。因此，编一本简明扼要、富有启发性和实用性的药理学辅导教材，对药理学的学习会大有帮助，也必将受到同学们的欢迎。基于这样的良好愿望，全体编者结合自己多年教学经验，编写了这本药理学教学辅导教材。

在编写过程中，我们参考了人民卫生出版社、中国医药科技出版社和科学出版社出版的现行的供药学专业使用的《药理学》教材及国家执业药师资格考试应试指南药学专业知识(一)中的《药理学》部分，此外，还参考了全国几个主要药学院校药理学教学大纲，力求使这本辅导教材做到科学性强，启发性好，适用性佳。

全书共 48 章，1～47 章每章分为学习要点、复习地图(或简表、口诀)、精选习题和参考答案。学习要点部分以各章节主要知识点为线索，突出重点难点，注意知识的相互联系和应用，是各章的教学重点和复习重点；复习地图对本章内容进行提炼，形成简图，展示知识点的来龙去脉及相互联系，有利于对本章内容的记忆和掌握；复习题部分参照现代考试模式，吸取历年考试经验，收集、整理、编写了选择题、填空题、主要专业术语或主要药名的中英文名称对译、名词解释、问答题等五种类型，并附有参考答案。第 48 章主要是对教材中一些跨章节的内容进行总结归纳，便于理解、记忆和比较。最后还列出了两套模拟试题及题解。

本书编写的题型及答题要求说明如下。

一、选择题

A 型题，题目在前，A、B、C、D、E 五个备选答案在后。只能选一个正确答案。

B 型题，一组题共用五个备选答案，备选答案在前，题目在后，每题只有一个正确答案，每个备选答案可以重选，也可以不选。

X 型题，题目在前，A、B、C、D、E 五个备选答案在后。正确答案有 2～5 个。少选或多选均不能得分。

二、填空题

一句或一段完整表述中，抽掉一处或几处内容，形成填空题。答题时将正确内容填入空白处，使之成为完整的表述。

三、名词解释

题目通常是一些基本概念或专业名词。答题时将其含义和主要内容叙述清楚即可。

四、中英文药名(术语)对译

为了帮助同学们熟悉药理学英文的术语和主要药名，我们编写了本题目。题目要求将中文术语或药名翻译成英文，或将英文翻译成中文。

五、问答题

本题有简述和论述部分，简述题应紧扣题目，简明扼要回答所问的问题即可；论述性题目应根据题目的要求，对所涉及的知识点及相互联系，有条有理地适当展开，做到阐述清楚，逻辑性强。切忌文不对题。

虽然我们在编写过程中作了很大的努力，但由于时间仓促，水平所限，不足之处肯定存在，欢迎广大师生批评指正。

编 者

2013 年 10 月

目　录

第一章 绪 言

学习要点

药物是指能影响机体生理、生化和病理过程，用以预防、诊断、治疗疾病的化学物质。

药理学是研究药物与机体（包括病原体）相互作用及其作用规律的科学。

药理学包括两方面的内容：一是研究药物对机体的作用，称为药效动力学，简称药效学，其内容是研究药物的作用、作用机制以及药物的量—效关系及其规律等；二是研究机体对药物的作用，称为药代动力学，简称药动学，其内容是研究机体对药物吸收、分布、代谢和排泄的规律及其对药效的影响。

药理学是药学与医学之间的桥梁，它研究药物，主要是解决药物的安全性、有效性与合理用药问题，与临床医学相联系。

新药的药理学研究包括临床前药理学研究和临床药理学研究两个方面。

新药临床前药理学研究内容包括：药效学研究、一般药理学研究、药代动力学研究、毒理学研究。

新药临床试验分为四期：Ⅰ期临床试验是新药临床药理和毒性作用的试验期；Ⅱ期临床试验是新药临床治疗效果的初步探索试验，为Ⅲ期临床试验做准备；Ⅲ期临床试验的目的是对新药治疗作用的全面评价；Ⅳ期临床试验也称销售后的临床监视期，其目的是对已在临床广泛应用的新药进行社会性考察，着重于不良反应监察。

复习地图

药理学
- 药效动力学：研究药物作用及机制，阐明防治疾病规律
- 药代动力学：研究药物吸收、分布、代谢与排泄，血药浓度随时间变化规律

药理学与药物研究
- 临床前药理试验：药效学、一般药理学、药代动力学、新药毒理学研究
- 新药临床试验：Ⅰ、Ⅱ、Ⅲ、Ⅳ期临床试验

精选习题

一、选择题

A 型题

1. 下述关于“药物”的论述，较全面的是（　　）

A. 能影响机体生理功能的化学物质　　B. 用以防、治、诊断疾病的化学物质

C. 干扰机体细胞代谢活动的化学物质　　D. 用以治疗疾病的化学物质

E. 用以诊断疾病的化学物质

2. 药效学研究的内容是( )

A. 药物的临床疗效　B. 药物的作用机制　C. 药物对机体的作用规律
D. 药物疗效的影响因素　E. 药物体内过程的影响因素

3. 药理学是研究( )

A. 药物效应动力学　B. 药物代谢动力学　C. 药物作用机制
D. 药物与机体相互作用的规律　E. 与药物学和生理学相关的学科

4. 药动学研究的内容是( )

A. 血药浓度与临床疗效的关系　B. 血药浓度与时间的变化规律　C. 药物吸收的影响因素
D. 药物生物转化的影响因素　E. 机体对药物的处置的动态变化

5. 新药Ⅲ期临床试验要求完成药品试验的病例数在( )以上

A. 50 例　B. 100 例　C. 200 例
D. 300 例　E. 2000 例

6. 新药Ⅰ期临床试验的对象通常是( )

A. 患者　B. 健康成人志愿者　C. 儿童
D. 老人　E. 以上均可

X 型题

7. 属于新药临床前研究内容的有( )

A. 药效学研究　B. 一般药理学研究　C. 药动学研究
D. 新药毒理学研究　E. 健康志愿者单剂量与多剂量药动学研究

8. 新药临床试验包括( )

A. Ⅰ期临床试验　B. Ⅱ期临床试验　C. Ⅲ期临床试验
D. Ⅳ期临床试验　E. 一般药理学研究

二、中英文术语对译

1. 药理学
2. 药效学
3. pharmacokinetics
4. placebo

三、问答题

1. 药理学在新药研究开发的整个过程中有哪些作用?

参考答案

一、选择题

1. B　2. C　3. D　4. E　5. D　6. B　7. ABCD　8. ABCD

二、中英文术语对译

1. pharmacology
2. pharmacodynamics
3. 药代动力学
4. 安慰剂

三、问答题

1. 答:从新药研究申报资料角度看,新药的药理学研究包括临床前药理学研究和临床药理学研究两个方面。新药临床前药理学研究内容包括:药效学研究、一般药理学研究、药代动力学研究、毒理学研究。新药临床试验分为四期(Ⅰ、Ⅱ、Ⅲ、Ⅳ期)。从新药研究开发各个环节看,药理学在药物作用靶点的发现与评估方面,在药物作用机制研究方面,在生物效应评估后的化合物结构优化、筛选大规模天然产物方面,在基因蛋白类药物的靶点确认方面,在药物协同作用、拮抗作用和安全性评估方面都发挥着重要的作用。药物研发首先要考虑的安全、有效和高选择性问题,都是要通过药理学研究才能解决的。

(谭毓治)

第二章 药物代谢动力学

学习要点

药物代谢动力学是研究药物在体内变化规律的科学。内容有两方面：一是机体对药物的处置，即药物在体内的吸收、分布、代谢和排泄的动态变化规律；二是应用药代动力学原理及数学模型定量描述血药浓度随时间变化的规律及机体对药物处置的速率过程。

一、药物的体内过程

（一）药物的跨膜转运的类型及特点

1. 被动转运

1）简单扩散：药物由高浓度侧向低浓度侧转运，驱动力来自浓度差或电位差，不耗能，不需载体，无饱和性和竞争性。简单扩散可分为脂溶扩散与水溶扩散。脂溶扩散药物通过溶于脂质膜被动扩散，转运速度取决于膜两侧浓度差、脂溶性、极性大小，是绝大多数药物的转运方式。水溶扩散指分子量小、分子直径小于膜孔的水溶性等极性或非极性药物借助膜两侧的流体静压和渗透压差通过膜孔，被水带到低压侧的过程；相对分子质量大于100～200Da的物质通常不能通过。一些教科书称之为“滤过”。

药物离子化程度与跨膜转运和pH的关系：多数药物为弱酸或弱碱性药物，在体液pH条件下易解离，解离型药物极性大，难以扩散；反之，非解离型药物的极性小，脂溶性大，容易扩散。弱酸性药物在酸性环境中不易解离，而在碱性环境中易解离。弱碱性药物则相反。

2）易化扩散：其转运需载体或通道介导，属于载体转运。其特点是顺浓度梯度跨膜转运，不耗能，但载体可饱和，存在竞争性抑制作用。氨基酸、葡萄糖、季铵盐和Na^+、K^+、Ca^{2+}等采用此方式转运。

2. 主动转运 其特点是耗能、需载体参与、逆浓度差转运、有饱和性、选择性和竞争抑制现象。

主动转运可分为原发性主动转运和继发性主动转运：前者直接利用ATP分解成ADP释放出的游离自由能来转运物质。如小肠上皮细胞和肾小管上皮细胞基底膜存在的钠钾泵、P-糖蛋白及多药耐药相关蛋白2等转运体介导的转运属此类；后者不直接利用分解ATP产生的能量，而是与原发性主动转运中的转运离子相耦合，间接利用细胞内代谢产生的能量来进行转运。作为驱动力的离子与被转运物质按同一方向转运称为协同转运，如小肠H^+与寡肽转运体协同转运促进二肽、三肽及β-内酰胺类抗生素的胃肠吸收等；按相反方向转运称交换转运，如Na^+-H^+交换泵等。

3. 膜动转运 通过生物膜的内陷形成小胞吞噬使药物进入细胞内的称胞饮。将某些液体大分子通过胞裂外排或出胞，从胞内转运到胞外，称胞吐。

（二）药物吸收

药物吸收是指药物从给药部位进入血液循环的过程。其影响因素包括药物的理化性质（脂溶性、解离度、分子量）、给药途径和制剂因素。

1. 胃肠道给药

首过效应（也称首关效应）：有些药物首次通过肠黏膜及肝脏就发生转化，减少进入体循环量，这一现象叫作首过效应。

（1）口服给药，小肠是吸收药物的主要部位，存在首过效应。

（2）舌下给药，药物可经舌下静脉直接进入血液循环，无首过效应。

（3）直肠给药，直肠近肛门处血管丰富，是栓剂、灌肠剂用药部位，药物经肛管静脉和直肠下静脉吸收，可避免首过效应，欲插入直肠较深，药物吸收进入直肠上静脉，经门静脉入肝，存在首过效应。

2. 注射给药

（1）静脉注射，药物直接进入血液循环，没有吸收过程。

（2）肌内或皮下注射，吸收一般较口服吸收快，油剂、混悬剂或胶体制剂比水溶液吸收慢，肌内注射吸收较皮下注射快。注射给药均无首过效应。

3. 呼吸道给药　鼻黏膜极薄，毛细血管丰富，药物吸收后直接进入血液循环，无首过效应；气体、挥发性液体和气雾剂中药物可从支气管或肺泡吸收进入体循环。肺部吸收面积大，血流量大，吸收迅速，无首过效应。

皮肤黏膜给药：完整皮肤吸收能力很差。脂溶性药物可缓慢经皮吸收。

（三）药物的分布

药物吸收后随血液循环到达各组织器官的过程。

影响药物分布的因素：①药物与血浆蛋白结合；②体内屏障，包括血脑屏障、胎盘屏障和血眼屏障；③体液 pH 和药物解离度；④器官的血流量与膜的通透性；⑤药物与组织亲和力；⑥药物转运体。

药物与血浆蛋白结合具有以下特点：①结合型药物暂时失去药理活性，暂时贮存在血浆中；②药物与血浆蛋白结合是可逆的；③结合具有饱和性，达饱和后，继续增加药物剂量，可使游离药物浓度迅速增加，易引起毒性反应；④竞争性置换现象是指两种与血浆蛋白结合率很高的药物同时应用时，可产生置换现象，使其中一种（或两种）游离药物浓度增高，使药理作用增强或中毒；⑤慢性肾炎、肝硬化、尿毒症等患者因血液中血浆蛋白过少，容易发生因游离药物增多而中毒；⑥只有血浆蛋白结合率高、分布容积小、消除速率慢或治疗指数低的药物，血浆蛋白结合率变化才有临床意义。

（四）药物的代谢

药物的代谢是指药物在体内发生化学结构的改变。

影响药物代谢的因素有遗传因素、环境因素、生理因素与营养状态及病理因素。

药物在体内的代谢一般分为两个时相：Ⅰ相有氧化、还原、水解反应。主要由肝微粒体混合功能氧化酶(肝药酶)及存在于细胞质、线粒体、血浆及肠道菌丛中的非微粒体酶催化。Ⅱ相为结合反应。药物分子结构中暴露出的极性基团与体内葡萄糖醛酸、硫酸、甘氨酸及谷胱甘肽等经共价键结合，生成极性高易溶于水的代谢物，以利于迅速排出体外。有的药物只经Ⅰ相或Ⅱ相，多数药物要经受两相反应，且从Ⅰ相到Ⅱ相序贯进行，少数例外。

肝脏是药物代谢的主要场所，其中肝微粒体细胞色素P450(CYP)酶系统促进数百种药物代谢，故称"肝药酶"，是药物代谢的重要酶系。肝药酶特点：①CYP是一个基因超家族，已在人体中分离出70余种，人类肝脏中与药物代谢密切相关的主要是CYP1A2、CYP2A6、CYP3A4、CYP2C9、CYP2C19、CYP2D6、CYP2E1。②选择性低，许多药物均可被它代谢。③活性有限，在药物间容易发生竞争性抑制。④个体差异大，又不稳定。⑤易受药物的诱导或抑制。

肝药酶的诱导：一些药物可使肝药酶的活性增强，加速其他同时使用的药物和其自身的代谢，使药理效应减弱，这类药称为肝药酶诱导剂，如苯巴比妥、苯妥英钠、卡马西平、利福平等。

肝药酶的抑制：一些药物则能抑制或减弱肝药酶活性，可使合用的药物代谢减慢，药物活性增强或出现毒性反应，这些药物称为肝药酶抑制剂，如别嘌醇、氯霉素、异烟肼、西咪替丁等。

代谢产生的结果较为复杂：绝大多数药物经代谢后活性减弱或消失(失活)；少数药物经代谢后才出现药理活性(活化)；代谢是很多药物消除、解毒的重要途径；少数药物本身毒性低，代谢后生成毒性代谢产物。

(五) 药物的排泄

药物的原形或其代谢产物被排出体外的过程称为排泄。肾脏为主要排泄器官，其他排泄器官包括：呼吸系统、肠道、胆囊、乳腺、汗腺、唾液腺及泪腺。

1. 肾排泄 药物及代谢产物经肾排泄有三种方式。①肾小球滤过：肾小球滤过膜呈筛状，筛孔较大，除与血浆蛋白结合的药物外，游离药物及其代谢产物均能通过。②肾小管分泌：有两个主动分泌通道，即弱酸性通道和弱碱性通道，分别由两种载体转运，同类药物之间可能有竞争性抑制现象，如丙磺舒抑制青霉素的主动分泌，使后者的排泄减慢，药效延长并增强。③肾小管重吸收：药物在肾小管重吸收有两种转运方式，一是主动重吸收，主要在近曲小管进行，主要吸收身体必需的葡萄糖、氨基酸、维生素及某些电解质等营养物质；二是被动重吸收，主要在远曲小管进行，其方式为被动扩散。故药物理化性质决定药物能否吸收，水溶性药物难吸收，脂溶性药物易吸收。酸化尿液，弱碱性药物难吸收，碱化尿液，促进弱酸性药物排泄，反之亦然。

2. 胆汁排泄 由胆汁排入十二指肠药物，可从粪便排出，但有些药物可再经肠黏膜吸收入血，称之为"肝肠循环"，使药物排泄减慢。如洋地黄毒苷等，肝肠循环可延长药物在体内作用时间；中断肝肠循环，可用于中毒时解救。

3. 乳汁排泄 乳汁pH低，弱碱性药物(阿托品、吗啡)易自乳汁中排出，如对婴儿有害药物，则哺乳妇女慎用。

二、药物的速率过程

1. 房室模型 即将机体视为由若干个房室构成的系统。这里所说的房室并不是解剖学上分隔体液的隔室，而是反映药物分布状况的假想空间。给药后，吸收的药物在体内各部位很快达到平衡，机体可视作单一房室，即一室模型。给药后，吸收的药物首先分布到血流丰富的组织器官（中央室）；然后再缓慢分布到血流较少的组织器官（周边室），即二室模型。

2. 消除速率过程

（1）*一级动力学* 单位时间内转运或消除按恒比规律进行，$t_{1/2}$恒定，不受血药浓度影响；是大多数药物消除形式。

（2）*零级动力学* 单位时间内转运或消除按恒量规律进行，$t_{1/2}$受血药浓度影响，浓度高，$t_{1/2}$延长；是少数药物消除形式。

（3）*米-曼速率过程* 一级动力学与零级动力学互相移行的过程，即在药物高浓度时是零级动力学过程，在药物低浓度时是一级动力学过程。

3. 药物动力学参数与术语

（1）*血浆半衰期（$t_{1/2}$）* 血浆中药物浓度下降一半所需的时间。它的临床意义包括：①根据药物 $t_{1/2}$长短可将药物分为短效药、中效药和长效药等。②$t_{1/2}$是确定临床给药间隔的重要依据，$t_{1/2}$长则给药间隔时间长，$t_{1/2}$短则给药间隔时间短。③预测药物基本消除的时间：一次给药后经 5 个 $t_{1/2}$，药物基本消除。④预测药物达到稳态血药浓度的时间：连续恒速给药时，约需 5 个 $t_{1/2}$达到血药稳态浓度。

（2）*表观分布容积* 指在体内达到动态平衡时血药浓度（C）与体内药量（D）的比值。意指体内药物按血浆中同样浓度分布时所需的体液总容积。它不代表真正的容积，但能提示药物在组织中的分布范围和结合程度的高低。

（3）*药-时曲线下面积（AUC）* 坐标轴与血药浓度-时间曲线围成的面积。它的大小与吸收进入体循环的药量成比例，是评价药物吸收程度的重要指标，常被用于评价制剂的生物利用度。

（4）*生物利用度* 指药物被吸收进入循环的药物相对量和速度，一般以口服吸收的百分率（%）表示。

（5）*总体清除率* 指体内所有消除器官在单位时间内清除药物的血浆容积，即单位时间内能将多少 L（或 mL）容积血浆中的某药全部清除干净，是清除能力总和。清除率以单位时间的容积（L/h 或 ml/min）表示。

（6）*消除速率常数* 表示单位时间内药物被消除百分率，是常量，单位是 h^{-1}。

（7）*稳态血浆浓度* 等量多次给药时，血药浓度曲线先呈锯齿状上升，当用药量与消除量达到动态平衡时，血药浓度在某一水平范围内波动，即达到稳态血药浓度（坪值或坪浓度）。

（8）*负荷量* 首剂（1 次）给药就能达稳态血药浓度的剂量称负荷量。

复习地图

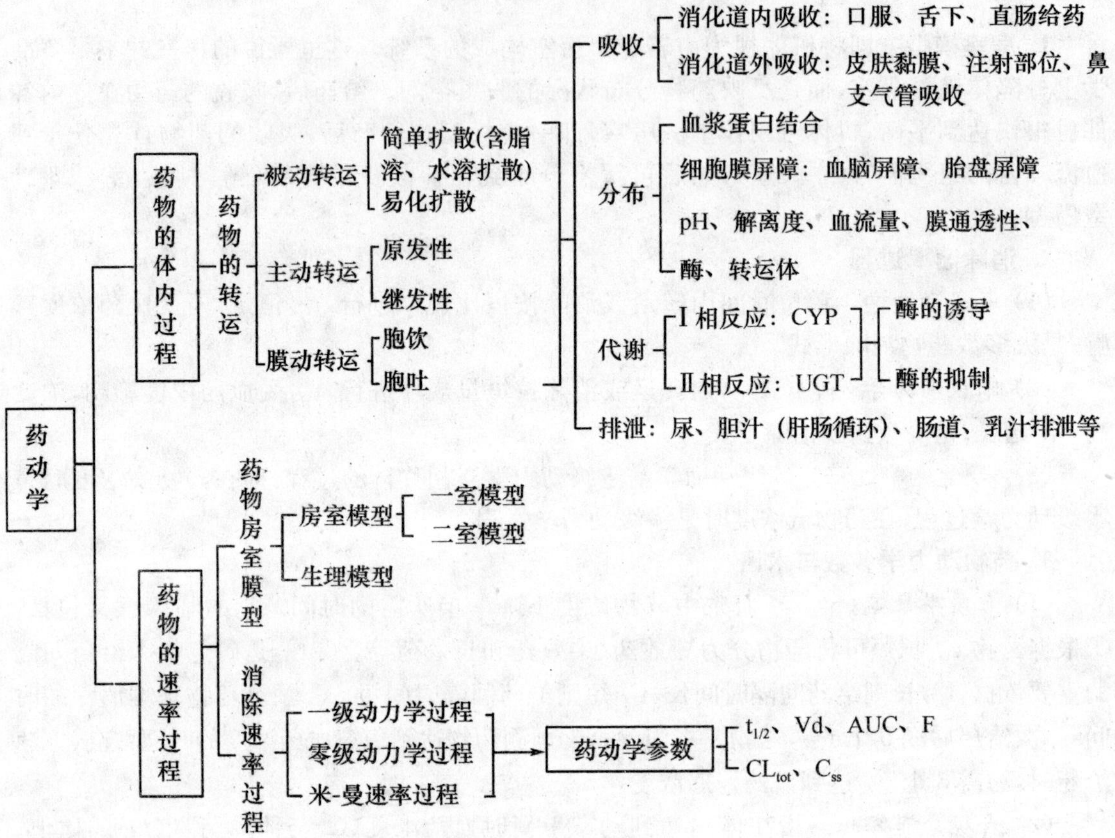

精选习题

一、选择题

A 型题

1. 某弱碱性药物在 pH=7 时，液体中有 50%解离，其 pKa 值约为（　　）
   A. 3　　B. 4　　C. 5
   D. 6　　E. 7
2. 肝功能不良患者应用药物时，应着重考虑患者（　　）
   A. 对药物的转运能力　　B. 对药物的吸收能力　　C. 对药物的排泄能力
   D. 对药物的转化能力　　E. 药物的分布状况
3. 药物消除的零级动力学是指（　　）
   A. 吸收与代谢平衡　　B. 血浆浓度达到稳定水平
   C. 单位时间消除恒定量的药物　　D. 单位时间消除恒定比例的药物
   E. 药物消除到零
4. 产生零级动力学过程的主要原因是（　　）
   A. 药物的水溶性强　　B. 药物的溶解性低

C. 药物与代谢酶、药物转运体以及与血浆蛋白结合有饱和过程
D. 药物的 pKa 值降低
E. 药物的蛋白结合率增加

5. 某药口服后，全部以原形从尿中排出，该药的吸收率是( )
A. 0% B. 25% C. 50%
D. 100% E. 不能确定

6. 药物的血浆浓度高峰时( )
A. 吸收速度大于消除速度 B. 吸收速度小于消除速度 C. 血药消除缓慢
D. 吸收速度与消除速度相等 E. 药物停止分布

7. 药物的生物利用度是指( )
A. 药物经胃肠道进入肝门脉循环的量 B. 药物能吸收进入体循环的分量
C. 药物吸收到达作用点的分量 D. 药物吸收进入体内的相对速度
E. 药物吸收进入体循环的分量和速度

8. 按一级动力学消除的药物，等量等间隔多次给药，血浆浓度达到稳态的时间取决于( )
A. 剂量大小 B. 给药次数 C. 半衰期
D. 表观分布容积 E. 生物利用度

9. 药物肝肠循环影响了药物在体内的( )
A. 起效快慢 B. 代谢快慢 C. 分布
D. 作用持续时间 E. 与血浆蛋白结合

10. 药物在血浆中与血浆蛋白结合后( )
A. 药物作用增强 B. 药物代谢加快 C. 药物转运加快
D. 药物排泄加快 E. 暂时失去药理活性

11. 药物在体内的生物转化是指( )
A. 药物的活化 B. 药物的灭活 C. 药物的化学结构的变化
D. 药物的消除 E. 药物的吸收

12. 肝药酶的特点是( )
A. 专一性高，活性有限，个体差异大 B. 专一性高，活性很强，个体差异大
C. 专一性低，活性有限，个体差异小 D. 专一性低，活性有限，个体差异大
E. 专一性高，活性很强，个体差异小

13. 某药在口服和静注相同剂量后测得的药-时曲线下面积(AUC)相同，说明( )
A. 口服吸收完全 B. 口服吸收迅速 C. 药物不分布到血管外
D. 药物在体内不被代谢 E. 药物以原型从体内排泄

14. 能诱导肝药酶的药物是( )
A. 氯霉素 B. 异烟肼 C. 苯巴比妥
D. 保泰松 E. 阿司匹林

15. 影响半衰期的主要因素是( )
A. 剂量 B. 吸收速度 C. 原血浆浓度
D. 消除速度 E. 给药的时间

16. 丙磺舒如与青霉素合用，可提高后者的血药浓度，原因是( )
A. 在杀菌作用上有协同作用 B. 两者竞争肾小管的分泌通道
C. 对细菌代谢有双重阻断作用 D. 延缓抗药性产生
E. 竞争血浆蛋白结合部位

17. 大多数药物在胃肠道的吸收属于(　　)

A. 有载体参与的主动转运　B. 一级动力学被动转运　C. 零级动力学被动转运

D. 易化扩散转运　E. 胞饮的方式转运

18. 按一级动力学消除的药物，其半衰期与 K_e 的关系为(　　)

A. $0.693/K_e$　B. $2.303/K_e$　C. $K_e/0.693$

D. $K_e/2.303$　E. $0.5C/K_e$

19. 某药在体内按一级动力学消除，在其吸收达高峰后取两次血样，测其血浆浓度分别为 180μg/ml 及 22.5μg/ml，两次取样间隔 9 小时，该药的半衰期是(　　)

A. 1 小时　B. 1.5 小时　C. 2 小时

D. 3 小时　E. 4 小时

20. $dC/dt=-kC^n$ 是药物消除过程中血浆浓度衰减的简单数学公式，下列叙述中正确的是(　　)

A. 当 $n=0$ 时为一级动力学过程　B. 当 $n=1$ 时为零级动力学过程

C. 当 $n=1$ 时为一级动力学过程　D. 当 $n=0$ 时为一室模型

E. 当 $n=1$ 时为一室模型

21. 能发生首过效应的给药途径是(　　)

A. 静脉注射　B. 皮下注射　C. 口服

D. 舌下含服　E. 肌内注射

22. 某药在体内按一级动力学消除，按药物半衰期连续给药，大约经(　　)个半衰期可达稳态血药浓度

A. 1～2　B. 2～3　C. 3～4

D. 5～6　E. 7～8

23. 某弱酸性药物在 pH 为 6 时约 99%解离，该药的 pKa 应为(　　)

A. 3　B. 4　C. 5

D. 6　E. 7

24. 肾功能不全时，用药时需要减少剂量的药物是(　　)

A. 所有药物　B. 主要由肾脏排泄的药物　C. 主要在肝脏代谢的药物

D. 自胃肠吸收的药物　E. 肾小管重吸收的药物

25. 某药按一级动力学消除，是指(　　)

A. 药物消除量恒定　B. 其血浆半衰期恒定　C. 机体排泄及代谢药物的能力已饱和

D. 增加剂量可使有效血药浓度维持时间按比例延长　E. 消除速率常数随血药浓度高低而改变

26. 静脉注射 2g 磺胺药，其血药浓度为 100mg/L，经计算其表观分布容积为(　　)

A. 0.05L　B. 2L　C. 5L

D. 20L　E. 200L

27. 多次给药方案中，每日总剂量不变，增加给药次数，减少每次给药剂量，可(　　)

A. 使达到 Css 的时间缩短　B. 减少血药浓度的波动　C. 提高 Css 的水平

D. 延长半衰期　E. 提高生物利用度

B 型题

A. 吸收速度　B. 消除速度　C. 药物剂量大小

D. 吸收药量的多少　E. 吸收与消除达到平衡的时间

28. 药-时曲线的升段坡度反映药物(　　)

29. 药-时曲线的降段坡度反映药物(　　)

30. 药-时曲线的峰值大小反映(　　)

31. 药-时曲线下面积反映(　　)

32. 药-时曲线的高峰时间反映(　　)

A. 吸收速度　　B. 消除速度　　C. 血浆蛋白结合

D. 剂量　　E. 一级或零级消除动力学

33. 药物血浆浓度的高低取决于(　　)

34. 药物起效快慢取决于(　　)

35. 药物作用持续的久暂取决于(　　)

36. 药物是恒比消除,还是恒量消除取决于(　　)

37. 与药物的表观分布容积有关的是(　　)

A. 吸收　　B. 分布　　C. 代谢

D. 排泄　　E. 生物利用度

38. 药物从给药部位进入血液循环的过程称(　　)

39. 药物在体内化学结构发生变化称(　　)

40. 药物由血液向组织器官转运的过程称(　　)

41. 药物从制剂中释放吸收进入血液循环的程度和速度定义为(　　)

42. 药物及其代谢产物排出体内的过程称(　　)

X 型题

43. 某药以相同剂量每日一次静脉输注,连续用药一个月后再次测得的药-时曲线下面积(AUC)较初次用药后的 AUC 明显增大,可能的解释包括(　　)

A. 药物生物利用度增大　　B. 药物的血浆蛋白结合减少　　C. 给药速率过快,超过药物消除速率

D. 肝药酶被抑制　　E. 患者出现肾功能障碍

44. 下列描述正确的是(　　)

A. 大部分药物属于一级动力学过程

B. 零级动力学过程的 AUC 与剂量不成正比,剂量增加,其面积可超比例增加

C. 开放性二室模型假定药物仅从中央室消除

D. 吗啡、阿托品等弱碱性药物可以较多地自乳汁排泄

E. 两种蛋白结合率低的药物合用时,在蛋白结合位点上的竞争性抑制才有临床意义

45. 米-曼速率过程(　　)

A. 是一级动力学与零级动力学互相移行的过程　　B. 在高药物浓度时是零级动力学过程

C. 在低药物浓度时是一级动力学过程　　D. 又称线性动力学过程

E. 是大多数药物转运消除的速率过程

46. 肝药酶诱导剂(　　)

A. 使肝药酶活性增加　　B. 可能加速本身被肝药酶代谢

C. 可加速被肝药酶转化的药物的代谢　　D. 可使被肝药酶转化的药物血药浓度升高

E. 可使被肝药酶转化的药物的血药浓度降低

47. 影响药物分布的因素是(　　)

A. 给药剂量　　B. 组织器官血流量　　C. 血浆蛋白结合率

D. 组织亲和力　　E. 药物剂型

48. 药物的清除率(Cl)(　　)

A. 单位时间内清除血中药物的体积数　　B. 其值与血药浓度有关

C. 其值与消除速率有关　　D. 其值与药物剂量大小无关

E. 是单位时间药物消除的百分率

49. 下面描述正确的是(　　)

A. 药物的首过消除,主要发生在静脉给药

B. 与血浆蛋白结合的药物,暂不能跨膜转运代谢排泄,也暂无药理作用

C. 弱酸性药物,在碱性环境下,解离多,脂溶性小,不易吸收

D. 弱酸性药物,在酸性尿液下,解离少,脂溶性大,容易重吸收,不易排泄

E. 药物的脂溶性越大,越容易吸收,起效越快

50. 下列属于药物生物转化范畴的是(　　)

A. 有活性的转化后仍有活性B. 有活性的转化后为无活性

C. 无极性的变为有极性　　D. 无活性转化为有活性

E. 无毒性或毒性小的转化为毒性大的

二、填空题

1. 一级动力学消除属恒________消除,零级动力学消除属恒________消除。
2. 生物利用度可分为________和________。
3. 药物简单扩散的特点是________、________。
4. 影响药物体内分布的因素有________、________、________、________、________。
5. 药物消除的主要器官是________、________。

三、名词解释

1. 半衰期(half-life,$t_{1/2}$)
2. 首过效应(first pass effect)
3. 药-时曲线下面积(area under concentration-time curve,AUC)
4. 总体清除率(total body clearance,TBCL)
5. 生物利用度(bioavailability,F)
6. 表观分布容积(apparent volume of distribution,Vd)
7. 肝肠循环(hepatoenteral circulation)
8. 负荷量(loading dose)
9. 生理药动学模型(physiologically based pharmacokinetic model)
10. 药物转运体(transporter)

四、中英文术语对译

1. 生物利用度
2. 表观分布容积
3. 清除率
4. 吸收
5. 分布
6. metabolism
7. excretion
8. elimination
9. biotransformation
10. blood-brain barrier

五、问答题

1. 药物一级动力学消除和零级动力学消除的特点有哪些?

2. 有肝肠循环特点的药物,口服后其血药浓度-时间曲线有什么特点? 如何设计一个实验,证明某药确实有肝肠循环?

3. 药物与血浆蛋白结合对药物的作用产生什么影响?

4. 药物表观分布容积(Vd)临床意义有哪些?

5. 血浆半衰期有哪些临床意义?

参考答案

一、选择题

1. E 2. D 3. C 4. C 5. D 6. D 7. E 8. C 9. D 10. E 11. C 12. D 13. A 14. C 15. D 16. B 17. B 18. A 19. D 20. C 21. C 22. D 23. B 24. B 25. B 26. D 27. B 28. A 29. B 30. C 31. D 32. E 33. D 34. A 35. B 36. E 37. C 38. A 39. C 40. B 41. E 42. D 43. CBE 44. ABCD 45. ABC 46. ABCE 47. BCD 48. ABCD 49. BCDE 50. ABCDE

二、填空题

1. 比,量

2. 绝对生物利用度,相对生物利用度

3. 不消耗能量,顺浓度差转运

4. 与血浆蛋白结合,局部器官血流量,组织的亲和力,体液的 pH 和药物的理化性质,体内屏障

5. 肝脏,肾脏

三、名词解释

1. 半衰期:通常是指药物的血浆消除半衰期,它的概念是血浆药物浓度降低一半所需的时间。

2. 首过效应:有些药物首次通过肠黏膜及肝脏就发生转化,减少进入体循环量,这一现象叫首过效应。

3. 药-时曲线下面积是坐标轴与药-时曲线围成的面积,可用梯形面积法进行估算,单位是 $g \cdot h \cdot L^{-1}$。它的大小与吸收进入体循环的药量成比例,是评价药物吸收程度的一个重要指标,常被用于评价制剂的生物利用度。

4. 总体清除率指体内各消除器官在单位时间内清除药物的血浆容积,即单位时间内有多少毫升血浆中所含药物被机体清除。它是肝、肾及其他途径清除率的总和。

5. 生物利用度:指药物活性成分从制剂释放吸收进入体循环的程度和速度。通常,它的吸收程度用 AUC 表示,而其吸收速度是以用药后到达最高血药浓度(C_{max})的时间即达峰时间(T_{max})来表示。

6. 表观分布容积:指体内药物总量按血浆药物浓度推算时所需的体液总容积。

7. 肝肠循环:由胆汁排入十二指肠药物,可从粪便排出,但有些药物可再经肠黏膜吸收入血,称之为"肝肠循环"。

8. 负荷量:首剂(1 次)给药就能达稳态血药浓度的剂量称负荷量。

9. 生理药动学模型:生理药动学模型是建立在机体的生理、生化、解剖和药物热力学性质基础上的一种整体模型。通常将每个组织器官作为一个单独的房室看待,房室间模拟生理情况,以血液循环连接。理论上,该模型不仅可以预测任何组织器官中药物浓度及代谢产物的经时过程,还可以定量地描述病理情况下当生理解剖参数发生变化时药物转运速率的改变。此外,利用该模型在动物中获得的结果还可以经过参数转换外推至人,从而预测药物在人体药动学过程。

10. 药物转运体:药物转运体是存在于机体几乎所有器官的跨膜转运蛋白,其功能是主动转运药物。药物转运体的功能变化直接影响药物的吸收、分布、代谢和排泄。在临床上,很多药物联合用药时发生药物相互作用(drug-drug interaction, DDI)的靶点就是药物转运体。药物转运体介导的 DDI 与药物疗效、药代动力学及临床安全用药密切相关。

四、中英文术语对译

1. bioavailability
2. apparent volume of distribution
3. clearance
6. 代谢
7. 排泄
8. 消除

4. absorption
5. distribution
9. 生物转化
10. 血-脑屏障

五、问答题

1. 答：药物一级动力学和零级动力学消除的特点比较如下表：

附表　两种动力学消除过程的特点

消除类型	一级动力学消除	零级动力学消除
消除规律	单位时间内消除按恒比规律	单位时间内消除按恒量规律
消除速率与血药浓度关系	与血药浓度有关，成正比	与血药浓度无关，而与载体或酶数量有关
$t_{1/2}$与血药浓度关系	$t_{1/2}$恒定，不受给药途径与血药浓度影响	$t_{1/2}$受血药浓度影响，浓度高，$t_{1/2}$延长
基本公式	$C_t = C_0\,e^{-kt}$ $t_{1/2} = 0.693/k$	$C_t = C_0 - k_0\,t$ $T_{1/2} = 0.5\,C_0/k_0$
出现情况	大多数药物消除形式，在药量较小血浓度较低时	少数药物消除形式，在药量较大，血浓度较高时

2. 答：有肝肠循环特点的药物，口服后其血药浓度-时间曲线可呈双峰或多峰现象。这是因为药物经小肠吸收后从门静脉入肝，经胆汁排泄进入小肠再经吸收进入血中所致。如果经胆囊造瘘或胆总管引流后，双峰或多峰现象消失，则证明该药确实有肝肠循环。

3. 答：药物与血浆蛋白结合对药物的作用产生如下影响：(1)结合型药物暂时贮存在血液中且无药理活性。因为结合型药物分子量变大，不能跨膜转运，暂时贮存在血液中，不能到达作用部位发挥药效。(2)药物与血浆蛋白结合具有饱和性，达饱和后，继续增加药物剂量，可使游离药物浓度迅速增加，容易引起毒性反应。(3)存在竞争性置换现象。药物与血浆蛋白结合特异性较低，而与药物结合的血浆蛋白结合位点有限，当两个与血浆蛋白均有高度结合的药物同时使用时，两药可能竞争同一蛋白结合部位而发生置换现象，使其中一种或两种游离药物浓度增高，使药理作用增强或中毒。如抗凝血药华法林与保泰松合用时，结合型的华法林被置换出来，使游离药物浓度明显增加，抗凝作用增强，可造成出血。

4. 答：表观分布容积是体内药量与血药浓度的比值，即按血药浓度来推算药物分布的体积。它不代表某特定生理空间的大小。其药理意义在于表示药物在组织中的分布范围广不广，结合程度高不高。

5. 答：药物消除半衰期的临床意义：(1)根据药物 $t_{1/2}$ 长短可将药物分为短效药、中效药和长效药等。如 $t_{1/2}$在 1 以下为超短效药，$t_{1/2}$在 1～4h 为短效药，$t_{1/2}$在 4～8h 为中效药，$t_{1/2}$在 8～12h 为长效药，$t_{1/2}$在 24h 以上为超长效药。(2)$t_{1/2}$是确定临床给药间隔的重要依据，$t_{1/2}$长则给药间隔时间长，$t_{1/2}$短则给药间隔时间短。(3)预测药物基本消除的时间：一次给药后经 5 个 $t_{1/2}$，药物体存量只剩下 3.13%，达到基本消除。(4)预测药物达到稳态血药浓度的时间：连续恒速给药时，约需 5 个 $t_{1/2}$ 达到稳态血药浓度。

（谭毓治）

第三章　药物效应动力学及其影响因素

学习要点

一、药物的基本作用

在药理学中，把药物与机体大分子间的初始作用称为药物作用，而把由此引起的机体反应称为药物效应。即药物作用是动因，是分子反应机制，药理效应是药物作用的结果，是机体反应的表现。

使机体组织、器官原有功能提高的药物称为兴奋药，使原有功能降低的药物称为抑制剂。

药物效应选择性高的药物应用时针对性强，且副作用较少；选择性低的药物针对性差，副作用较多，但效应广泛。

凡是能达到防治疾病效果的作用称为治疗作用。治疗作用是人们期待的药物作用，而一些与治疗目的无关的药物作用会导致对病人的不利的反应，称为不良反应。治疗作用与不良反应称为药物作用的两重性。

药物不良反应包括　①副作用；②毒性反应；③变态反应；④继发性反应；⑤后遗效应；⑥致畸作用。

(1) 副作用　治疗量时与治疗目的无关的对机体不适的作用。副作用一般是较轻的、可逆的，但不可避免的，选择性低的药物用途广，副作用多。

(2) 毒性反应　用药剂量过大或用药时间过长引起的，一般对机体损害大，通常是可以预知的，应尽量避免，分急性毒性、慢性毒性。致癌、致畸、致突变作用属于慢性毒性范畴。

(3) 变态反应　机体受药物刺激性引起的病理性免疫反应称作变态反应，也叫作过敏反应。反应性质与药理效应无关，与剂量无关或关系甚少，用药理拮抗药解救无效。

(4) 继发性反应　由于药物治疗作用引起的不良后果，如二重感染。

(5) 后遗效应　停药后，血药浓度已降至有效血药浓度以下时残存的药理效应叫作后遗效应，如巴比妥类的"宿醉"现象。

(6) 致畸作用　指药物引起的胚胎发育异常导致畸胎的不良作用。致突变、致癌作用，其实质在很大程度上是药物对基因不同程度的直接影响。

二、受体理论

1. 受体　能够与药物结合产生相互作用，发动细胞反应的大分子或大分子复合物。

2. 受体的特征　包括特异性，高亲和力，饱和性，可逆性，受体亚型、分布与分子特征，受体结合试验与药理活性的相关性等。

3. 配体 能与受体特异性结合的化学物质称配体或配基，也称第一信使。配体有内源性配体（如激素、神经递质和体内活性物质等）和外源性配体（如药物）。理论上说，受体都有内源性配体，暂未发现内源性配体的受体称为“孤儿”受体。

4. 受体的命名 对已知内源性配体的受体，按特异的内源性配体命名，如多巴胺受体；在药物研究中，当时并不知道内源性配体的受体，以药物名命名，如阿片受体。受体亚型用字母或阿拉伯数字表示，如 5-HT_{1A}受体。

5. 受体的分类 根据受体蛋白质结构、信息转导过程、效应性质、受体位置等特点，将受体分为四类。①离子通道受体：如 5-HT 受体、N 胆碱受体等。②G 蛋白耦联受体：如去甲肾上腺素受体、血管紧张素受体等。③激酶耦联受体：如胰岛素受体、细胞因子受体等。④ 核激素受体：如视黄酸受体、过氧化物酶体增殖物激活受体（PPAR）。

6. 受体调节 由于受体原因而产生的耐受性称为受体脱敏。受体与配体作用过程中，受体数目和亲和力的变化称受体调节。①向上调节：受体数目增加、亲和力增强。长期使用受体阻断剂，可使受体向上调节。②向下调节：受体数目减少、亲和力减弱。长期使用受体激动剂，可使受体向下调节。③同种调节：配体作用于自身的特异性受体，使该种受体发生的调节。④异种调节：配体作用于自身的特异性受体，使另外一种受体发生的调节。

从受体激动与信号转导的角度看，受体是一类介导细胞信号转导的功能蛋白质，能识别周围环境中的配体，首先与之结合，并通过中介的信息放大系统，如细胞内第二信使的放大、分化及整合功能，触发后续的生理反应或药理效应。

第二信使：cAMP、cGMP、Ca^{2+}、肌醇磷脂[DAG（二酰基甘油）、IP_3（三磷酸肌醇）]等。

三、药物作用机制

（一）非特异性药物作用机制

这些药物不是通过与功能性细胞成分或受体结合而发挥作用的，而是通过改变细胞周围环境的理化性质达到治疗疾病的作用。①渗透压作用：甘露醇静脉注射后通过其高渗透压对周围组织产生脱水作用。②脂溶作用：如全麻药对中枢神经系统的麻醉作用。③影响pH：如抗酸药中和胃酸。④结合作用：如二巯丙醇络合汞、砷等重金属离子发挥解毒作用。

（二）特异性药物作用机制

特异性药物作用的靶点主要有：受体、离子通道、酶、载体分子、结构及信号蛋白等。

四、作用于受体的药物

激动剂与受体既有高亲和力，又有高内在活性，能与受体结合产生最大效应，这类激动剂称为完全激动剂。

部分激动剂是指与受体有高亲和力，但内在活性低。

反向激动剂与激动剂一样结合到相同的受体，逆转受体的固有活性，显示与激动剂相反的药理学作用。

拮抗剂与受体有亲和力，但无内在活性。竞争性拮抗剂与激动剂竞争相同的位点，因而在竞争性拮抗剂存在的情况下,可使激动剂的量效曲线平行右移,斜率和最大效应不变。非竞争性拮抗剂与激动剂不是竞争相同的位点,或与受体发生不可逆的结合,从而使激动剂与受体亲和力下降。在存在非竞争性拮抗剂的情况下,激动剂量效曲线右移,斜率和最大效应降低。

五、药物量-效关系与安全性评价

1. 药物量-效关系　药物剂量(或浓度)与药理效应在一定范围内成正比的关系称为量-效关系。

2. 量反应　可用数字或量的分级表示的药理效应,称为量反应,如血压、心率等。

3. 质反应　这种反应类型的药理效应表现为全或无(阳性或阴性),结果以阳性或阴性频率或百分率表示。

4. 阈剂量　刚引起效应的剂量称阈剂量,也叫作最小有效量。

5. 治疗量　临床常用的剂量。治疗量比最小有效量大,比最小中毒量小得多,不得超过极量。

6. 极量　安全用药的最大剂量。

7. 最小中毒量　引起中毒的最小剂量。

8. 效能　即药物的最大效应。它是药物分子产生药理效应的能力,是选择药物的依据。

9. 作用强度(或效价强度)　指能引起等效反应(一般采用50%效应量)的相对浓度或剂量。其值越小,强度越大。它是选择剂量的依据。

10. 半数有效量(ED_{50})　能引起50%阳性反应(质反应)或50%最大效应(量反应)的剂量。

11. 半数致死量(LD_{50})　能引起50%动物死亡的剂量。它是评价药物毒性的参数。数值越大,毒性越小。

12. 评价药物安全性的指标　包括治疗指数($TI=LD_{50}/ED_{50}$)和安全范围[是95%有效剂量(ED_{95})至5%致死剂量(LD_5)之间的距离],两者均是数值越大越安全。此外,还有安全指数(LD_5/ED_{95})和安全界限[$(LD_1-ED_{99})/ED_{99}\times100\%$]也是药物安全性评价指标。

六、影响药效的主要因素

药物因素包括:药物剂型、剂量,给药途径、时间及反复给药,以及药物间的相互作用。

机体因素包括:心理因素、年龄、性别、生理和病理状态、个体差异与遗传因素、种属差异及机体反应性变化等。

有关名词解释:

1. 耐受性　连续用药后药效递减的现象称为耐受性。

2. 耐药性　病原体及肿瘤细胞等对化学治疗药物敏感性降低现象称耐药性。

3. 药物依赖性　指连续应用某种药物(直接作用于中枢神经系统的麻醉药品或精神药品)后,用药者产生一种要周期地或连续地用药的欲望及强迫性用药行为,这种现象称为药物依赖性。药物依赖性按其对人体健康产生危害的程度分为心理依赖性和生理依赖性。躯体依赖性也称生理依赖性，这种依赖性患者一旦停药后会出现严重的生理功能的紊乱。如连续反复使用吗啡等麻醉药品会产生躯体依赖性，中断用药可使机体出现戒断综合征。精神依赖性也称心理依赖性，是指用药后产生愉快满足的感觉，导致用药者在精神上渴望周期性或连续性用药，以达到舒适感。

4. 协同作用 合并用药作用增加总称协同作用。协同作用包括相加作用、增强作用和增敏作用。

5. 拮抗作用 合并用药药效减弱，两药合用的效应小于它们分别作用的总和。

6. 药理性拮抗 当一种药物与特异性受体结合，阻止激动剂与其受体结合，称药理性拮抗。

7. 生理性拮抗 两个激动剂分别作用于生理作用相反的两个特异性受体，称生理性拮抗。

8. 生化性拮抗 如诱导肝药酶的苯巴比妥，使抗凝血药华法林代谢加快，效应降低，此类拮抗称为生化性拮抗。

9. 化学性拮抗 如鱼精蛋白表面的阳电荷可中和肝素表面的阴电荷，导致肝素抗凝血作用丧失，此类拮抗称为化学性拮抗。

复习地图

- 药效学
  - 药物基本作用
    - 作用性质：兴奋作用、抑制作用。作用方式：局部作用、全身作用
    - 选择性
      - 高：针对性强，副作用少
      - 低：作用广泛，副作用多
    - 两重性
      - 治疗作用：对因治疗与对症治疗
      - 不良反应：副作用、毒性反应、过敏反应、继发性反应、后遗效应、致畸作用
  - 药物作用机制
    - 非特性异性作用：渗透压作用、脂溶作用、影响pH、结合作用等
    - 特异性作用：靶点主要有受体、酶、离子通道、转运体、结构及信号蛋白
  - 受体理论
    - 特性：特异性，高亲和力，饱和性，可逆性，受体亚型、分布与分子特征，受体结合实验与药理活性相关性
    - 分类：离子通道受体、G蛋白耦联受体、激酶耦联受体、核激素受体
    - 脱敏与调节（向上、向下调节，同种、异种调节）
    - 信号转导→第二信使
    - 作用受体的药物
      - 激动剂
      - 拮抗剂
        - 竞争性
        - 非竞争性
      - 部分激动剂
      - 反向激动剂
  - 量效关系
    - 量反应的量-效曲线
    - 质反应的量-效曲线
    - 激动剂、部分及反向激动剂量-效曲线
    - 拮抗剂存在时对激动剂量-效曲线影响
    - 相关名词及参数
      - 效价、效能、阈剂量、最大效应
      - 最小有效量、最小中毒量
      - 治疗指数、ED_{50}、LD_{50}
  - 影响药效因素
    - 机体：心理因素、年龄、性别、生理病理状态、遗传因素、种族差异
    - 药物：剂型、给药途径、剂量、反复给药、药物相互作用
    - 相关名词
      - 耐受性
      - 耐药性
      - 药物依赖性

精选习题

一、选择题

A型题

1. 药物的半数有效量(ED_{50})是指( )
   A. 达到有效浓度一半的剂量　B. 与一半受体结合的剂量　C. 一半动物阳性效应的剂量
   D. 引起一半动物死亡的剂量　E. 一半动物可能无效的剂量
2. 一个效价(作用强度)高,效能强的激动剂应是( )
   A. 高脂溶性,短 $t_{1/2}$　B. 高亲和力,高内在活性　C. 低亲和力,低内在活性
   D. 低亲和力,高内在活性　E. 高亲和力,低内在活性
3. 部分激动剂的特点为( )
   A. 与受体亲和力高而无内在活性
   B. 与受体亲和力高且有内在活性
   C. 与受体有一定亲和力,内在活性弱,剂量增加内在活性增强
   D. 与受体有一定亲和力,内在活性弱,可拮抗该受体激动剂的作用
   E. 无亲和力也无内在活性
4. 药物副作用产生的药理基础是( )
   A. 用药剂量过大　B. 用药时间过长　C. 机体敏感性太高
   D. 组织器官对药物亲和力过大　E. 药物作用的选择性低
5. 当X轴为对数剂量,Y轴为累加反应率时,质反应的量-效曲线图为( )
   A. 对数曲线　B. 直方双曲线　C. 正态分布曲线
   D. 直线　E. 对称S形曲线
6. 受体阻断药的特点是( )
   A. 对受体无亲和力,但有内在活性　B. 对受体有亲和力,并有内在活性
   C. 对受体有亲和力,但无内在活性　D. 对受体无亲和力,并无内在活性
   E. 对受体有强亲和力,但仅有弱的内在活性
7. 药物的内在活性指( )
   A. 药物穿透生物膜的能力　B. 药物激动受体的能力　C. 药物水溶性的大小
   D. 药物对受体亲和力高低　E. 药物脂溶性强弱
8. 治疗作用和不良反应是指( )
   A. 药物作用的选择性　B. 药物作用的两重性　C. 药物的基本作用
   D. 药物的作用机制　E. 药物作用的方式
9. 强心苷治疗慢性心功能不全时对心脏的作用属于( )
   A. 局部作用　B. 普遍细胞作用　C. 选择性作用
   D. 继发作用　E. 理化作用
10. 药物与受体结合后,产生激动或阻断效应取决于( )
    A. 药物作用的强度　B. 药物剂量的大小　C. 药物的脂溶性
    D. 药物的内在活性　E. 药物与受体的亲和力
11. 短期内应用数次麻黄碱后其效应降低,属于( )
    A. 习惯性　B. 快速耐受性　C. 成瘾性
    D. 耐药性　E. 脱敏

12. 药物发挥作用最快的给药途径是(　　)

A. 肌注　　B. 舌下给药　　C. 直肠给药

D. 吸入给药　　E. 静注

13. 质反应中药物的 ED_{50} 是指(　　)

A. 引起最大效能 50%的剂量　　B. 引起 50%动物阳性效应的剂量

C. 和 50%受体结合的剂量　　D. 达到 50%有效血浓度的剂量

E. 引起 50%动物中毒的剂量

14. 药物个体差异的常见原因之一是(　　)

A. 药物本身的效价　　B. 药物本身的效能　　C. 病人的药酶活性的高低

D. 药物的化学结构　　E. 药物的分子量大小

15. 治疗指数最大的药物是(　　)

A. A 药 LD_{50} ＝500mg ED_{50} ＝100mg　　B. B 药 LD_{50} ＝500mg ED_{50} ＝25mg

C. C 药 LD_{50} ＝500mg ED_{50} ＝50mg　　D. D 药 LD_{50} ＝50mg ED_{50} ＝5mg

E. E 药 LD_{50} ＝50mg ED_{50} ＝25mg

16. 药物的安全指数是(　　)

A. ED_{90}/LD_{10}　　B. ED_{95}/LD_{50}　　C. ED_{50}/LD_{50}

D. LD_{5}/ED_{95}　　E. ED_{50} 与 LD_{50} 之间的距离

17. 可能发生竞争性对抗作用的是(　　)

A. 肾上腺素与乙酰胆碱　　B. 组胺与苯海拉明　　C. 毛果芸香碱与新斯的明

D. 间羟胺与异丙肾上腺素　　E. 阿托品与尼可刹米

18. 某受体激动药的量-效曲线平行右移,说明(　　)

A. 作用机制改变　　B. 有激动药存在　　C. 有竞争性拮抗药存在

D. 有非竞争性拮抗药存在　　E. 效价增强

19. 下列可表示药物安全性的参数,最恰当的是(　　)

A. 最小有效量　　B. 极量　　C. 治疗指数

D. 半数致死量　　E. 半数有效量

20. 药物的 LD_{50} 愈大,则其(　　)

A. 毒性愈大　　B. 治疗指数愈高　　C. 安全性愈小

D. 安全性愈大　　E. 毒性愈小

21. 与药物过敏反应有关的是(　　)

A. 剂量大小　　B. 药物毒性大小　　C. 体质因素

D. 年龄性别　　E. 药物脂溶性大小

22. 下列关于受体的叙述,正确的是(　　)

A. 受体是首先与药物结合并起反应的细胞成分

B. 受体都是细胞膜上的多糖

C. 受体分布的密度是固定不变的

D. 受体与激动药结合后都引起兴奋性效应

E. 药物都是通过激动或阻断相应受体而发挥作用的

23. 目前尚未发现内源性配体的受体称为(　　)

A. 细胞膜受体　　B. 细胞内受体　　C. 孤儿受体

D. 激酶耦联受体　　E. 贮备受体

24. 下列关于药物安全范围的描述,最合适的是(　　)

A. 极量与最小有效量之间的范围
B. 治疗量与中毒量之间的范围
C. 极量与中毒量之间的范围
D. 最小有效量与最小中毒量之间的距离
E. 95%有效量与50%中毒量之间的范围

25. 药物产生副作用所用的剂量为(　　)
A. LD_{50}　　B. ED_{50}　　C. 极量
D. 大于治疗量　　E. 治疗量

26. 受体激动药的特性是(　　)
A. 与受体有亲和力,无内在活性
B. 与受体无亲和力,有内在活性
C. 与受体有亲和力,有内在活性
D. 与受体有亲和力,低内在活性
E. 以上全不是

B 型题

A. 空腹内服　　B. 饭前内服　　C. 饭后内服
D. 睡前内服　　E. 定期内服

27. 增进食欲的药物应(　　)
28. 对胃有刺激的药物应(　　)
29. 需要维持有效血药浓度的药物应(　　)
30. 催眠药应(　　)

A. 躯体依赖性　　B. 精神依赖性　　C. 耐药性
D. 高敏性　　E. 耐受性

31. 与多次用药无关的是(　　)
32. 多次用药后机体对药物反应性降低的是(　　)
33. 多次用药后病原体对药物反应性降低的是(　　)
34. 很小剂量就可产生较强药理作用的是(　　)
35. 长期反复用药后,一旦停药即产生戒断症状的是(　　)

A. 治疗作用　　B. 不良反应　　C. 副作用
D. 毒性反应　　E. 耐受性

36. 与治疗目的无关的所有不利反应称(　　)
37. 达到防治效果的作用是(　　)
38. 治疗剂量下出现的与治疗目的无关的不适反应称(　　)
39. 药物过量出现的对机体的损害是(　　)
40. 机体对药物敏感性下降的是(　　)

A. 半数致死量　　B. 治疗指数　　C. 量反应
D. 受体　　E. 竞争性拮抗剂

41. 以数量分级表示个体反应的效应强度为(　　)
42. 首先与药物结合并引起反应的细胞成分是(　　)
43. 能使群体中一半个体死亡的剂量是(　　)
44. LD_{50}/ED_{50}称为(　　)
45. 可使激动药量效曲线平行右移,最大效应不变的药,称为(　　)

A. 药物的最大效应　B. 安全用药的最大剂量　C. 引起50%最大效应的剂量
D. 引起等效反应的相对剂量　E. 刚能引起药理效应的剂量

46. 作用强度是(　　)
47. 阈剂量是(　　)
48. 效能是(　　)
49. 极量是(　　)
50. 半数有效量是(　　)

X型题

51. 应用某药时,它的副作用(　　)
A. 在单独应用时,难以避免　B. 在单独应用时,可以避免　C. 可在联合用药时加以克服
D. 在联合用药时不能克服　E. 在用药剂量过大时引起

52. 药物的不良反应包括(　　)
A. 继发反应　B. 后遗效应　C. 毒性反应
D. 副作用　E. 变态反应

53. 药物的作用机制包括(　　)
A. 作用于细胞膜的离子通道　B. 影响核酸代谢　C. 影响生理物质的转运
D. 影响免疫机制　E. 改变细胞周围环境的理化性质

54. 非特异性药物作用包括(　　)
A. 改变渗透压　B. 改变 pH　C. 酶抑制
D. 络合作用　E. 补充机体所缺乏的物质

55. 现已确定的第二信使有(　　)
A. 环腺苷酸　B. 环鸟苷酸　C. IP_3
D. DAG　E. 钠离子

56. 关于儿童剂量叙述正确的是(　　)
A. 可从成人剂量按年龄折算　B. 可从成人剂量按体重折算
C. 可按体表面积计算　D. 需要根据儿童的生理特点考虑
E. 可从药物手册中查取

二、填空题

1. 药物对机体的作用多种多样,但其效应是增强或减弱机体原有功能,前者称为________,后者称为________。

2. 在一定范围内,药物随着________的增加,其________也不断增加,二者间的关系称为量-效关系。

3. 难以预测的药物不良反应有________和________。

4. 两药合用的效应是两药分别作用的代数和,称为____________;两药合用的效应大于两药个别效应的代数和,称为________________。

5. 两个激动剂分别作用于生理作用相反的两个特异性受体,这种拮抗作用称为____________;一种药物与特异性受体结合,阻止另一激动剂与受体结合,这种拮抗作用称为____________。

6. 药物与受体结合的特点有________、________、________、________。

三、名词解释

1. 效能(efficacy)
2. 作用强度(potency)
3. 不良反应(adverse reaction)

4. 耐受性(tolerance)

5. 耐药性(resistance)

6. 药物相互作用(drug interaction)

四、中英文术语对译

1. 受体
2. 不良反应
3. 亲和力
4. 内在活性
5. 激动剂
6. 个体差异
7. 第二信使
8. antagonist
9. up-regulation
10. down-regulation
11. therapeutic index
12. maximal effect
13. synergism
14. additive effect

五、问答题

1. 从量效曲线上特定位点可以获得哪些信息或参数?

2. 受体调节的基本内容有哪些?

3. 竞争性拮抗剂与非竞争性拮抗剂的特点与区别是什么?

参考答案

一、选择题

1. C　2. B　3. D　4. E　5. E　6. C　7. B　8. B　9. C　10. D　11. B　12. E　13. B　14. C　15. B
16. D　17. B　18. C　19. C　20. E　21. C　22. A　23. C　24. D　25. E　26. C　27. B　28. C　29. E
30. D　31. D　32. E　33. C　34. D　35. A　36. B　37. A　38. C　39. D　40. E　41. C　42. D　43. A
44. B　45. E　46. D　47. E　48. A　49. B　50. C　51. AC　52. ABCDE　53. ABCDE　54. ABD
55. ABCD　56. CDE

二、填空题

1. 兴奋作用、抑制作用

2. 剂量、效应

3. 变态反应、特异质反应

4. 相加作用、增强作用

5. 生理性拮抗、药理性拮抗

6. 特异性、高亲和力、饱和性、可逆性

三、名词解释

1. 效能:即药物的最大效应。它是药物产生生理反应的能力。

2. 作用强度:两种或以上药物比较时,能引起等效反应(一般采用50%效应量)的相对浓度或剂量。其值越小,则强度越大。

3. 不良反应:药物导致的与治疗目的无关的对病人的不利反应,称为不良反应。

4. 耐受性:连续用药后药效递减的现象称为耐受性。

5. 耐药性:病原体及肿瘤细胞等对化学治疗药物敏感性降低现象称耐药性。

6. 药物相互作用:同时或先后序贯使用两种以上药物时,药物在体内甚至在体外容器内产生作用上的变化,称药物相互作用。

四、中英文术语对译

1. receptor
2. adverse drug reaction
3. affinity
4. intrinsic activity
5. agonist
6. individual variation
7. second messenger
8. 拮抗剂
9. 上调
10. 下调
11. 治疗指数
12. 最大效应
13. 协同作用
14. 相加作用

五、问答题

1. 答:可以获得最小有效量或最低有效浓度(阈剂量或阈浓度)、最大效应或效能、半数有效量或半数有效浓度、效价强度。如效应为死亡,可获得半数致死量。

2. 答:受体与配体作用过程中,有关受体数目和亲和力的变化称为受体的调节。

根据受体调节的效果,可分为向上调节(受体数目增加和亲和力加强,如长期使用受体拮抗剂,可使该受体上调)和向下调节(受体数目减少和亲和力下降,如长期使用受体激动剂,可使该受体下调)。

根据被调节受体的种类是否相同,又可分为同种调节和异种调节。同种调节:配体作用于特异性受体,使自身的受体发生变化称为同种调节。异种调节:配体作用于特异性受体,对另一种配体的受体产生的调节作用称为异种调节。

3. 答:拮抗剂与受体有亲和力,但无内在活性。竞争性拮抗剂与激动剂竞争相同的受点,因而在竞争性拮抗剂存在的情况下,可使激动剂的量效曲线平行右移,斜率和最大效应不变。非竞争性拮抗剂与激动剂不是竞争相同的受点,但与受体发生不可逆的结合,或者能引起受体的构型改变,从而使激动剂与受体亲和力下降,干扰激动药与受体正常结合,增大激动药的剂量也不能使量效曲线的最大效应达到原来的水平。故当非竞争性拮抗剂存在情况下,激动剂量效曲线右移,斜率和最大效应降低。

(谭毓治)

第四章 传出神经系统药理概论

学习要点

根据所释放递质的不同，传出神经系统主要分为胆碱能神经和去甲肾上腺素能神经。乙酰胆碱(Ach)是胆碱能神经兴奋时从末梢释放的主要递质，与效应细胞上的乙酰胆碱受体(M受体、N受体)结合，产生效应。Ach作用的消失是由于突触间隙中胆碱酯酶(AChE)的水解。去甲肾上腺素能神经兴奋时末梢释放去甲肾上腺素(NA)，与之相结合的受体是肾上腺素受体(α受体、β受体)。NA主要依赖于神经末梢的摄取终止其作用，包括贮存型摄取和代谢型摄取两种方式。

传出神经系统药物通过直接作用于传出神经系统受体以及影响传出神经系统递质的释放、转运、贮存及生物转化来发挥作用。按其作用与乙酸胆碱或肾上腺素是否相同，将其分为拟胆碱药、拟肾上腺素药、抗胆碱药、抗肾上腺素药。

复习地图

- 传出神经系统药物
  - 激动药
    - 拟胆碱药
      - M受体激动药
        - 心脏抑制；血管扩张；内脏平滑肌收缩；
        - 括约肌舒张；腺体分泌增加；瞳孔缩小
      - 抗胆碱酯酶药：同M受体激动药，且使骨骼肌收缩，神经节兴奋
    - 拟肾上腺素药
      - α受体激动药
        - 皮肤、黏膜、内脏血管收缩；
        - 内脏平滑肌舒张；括约肌收缩
      - β受体激动药
        - 心脏兴奋；糖原分解；
        - 脂肪分解；肾素释放；骨骼肌血管扩张
      - α、β受体激动药
  - 阻断药
    - 抗胆碱药
      - M受体阻断药
        - 心脏兴奋；血管收缩；内脏平滑肌松弛；
        - 括约肌收缩；腺体分泌减少；瞳孔扩大
      - N受体阻断药：骨骼肌松弛；神经节抑制
    - 抗肾上腺素药
      - α受体阻断药
        - 皮肤、黏膜、内脏血管舒张；
        - 内脏平滑肌收缩；括约肌松弛
      - β受体阻断药：心脏抑制，糖原、脂肪分解抑制，肾素释放减少

精选习题

一、选择题

A型题

1. 下列效应不是通过激动M受体实现的是(　　)

A. 心率减慢　B. 胃肠道平滑肌收缩　C. 胃肠道括约肌收缩
D. 膀胱括约肌舒张　E. 瞳孔括约肌收缩

2. 骨骼肌血管平滑肌上有(　　)
A. α受体、β受体、无M受体　B. α受体、M受体、无β受体
C. α受体、β受体及M受体　D. α受体、无β受体及M受体
E. M受体、无α受体及β受体

3. 乙酰胆碱作用消失主要依赖于(　　)
A. 摄取1　B. 摄取2　C. 胆碱乙酰转移酶的作用
D. 胆碱酯酶水解　E. 以上都不对

4. 能选择性的与毒蕈碱结合的胆碱受体称为(　　)
A. M受体　B. N受体　C. α受体
D. β受体　E. DA受体

5. M样作用是指(　　)
A. 烟碱样作用　B. 心脏兴奋、血管扩张、平滑肌松弛
C. 骨骼肌收缩　D. 血管收缩、扩瞳
E. 心脏抑制、腺体分泌增加、胃肠平滑肌收缩

6. 在囊泡内合成NA的前体物质是(　　)
A. 酪氨酸　B. 多巴　C. 多巴胺
D. 肾上腺素　E. 5-羟色胺

7. 下列表现不属于β受体兴奋效应的是(　　)
A. 支气管舒张　B. 血管扩张　C. 心脏兴奋
D. 瞳孔扩大　E. 肾素分泌

8. 某受体被激动后，引起支气管平滑肌松弛，此受体为(　　)
A. α受体　B. β_1 受体　C. β_2 受体
D. M受体R　E. N_1 受体

9. 去甲肾上腺素减慢心率的机制是(　　)
A. 直接负性频率作用　B. 抑制窦房结
C. 阻断窦房结的 β_1 受体　D. 外周阻力升高间接刺激压力感受器
E. 激动心脏M受体

10. 多巴胺β-羟化酶主要存在于(　　)
A. 去甲肾上腺素能神经末梢膨体内　B. 去甲肾上腺素能神经末梢囊泡内
C. 去甲肾上腺素能神经突触间隙　D. 胆碱能神经突触间隙
E. 胆碱能神经突触前膜

11. α受体分布占优势的效应器是(　　)
A. 皮肤、黏膜、内脏血管　B. 冠状动脉血管　C. 肾血管
D. 脑血管　E. 肌肉血管

12. 交感神经递质作用消失主要通过(　　)
A. 单胺氧化酶降解　B. 突触后膜的主动摄取
C. 突触前膜的主动摄取　D. 儿茶酚氧位甲基转移酶降解
E. 弥散出突触外

13. Noradrenaline神经递质生物合成的顺序是(　　)
A. 多巴→多巴胺→酪氨酸→去甲肾上腺素

B. 酪氨酸→多巴→多巴胺→去甲肾上腺素
C. 酪氨酸→多巴→肾上腺素→去甲肾上腺素
D. 多巴胺→多巴→酪氨酸→去甲肾上腺素
E. 多巴→多巴胺→肾上腺素→去甲肾上腺素

B 型题

A. 毛果芸香碱　B. 阿托品　C. 去甲肾上腺素
D. 筒箭毒碱　E. 异丙肾上腺素

14. M受体阻断药是(　　)
15. α受体激动药是(　　)
16. β受体激动药是(　　)
17. N_2 受体阻断药是(　　)
18. M受体激动药是(　　)

A. α_1 受体　B. N_2 受体　C. M受体
D. β_1 受体　E. β_2 受体

19. 心肌收缩力加强主要兴奋的受体是(　　)
20. 瞳孔缩小主要兴奋的受体是(　　)
21. 骨骼肌血管舒张主要兴奋的受体是(　　)
22. 骨骼肌收缩主要兴奋的受体是(　　)
23. 支气管扩张主要兴奋的受体是(　　)
24. 血管收缩主要兴奋的受体是(　　)

X 型题

25. 灭活去甲肾上腺素的酶是(　　)
A. 单胺氧化酶　B. 酪氨酸羟化酶　C. 苯丙氨酸羟化酶
D. 儿茶酚氧位甲基转移酶　E. 腺苷酸环化酶

26. 去甲肾上腺素消除的方式是(　　)
A. 单胺氧化酶破坏　B. 环加氧酶氧化　C. 儿茶酚氧位甲基转移酶破坏
D. 经突触前膜摄取　E. 磷酸二酯酶代谢

27. 关于去甲肾上腺素的描述正确的是(　　)
A. 主要兴奋α受体　B. 是去甲肾上腺素能神经释放的递质
C. 升压时易出现双向反应　D. 在整体情况下出现心率减慢
E. 引起冠状动脉收缩

28. N受体激动时可引起(　　)
A. 自主神经节兴奋　B. 肾上腺髓质分泌　C. 骨骼肌收缩
D. 汗腺分泌减少　E. 递质释放减少

29. β受体激动可产生的效应包括(　　)
A. 心率加快　B. 血管收缩　C. 支气管平滑肌松弛
D. 糖原分解　E. 瞳孔缩小

30. 具有拟胆碱作用的药物包括(　　)
A. M受体激动药　B. 胆碱酯酶抑制剂　C. 胆碱酯酶复活药
D. 突触前膜 α_2 受体阻断药　E. 突触前膜 β_2 受体受体阻断药

31. 传出神经系统药物的基本作用是(　　)
A. 影响递质的释放　B. 影响递质的储存　C. 影响递质的转化

D. 影响递质的转运　　E. 直接作用于受体

32. 血管分布的受体有(　　)

A. α_1 受体　　B. α_2 受体　　C. M受体

D. β_2 受体　　E. N受体

二、填空题

1. β肾上腺素受体激动药可分为________受体激动药,其代表药为________;________受体激动药,其代表药为________;________受体激动药,其代表药为________。

2. α肾上腺素受体激动药可分为________受体激动药,其代表药为________;________受体激动药,其代表药为________;________受体激动药,其代表药为________。

三、问答题

1. 传出神经系统药物基本作用方式是什么?

2. 传出神经系统药物如何分类?

参考答案

一、选择题

1. C　2. C　3. D　4. A　5. E　6. C　7. D　8. C　9. D　10. B　11. A　12. C　13. B　14. B　15. C　16. E　17. D　18. A　19. D　20. C　21. E　22. B　23. E　24. A　25. AD　26. ACD　27. ABD　28. ABC　29. ACD　30. AB　31. ABCDE　32. ABCD

二、填空题

1. β_1 和 β_2,异丙肾上腺素;β_1,多巴酚丁胺;β_2,沙丁胺醇或特布他林

2. α_1 和 α_2,去甲肾上腺素;α_1,去氧肾上腺素或甲氧明;α_2,可乐定

三、问答题

1. 答:(1) 直接作用于受体,分为激动药和阻断药。

(2) 影响递质:①影响递质释放,如麻黄碱、间羟胺等;②影响递质的转运和储存,如利舍平;③影响递质的转化,如胆碱酯酶抑制剂。

2. 答:传出神经系统药物可按其作用方式和受体的选择性,分类如下:

拟似药

(1) 胆碱受体激动药

①M、N受体激动药(卡巴胆碱)

②M受体激动药(毛果芸香碱)

③N受体激动药(烟碱)

(2) 抗胆碱酯酶药(新斯的明)

(3) 肾上腺素受体激动药

①α受体激动药:a. α_1、α_2 受体激动药(去甲肾上腺素),b. α_1 受体激动药(去氧肾上腺素),c. α_2 受体激动药(可乐定)

②α、β受体激动药(肾上腺素)

③β受体激动药:a. β_1、β_2 受体激动药(异丙肾上腺素),b. β_1 受体激动药(多巴酚丁胺),c. β_2 受体激动药(沙丁胺醇)

拮抗药

(1) 胆碱受体阻断药

① M受体阻断药：a. 非选择性M受体阻断药（阿托品），b. M_1 受体阻断药（哌仑西平），c. M_2 受体阻断药（戈拉碘铵），d. M_3 受体阻断药（hexahydrosiladifenidol）

（2）胆碱酯酶复活药（碘解磷定）

（3）肾上腺素受体阻断药

①α受体阻断药：a. α_1、α_2 受体阻断药：(a)短效类（酚妥拉明），(b)长效类（酚苄明）；b. α_1 受体阻断药（哌唑嗪）；c. α_2 受体阻断药（育亨宾）

②β受体阻断药：a. β_1、β_2 受体阻断药（普萘洛尔）；b. β_1 受体阻断药（阿替洛尔）；c. β_2 受体阻断药（布他沙明）

③ α、β受体阻断药（拉贝洛尔）

（王艳春）

第五章 拟胆碱药和抗胆碱药

学习要点

一、拟胆碱药

拟胆碱药根据作用机制的不同分为胆碱受体激动药和胆碱酯酶抑制剂。

胆碱受体激动药根据兴奋受体的不同分为毒蕈碱型胆碱受体(M 胆碱受体)激动药、烟碱型胆碱受体(N 胆碱受体)激动药以及同时激动 M 胆碱受体、N 胆碱受体的药物,分别以毛果芸香碱、烟碱及卡巴胆碱为代表。毛果芸香碱的作用选择性体现在眼睛和腺体,激动虹膜括约肌和睫状肌的 M 胆碱受体,依次产生缩瞳、降低眼内压、调节痉挛的药理作用,是临床治疗闭角型青光眼急性发作的可选药物,滴眼时压迫内眦以避免药液流入鼻腔后吸收而产生副作用。

胆碱酯酶抑制剂按药理学性质分为易逆性抗胆碱酯酶药和难逆性抗胆碱酯酶药,代表药物分别是新斯的明和有机磷酸酯类。前者对于骨骼肌的兴奋作用强,临床用于重症肌无力、腹气胀和尿潴留以及竞争性神经肌肉阻滞药过量时解毒。有机磷酸酯类抑制胆碱酯酶作用强大,中毒时,需要 M 受体阻断药和胆碱酯酶复活药联合应用进行救治。

二、抗胆碱药(胆碱受体阻断药)

胆碱受体阻断药根据阻断受体的不同分为毒蕈碱型胆碱受体(M 胆碱受体)阻断药、烟碱型胆碱受体(N_N、N_M胆碱受体)阻断药。

(一) M 胆碱受体阻断药

M 胆碱受体阻断药包括阿托品、东莨菪碱、山莨菪碱。它们在临床主要用于缓解胃肠绞痛、全身麻醉前给药、缓慢型心律失常、感染中毒性休克及解救有机磷中毒。青光眼、幽门梗阻及前列腺肥大患者禁用此类药物。

(二) N_M胆碱受体阻断药

N_M胆碱受体阻断药又称为骨骼肌松弛药,包括非除极化型肌松药(维库溴铵、阿曲库铵)和除极化型肌松药(琥珀胆碱)。二者的主要区别在于除极化型肌松药可以短暂地激动N_M胆碱受体,肌肉松弛前有肌束震颤现象;除极化型肌松药的代谢特点也导致其过量时不能用新斯的明解救。本类药物主要用于全麻辅助用药、内镜等短时操作。

复习地图

- 拟胆碱药
  - 胆碱受体激动药
    - M受体激动药→毛果芸香碱：缩瞳、降眼压、调节痉挛，用于青光眼、虹膜炎
    - M、N受体激动药→乙酰胆碱：烟碱样作用和毒蕈碱样作用（又称N样作用和M样作用）
  - 胆碱酯酶抑制药
    - 易逆性→新斯的明：用于重症肌无力、腹气胀、尿潴留
    - 难逆性→有机磷酸酯类：中毒用胆碱酯酶复活药和阿托品解救
- 抗胆碱药
  - M受体阻断药→阿托品：用于内脏绞痛、麻醉前给药、缓慢型心律失常等
  - N_M受体阻断药→阿曲库胺、琥珀胆碱：用于气管内插管、内窥镜短时操作，全麻辅助用药

精选习题

一、选择题

A型题

1. 毛果芸香碱对眼的作用是(　　)
A. 睫状肌收缩，屈光度增加，远视力受损
B. 睫状肌收缩，屈光度减少，近视力受损
C. 睫状肌收缩，屈光度增加，近视力受损
D. 睫状肌收缩，屈光度减少，远视力受损
E. 睫状肌舒张，屈光度增加，远视力受损

2. 毛果芸香碱的缩瞳机制是(　　)
A. 阻断虹膜 α 受体，瞳孔开大肌松弛
B. 阻断虹膜 M 受体，括约肌松弛
C. 激动虹膜 α 受体，瞳孔开大肌收缩
D. 激动虹膜 M 胆碱受体，括约肌收缩
E. 抑制胆碱酯酶，使乙酰胆碱增多

3. 切除支配虹膜的神经后再滴入毛果芸香碱，则应(　　)
A. 扩瞳　B. 缩瞳　C. 先扩瞳后缩瞳
D. 先缩瞳后扩瞳　E. 无影响

4. 与毛果芸香碱相比，毒扁豆碱治疗青光眼的优点是(　　)
A. 作用强而久　B. 水溶液稳定　C. 毒副作用小
D. 不引起调节痉挛　E. 不会吸收中毒

5. 新斯的明治疗重症肌无力的主要作用机制是(　　)
A. 直接激动 N_N受体　B. 抑制 ACh 的贮存　C. 抑制 ACh 的生物合成
D. 抑制 ACh 的水解　E. 抑制 ACh 的释放

6. 毒扁豆碱滴眼治疗青光眼时压迫内眦，其目的是(　　)
A. 减少药物流失　B. 增加药物作用时间　C. 避免药物经鼻腔黏膜吸收引起中毒
D. 减少药物对眼睛的刺激　E. 减轻药物引起头痛的副作用

7. 属于除极化型肌松药的是(　　)
A. 美卡拉明　B. 琥珀胆碱　C. 筒箭毒碱
D. 阿曲库铵　E. 多库溴铵

8. 新斯的明最显著的药理作用是(　　)

A. 减慢心率　　B. 促进腺体分泌　　C. 兴奋骨骼肌

D. 兴奋中枢　　E. 降低眼内压

9. 治疗手术后尿潴留选用(　　)

A. 吗啡　　B. 毛果芸香碱　　C. 安贝氯铵

D. 毒扁豆碱　　E. 新斯的明

10. 下列情况不可使用胆碱酯酶抑制剂的是(　　)

A. 术后尿潴留　　B. 重症肌无力　　C. 术后腹气胀

D. 窦性心动过缓　　E. 青光眼

11. 针对下列各部位平滑肌痉挛,阿托品的作用最好的是(　　)

A. 支气管　　B. 胃肠道　　C. 胆道

D. 输尿管　　E. 子宫

12. 可用作麻醉前给药的药物是(　　)

A. 吡斯的明　　B. 毛果芸香碱　　C. 酚苄明

D. 东莨菪碱　　E. 加兰他敏

13. 山莨菪碱治疗休克的机制主要是(　　)

A. 阻断 M 受体　　B. 增加心率　　C. 舒张血管

D. 升高血压　　E. 兴奋中枢

14. 治疗胆绞痛宜首选(　　)

A. 哌替啶+阿司匹林　　B. 哌替啶+阿托品　　C. 哌替啶+毛果芸香碱

D. 哌替啶+妥拉唑林　　E. 哌替啶+卡马西平

15. 儿童验光配镜检查,宜选用(　　)

A. 哌仑西平　　B. 东莨菪碱　　C. 后马托品

D. 阿托品　　E. 托吡卡胺

16. 治疗量东莨菪碱的药理作用与阿托品最明显的差异是(　　)

A. 对胃肠平滑肌的选择性不同　　B. 对腺体抑制作用强度不同

C. 对心血管作用选择性不同　　D. 对中枢作用不同

E. 扩瞳、调节麻痹作用强度不同

17. 阿托品可用于治疗(　　)

A. 心房扑动　　B. 心房纤颤　　C. 窦性心动过缓

D. 室上性心动过速　　E. 室性心动过速

18. 忌用东莨菪碱的情况是(　　)

A. 高血压　　B. 胃肠痉挛　　C. 老年人排尿困难

D. 小儿哮喘　　E. 妊娠呕吐

19. 琥珀胆碱过量时禁止选用的药物是(　　)

A. 毛果芸香碱　　B. 新斯的明　　C. 乙酰胆碱

D. 卡巴胆碱　　E. 美卡拉明

20. 感染性休克用阿托品治疗时,下列情况不能用的是(　　)

A. 血容量已补足　　B. 酸中毒已纠正　　C. 心率 60 次/分钟以下

D. 体温 39℃以上　　E. 房室传导阻滞

21. 阿托品禁用于(　　)

A. 虹膜睫状体炎　　B. 验光配镜　　C. 胆绞痛

D. 青光眼　E. 感染性休克

22. 阿托品对眼的作用是(　　)

A. 扩瞳,视近物清楚　B. 扩瞳,调节痉挛　C. 扩瞳,降低眼内压

D. 扩瞳,调节麻痹　E. 缩瞳,调节麻痹

23. 阿托品最适于治疗的休克是(　　)

A. 失血性休克　B. 过敏性休克　C. 神经源性休克

D. 感染性休克　E. 心源性休克

24. 有关东莨菪碱的叙述,错误的是(　　)

A. 可抑制中枢　B. 具有抗震颤麻痹作用　C. 对心血管作用较弱

D. 增加唾液分泌　E. 抗晕动病

25. 关于除极化型肌松药的特点叙述错误的是(　　)

A. 最初可出现肌束颤动　B. 连续用药可产生快速耐受性

C. 抗胆碱酯酶药可加强其作用　D. 治疗剂量有神经节阻断作用

E. 目前临床应用的此类药物只有琥珀胆碱

B 型题

A. 重症肌无力　B. 青光眼　C. 有机磷酸酯类中毒

D. 晕动病　E. 快速型心律失常

26. 碘解磷定可治疗(　　)

27. 毛果芸香碱可治疗(　　)

28. 新斯的明可治疗(　　)

29. 阿托品可治疗(　　)

30. 东莨菪碱可治疗(　　)

X 型题

31. 与毛果芸香碱治疗青光眼有关的是(　　)

A. 作用于 M 受体　B. 减少房水生成　C. 需静脉给药

D. 作用持续时间较短暂　E. 促进房水回流

32. 新斯的明可治疗(　　)

A. 重症肌无力　B. 术后肠胀气　C. 青光眼

D. 有机磷中毒　E. 阵发性室上性心动过速

33. 治疗重症有机磷酸酯中毒时应合并使用的药物是(　　)

A. 地西泮　B. 异丙肾上腺素　C. 解磷定

D. 新斯的明　E. 阿托品

34. 有机磷酸酯类中毒的解救药有(　　)

A. 肾上腺素　B. 碘解磷定　C. 氯解磷定

D. 毛果芸香碱　E. 阿托品

35. 应尽早使用氯解磷定解救有机磷酸酯中毒的原因是避免(　　)

A. 氯解磷定难以进入组织起效　B. 氯解磷定不易与磷酰化胆碱酯酶结合

C. 有机磷酸酯继续与胆碱酯酶形成共价键结合　D. 磷酰化胆碱酯酶出现“老化”

E. 胆碱酯酶合成受到抑制

36. 与阿托品比较,东莨菪碱的特点是(　　)

A. 抑制前庭,内耳功能　B. 抑制中枢神经系统　C. 扩瞳,调节麻痹作用较强

D. 对心血管系统作用较强　E. 抑制腺体分泌作用较强

37. 具有抗震颤麻痹作用的药物是(　　)

A. 山莨菪碱　　B. 阿托品　　C. 丙胺太林
D. 苯海索　　E. 东莨菪碱

38. 山莨菪碱可引起(　　)

A. 口干　　B. 尿频　　C. 嗜睡
D. 升高眼压　　E. 心悸

39. 阿托品可引起(　　)

A. 视近物模糊　　B. 皮肤潮红、高热　　C. 升高血压
D. 烦躁不安　　E. 腹胀

二、填空题

1. 毛果芸香碱对眼的作用有________、________、________。
2. 新斯的明可治疗________心动过速和________型骨骼肌松弛药过量的解救。
3. 阿托品禁用于________及________患者。
4. 骨骼肌松弛药分________和________两类,前者的代表药是________,后者的代表药是________。
5. 东莨菪碱的中枢作用特点是________,其中枢作用可用于________、________和________。
6. 对阿托品最敏感的腺体是________和________。
7. 东莨菪碱用于麻醉前给药的目的在于________和________。

三、中英文药名对译

1. pilocarpine
2. nicotine
3. neostigmine
4. pyridostigmine
5. pralidoxime iodide
6. atropine
7. 东莨菪碱
8. 山莨菪碱
9. 后马托品
10. 琥珀胆碱
11. 维库溴铵
12. 阿曲库铵

四、问答题

1. 什么是“调节痉挛”?
2. 损毁动眼神经后,毒扁豆碱能否用于治疗青光眼?说明原因。
3. 为什么抢救重度有机磷酸酯中毒时必须合并使用阿托品和胆碱酯酶复活药?
4. 为什么儿童验光配镜需用阿托品?
5. 阿托品的临床用途有哪些?

参考答案

一、选择题

1. A　2. D　3. B　4. A　5. D　6. C　7. B　8. C　9. E　10. D　11. B　12. D　13. C　14. B　15. D　16. D　17. C　18. C　19. B　20. D　21. D　22. D　23. D　24. D　25. D　26. C　27. B　28. A　29. C　30. D　31. ADE　32. ABE　33. CE　34. BCE　35. CD　36. ABE　37. DE　38. ADE　39. ABDE

二、填空题

1. 缩瞳、降眼压、调节痉挛
2. 阵发性室上性、非去极化
3. 青光眼、前列腺肥大

4. 除极化型肌松药、非除极化型肌松药，琥珀胆碱，维库溴铵

5. 抑制，麻醉前给药、帕金森病、晕动病

6. 唾液腺、汗腺

7. 镇静、催眠；减少呼吸道腺体和唾液腺分泌

三、中英文药名对译

1. 毛果芸香碱(匹鲁卡品)
2. 尼古丁
3. 新斯的明
4. 吡斯的明
5. 碘解磷定
6. 阿托品
7. scopolamine
8. anisodamine
9. homatropine
10. succinylcholine
11. vecuronium
12. atracurium

四、问答题

1. 答：毛果芸香碱激动睫状肌 M 受体，使睫状肌收缩，造成悬韧带松弛，晶状体变凸，屈光度增加，此时视近物清楚、视远物模糊，毛果芸香碱的这种作用称为调节痉挛。

2. 答：损毁动眼神经后，毒扁豆碱不能用于治疗青光眼。因为本药降低眼内压是通过抑制胆碱酯酶，减少 ACh 水解间接激动(瞳孔括约肌、睫状肌的)M 受体发挥药理作用。损毁动眼神经后，支配眼睛的副交感神经末梢不能释放 ACh，因此该药不能发挥治疗作用。

3. 答：重度有机磷酸酯中毒时出现严重的 M 样症状(如肺水肿)、N 样症状(如肌束震颤、肌无力)及中枢症状。阿托品可缓解 M 样症状，使肺水肿迅速缓解，但对 N 样症状疗效不佳。胆碱酯酶复活药可使被抑制的胆碱酯酶复活，恢复该酶水解 ACh 的活性，对 N 样症状解救效果明显。阿托品与胆碱酯酶复活药对缓解中枢症状也有协同作用。

4. 答：儿童验光配镜需用阿托品是因为儿童睫状肌调节能力强，阿托品可充分松弛睫状肌，正确检出晶状体的屈光度。

5. 答：阿托品的临床用途包括以下几个方面。

(1) 解除平滑肌痉挛：治疗胃肠绞痛，协助治疗肾绞痛、胆绞痛等。

(2) 麻醉前用药：以减少呼吸道分泌，也用于盗汗、流涎。

(3) 眼科：用于检查眼底、验光配镜、虹膜睫状体炎。

(4) 治疗缓慢型心律失常：如房室传导阻滞、窦性心动过缓。

(5) 治疗感染性休克：大剂量解除小血管痉挛，改善微循环。

(6) 解救有机磷酸酯中毒：缓解 M 症状及部分中枢症状，也可解救毛果芸香碱、毒扁豆碱中毒。

(王艳春)

第六章　作用于肾上腺素受体的药物

学习要点

一、肾上腺素受体激动药

本类药物对于肾上腺素受体的激动作用有选择性差异，分为 α、β 受体激动药，α 受体激动药和 β 受体激动药。

（一）α、β 受体激动药

以肾上腺素为代表，主要表现为兴奋心血管系统、舒张支气管平滑肌及促进新陈代谢。可用于心脏骤停、过敏性休克、支气管哮喘、青光眼等。同类药物还包括多巴胺、麻黄碱。低剂量多巴胺兴奋 D_1 受体；大剂量时激动 α_1 受体、β_1 受体，临床适用于各种休克。

（二）α 受体激动药

以去甲肾上腺素为代表，主要激动 α 受体，用于上消化道止血。局部组织缺血坏死、急性肾衰竭及停药后的血压下降是其不良反应。

（三）β 受体激动药

以异丙肾上腺素为代表，主要用于支气管哮喘、房室传导阻滞、心脏骤停。多巴酚丁胺是 β_1 受体激动药，增加心输出量而不加快心率是其特点。β_2 受体激动药主要用于支气管哮喘的治疗。

二、肾上腺素受体阻断药

肾上腺素受体阻断药分为 α 受体阻断药，β 受体阻断药和 α、β 受体阻断药。α 受体阻断药以酚妥拉明为代表，可翻转肾上腺素的升压作用，主要用于外周血管痉挛性疾病、休克、慢性嗜铬细胞瘤的治疗及术前用药。β 受体阻断药广泛用于心血管疾病如高血压、心绞痛、心律失常、心功能不全的治疗，普萘洛尔、阿替洛尔是这类药物的代表。α、β 受体阻断药如拉贝洛尔主要用于高血压、心绞痛的治疗，卡维地洛是第一个治疗充血性心力衰竭的 β 受体阻断药。

复 习 地 图

- 作用于肾上腺素受体的药物
  - 肾上腺素受体激动药
    - α、β受体激动药：肾上腺素、多巴胺、麻黄碱
    - α受体激动药：去甲肾上腺素
    - β受体激动药：异丙肾上腺素
  - 肾上腺素受体阻断药
    - α受体阻断药：酚妥拉明
    - β受体阻断药：普萘洛尔

精 选 习 题

一、选择题

A型题

1. 去甲肾上腺素治疗上消化道出血的给药方法是(　　)

A. 静脉滴注　B. 皮下注射　C. 肌内注射

D. 稀释后口服　E. 以上都不是

2. 具有明显舒张肾血管,增加肾血流的药物是(　　)

A. 肾上腺素　B. 异丙肾上腺素　C. 麻黄碱

D. 多巴胺　E. 去甲肾上腺素

3. 防治硬膜外麻醉引起的低血压宜先用(　　)

A. 肾上腺素　B. 去甲肾上腺素　C. 麻黄碱

D. 多巴胺　E. 异丙肾上腺素

4. 去甲肾上腺素与肾上腺素的不同作用(　　)

A. 正性肌力作用　B. 兴奋β受体　C. 兴奋α受体

D. 对心率的影响　E. 被 MAO 和 COMT 灭活

5. 去甲肾上腺素扩张冠脉血管主要是由于(　　)

A. 激动 β_2 受体　B. 激动 M 胆碱受体　C. 使心肌代谢产物增加

D. 激动 α_2 受体　E. 以上都不是

6. 治疗房室传导阻滞的药物是(　　)

A. 肾上腺素　B. 去甲肾上腺素　C. 异丙肾上腺素

D. 间羟胺　E. 普萘洛尔

7. 肾上腺素对血管作用的叙述,错误的是(　　)

A. 皮肤、黏膜血管收缩强　B. 收缩脑血管作用微弱　C. 收缩冠状血管

D. 骨骼肌血管扩张　E. 舒张冠状血管

8. 反复使用麻黄碱产生快速耐受性的原因是(　　)

A. 诱导肝药酶,使其代谢加快　B. 受体敏感性增强

C. 去甲肾上腺素能神经末梢递质排空 D. 其代谢产物拮抗了麻黄碱的作用
E. 麻黄碱被 MAO 和 COMT 破坏

9. 麻黄碱的特点是(　　)
A. 不易产生快速耐受性 B. 性质不稳定,口服无效 C. 性质稳定,口服有效
D. 具有中枢抑制作用 E. 作用快、强

10. 可直接激动 α、β 受体,又可促进去甲肾上腺素能神经末梢释放递质的药物是(　　)
A. 麻黄碱 B. 去甲肾上腺素 C. 肾上腺素
D. 异丙肾上腺素 E. 去氧肾上腺素

11. 异丙肾上腺素不具有的作用是(　　)
A. 松弛支气管平滑肌 B. 激动 β_2 受体 C. 收缩支气管黏膜血管
D. 增加肝糖原分解 E. 抑制组胺等过敏性物质的释放

12. 异丙肾上腺素治疗哮喘的常见不良反应是(　　)
A. 腹泻 B. 中枢兴奋 C. 直立性低血压
D. 心动过速 E. 脑血管意外

13. 剂量过大易致肾衰竭的药物是(　　)
A. 肾上腺素 B. 异丙肾上腺素 C. 去甲肾上腺素
D. 多巴胺 E. 麻黄碱

14. 肾上腺素与局麻药合用的目的是(　　)
A. 使局部血管收缩而止血 B. 预防过敏性休克的发生
C. 防止低血压的发生 D. 延长局麻作用时间,减少吸收中毒
E. 使局部血管扩张,使局麻药吸收加快

15. 窦房结功能衰竭伴心脏骤停的救治药是(　　)
A. 氯化钙 B. 利多卡因 C. 多巴胺
D. 异丙肾上腺素 E. 去氧肾上腺素

16. 属于 α_1 受体激动药的是(　　)
A. 去甲肾上腺素 B. 肾上腺素 C. 甲氧明
D. 间羟胺 E. 麻黄碱

17. 肾上腺素禁用于(　　)
A. 支气管哮喘急性发作 B. 甲状腺功能亢进 C. 过敏性休克
D. 心脏骤停 E. 局部止血

18. 多巴胺的药理作用不包括(　　)
A. 激动 β_1 受体 B. 促进去甲肾上腺素的释放 C. 激动血管 α 受体
D. 激动血管多巴胺受体 E. 大剂量使肾血管舒张

19. 肾上腺素与异丙肾上腺素共同的适应证是(　　)
A. 局部止血 B. 支气管哮喘
C. 与局麻药配伍,延长局麻药的作用时间 D. 房室传导阻滞
E. 过敏性休克

20. 酚妥拉明治疗顽固性充血性心力衰竭的主要原因是(　　)
A. 兴奋心脏,加强收缩力,加快心率,增加输出量 B. 扩张肺动脉,减轻心脏前负荷
C. 扩张肺动脉,减轻心脏后负荷 D. 扩张外周小动脉,减轻心脏后负荷
E. 扩张外周小静脉,减轻心脏前负荷

21. 可翻转肾上腺素升压作用的药物是(　　)
A. M受体阻断药　B. N_1 受体阻断药　C. β受体阻断药
D. α受体阻断药　E. N_2 受体阻断药
22. 治疗外周血管痉挛性疾病的药物是(　　)
A. 麻黄碱　B. 育亨宾　C. 酚妥拉明
D. 异丙肾上腺素　E. 胺碘酮
23. 兼有α和β受体阻断作用的药物是(　　)
A. 美托洛尔　B. 普萘洛尔　C. 吲哚洛尔
D. 拉贝洛尔　E. 阿替洛尔
24. 静滴去甲肾上腺素发生外漏,最佳的处理方式是(　　)
A. 局部注射局部麻醉药　B. 肌内注射酚妥拉明　C. 局部注射酚妥拉明
D. 局部注射β受体阻断药　E. 局部浸润氟轻松软膏
25. 普萘洛尔不具有的药理作用是(　　)
A. 选择性地阻断 $β_1$ 受体　B. 支气管阻力增高
C. 抗高血压作用　D. 减慢心率,降低心肌耗氧量
E. 延缓用胰岛素后血糖水平的恢复
26. 可选用普萘洛尔的情况是(　　)
A. 心绞痛伴有外周血管痉挛　B. 心绞痛伴有窦性心动过缓
C. 心绞痛伴有支气管哮喘　D. 心绞痛伴有高血压
E. 心绞痛伴有重度房室传导阻滞
27. "肾上腺素升压作用的翻转"是指(　　)
A. 给予β受体阻断药后出现升压效应　B. 给予α受体阻断药后出现降压效应
C. 肾上腺素具有α、β受体激动效应　D. 收缩压上升,舒张压不变或下降
E. 由于升高血压,对脑血管有被动扩张作用

B型题

A. 阿托品　B. 酚妥拉明　C. 普萘洛尔
D. 肾上腺素　E. 噻吗洛尔
28. 常用于治疗青光眼的β受体阻断药是(　　)
29. 外周血管痉挛性疾病可选用(　　)
30. 治疗窦性心动过速首选(　　)
31. 支气管哮喘患者可用的药物(　　)
32. 具有拟胆碱和组胺样作用的药物是(　　)

X型题

33. 去甲肾上腺素的药理作用是(　　)
A. 激动血管 $α_1$ 受体,使血管收缩　B. 激动心脏 $β_1$ 受体,使收缩力增强
C. 升高血压,反射性减慢心率　D. 激动突触前膜 $α_2$ 受体,抑制递质释放
E. 激动 $β_2$ 受体,使支气管舒张
34. 肾上腺素与异丙肾上腺素相同的临床应用是(　　)
A. 过敏性休克　B. 支气管哮喘　C. 心搏骤停
D. 局部止血　E. 房室传导阻滞
35. 肾上腺素的临床应用是(　　)
A. 支气管哮喘　B. 与局麻药配伍及局部止血　C. 过敏性休克

D. 房室传导阻滞　E. 治疗心功能不全

36. 肾上腺素的药理作用包括(　)

A. 升高血糖　B. 增加心肌耗氧　C. 促进房室传导

D. 促进肾素分泌　E. 加速脂肪分解

37. 多巴胺的临床应用包括(　)

A. 帕金森病　B. 休克　C. 急性肾功能不全

D. 急性心功能不全　E. 支气管哮喘

38. 多巴胺对血管作用的机制是(　)

A. 作用于血管 α 受体　B. 作用于血管多巴胺受体　C. 直接舒张肾动脉

D. 减少组胺分泌　E. 减少肾素分泌

39. 多巴胺对受体的作用是(　)

A. 对 β_2 受体的影响微弱　B. 激动心脏 β_1 受体　C. 激动血管 α 受体

D. 激动 H_2 受体　E. 激动血管多巴胺受体

40. 与肾上腺素比较,多巴胺的特点是(　)

A. 对 β_2 受体的影响微弱　B. 缓解支气管平滑肌痉挛的作用明显

C. 伴发心律失常少见　D. 增加肾血流量明显

E. 对心率影响较小

41. β受体阻断药可用于治疗(　)

A. 甲状腺功能亢进　B. 高血压　C. 过速型室上性心律失常

D. 慢性心功能不全　E. 心绞痛

42. 酚妥拉明的临床应用是(　)

A. 肾上腺嗜铬细胞瘤的诊治　B. 静脉滴注 NA 外漏　C. 外周血管痉挛性疾病

D. 充血性心力衰竭　E. 休克

43. 普萘洛尔的应用注意事项包括(　)

A. 久用不可突然停药　B. 窦性心动过速禁用　C. 支气管哮喘禁用

D. 心功能不全禁用　E. 肝功能不良慎用

44. β受体阻断药的药理作用包括(　)

A. 增加呼吸道阻力　B. 减慢心率　C. 延缓用胰岛素后血糖水平的恢复

D. 抑制肾素分泌　E. 抑制交感神经兴奋引起的脂肪分解

45. 无内在拟交感活性的β受体阻断药有(　)

A. 阿替洛尔　B. 吲哚洛尔　C. 普萘洛尔

D. 美托洛尔　E. 醋丁洛尔

二、填空题

1. 心脏骤停可选用________和________抢救。

2. 多巴酚丁胺是________激动药,临床上主要用于治疗________和________。

3. 多巴胺可激动________、________和________受体。

4. 肾上腺素对皮肤黏膜血管具有________作用,对冠状血管具有________作用,对骨骼肌血管具有________作用。

5. 长期应用β受体阻断药后,出现β受体的________调节。

6. 酚妥拉明过量引起的血压降低应选用________治疗。

三、中英文药名对译

1. adrenaline
2. ephedrine
3. dopamine
4. noradrenaline
5. propranolol
6. 间羟胺
7. 异丙肾上腺素
8. 多巴酚丁胺
9. 酚妥拉明
10. 噻吗洛尔

四、问答题

1. 简述肾上腺素的临床应用。
2. 简述多巴胺的临床应用。
3. 试述去甲肾上腺素的不良反应。
4. 抢救过敏性休克的首选药是什么？试述其作用机制。
5. 简述β受体阻断药的药理作用、临床应用及不良反应。

参考答案

一、选择题

1. D 2. D 3. C 4. D 5. C 6. C 7. C 8. C 9. C 10. A 11. C 12. D 13. C 14. D 15. D 16. C 17. B 18. E 19. B 20. D 21. D 22. C 23. D 24. C 25. A 26. D 27. B 28. E 29. B 30. C 31. D 32. B 33. ABCD 34. BC 35. ABC 36. ABCDE 37. BCD 38. AB 39. ABCE 40. ACDE 41. ABCDE 42. ABCDE 43. ACE 44. ABCDE 45. ACD

二、填空题

1. 肾上腺素，异丙肾上腺素
2. β_1 受体，急性心肌梗死并发的心力衰竭，心脏手术后心输出量低的休克
3. α受体，β受体，多巴胺受体
4. 收缩，舒张，舒张
5. 向上
6. 去甲肾上腺素

三、中英文药名对译

1. 肾上腺素
2. 麻黄碱
3. 多巴胺
4. 去甲肾上腺素
5. 普萘洛尔
6. metaraminol
7. isoprenaline
8. dobutamine
9. phentolamine
10. timolol

四、问答题

1. 答：肾上腺素的临床应用包括以下几个方面。

(1) 心脏骤停：麻醉、手术意外、电击、急性传染病、药物中毒、房室传导阻滞所致。

(2) 过敏性疾病：过敏性休克（首选）、支气管哮喘、血管神经性水肿及血清病。

(3) 与局麻药配伍及局部止血。

(4) 青光眼。

2. 答：多巴胺的临床应用包括：

(1) 休克，尤其对伴有心肌收缩力减弱及尿量减少而血容量已补足的休克疗效好。

(2) 急性肾衰竭和急性心功能不全。

3. 答:去甲肾上腺素的不良反应有:

(1) 局部组织缺血坏死,与静脉注射时间过长、浓度过高或药液漏出血管外有关;

(2) 急性肾衰竭,与静脉注射时间过长或剂量过大,导致肾血管强烈收缩有关;

(3) 停药后血压下降。

4. 答:抢救过敏性休克的首选药是肾上腺素。其作用机制为:

(1) 激动心脏的 β_1 受体,心输出量增加,使血压升高;

(2) 激动α_1受体,全身小血管收缩,导致血压升高;

(3) 激动支气管平滑肌的 β_2 受体,发挥强大的舒张作用,解除呼吸困难;

(4) 激动α_1受体,收缩支气管黏膜血管,降低毛细血管通透性,消除黏膜水肿,解除呼吸困难;

(5) 激动肥大细胞β_2受体,抑制肥大细胞释放过敏物质如组胺等,发挥预防作用。

5. 答:β受体阻断药的药理作用有:

(1) β受体阻断作用。

①心脏 β_1 受体阻断　心率减慢,房室传导减慢,心收缩力减弱,心输出量减少,心肌氧耗量降低,血压稍降低。

②血管与血压　短期应用β受体阻断药,由于阻断 β_2 受体和代偿性交感反射,可使肝、肾、骨骼肌、冠脉血流量都有不同程度减少,但长期应用可使外周阻力恢复原来水平。β受体阻断药对正常人影响不明显,对高血压患者具有降压作用。

③支气管平滑肌 β_2 受体阻断　支气管收缩,呼吸道阻力增加,作用较弱,对正常人无影响;但对哮喘的病人,可诱发和加重哮喘。哮喘病人禁用。

④代谢　糖原分解与 α、β_2 受体激动有关,α受体阻断药和 β_2 受体阻断药合用时可拮抗肾上腺素所致的血糖升高。

(2) 内在拟交感活性。

(3) 膜稳定作用(membrane stabilizing activity):有些β受体阻断药可降低细胞膜对离子的通透性,具有与局麻药及奎尼丁样的作用,称膜稳定作用。

β受体阻断药的临床应用有:

(1) 心律失常。

(2) 心绞痛和心肌梗死。

(3) 高血压。

(4) 甲状腺功能亢进。

(5) 充血性心力衰竭　在心肌状况严重恶化之前早期应用。改善心脏舒张功能,延缓儿茶酚胺对心脏的损害。

(6) 青光眼、焦虑等。

β受体阻断药的主要不良反应有:

(1) 抑制心脏功能。

(2) 诱发和加重支气管哮喘。

(3) 反跳现象　长期应用时如突然停药,可引起原来病情加重,如血压上升、严重心律失常或心绞痛发作次数增加,甚至产生急性心肌梗死或猝死,此种现象称为停药反跳。

(4) 其他　偶见眼-皮肤黏膜综合征,个别患者有幻觉、失眠和抑郁症状。少数人可出现低血糖及加强降血糖药的降血糖作用,掩盖低血糖时出汗和心悸的症状而出现严重后果。

β受体阻断药的禁忌证有:严重左室心功能不全、窦性心动过缓、重度房室传导阻滞和支气管哮喘。

(王艳春)

第七章　局部麻醉药

学习要点

局部麻醉药分为酯类(含有-COO-基团)和酰胺类(含有-CONH-基团),常用药物有利多卡因、普鲁卡因、丁卡因和丁哌卡因等。目前公认的局麻药作用机制是药物阻滞神经细胞膜上的电压门控性 Na^+ 通道,阻止动作电位的产生和神经冲动的传导,产生局麻作用。临床常用局麻方法包括表面麻醉、浸润麻醉、传导麻醉、蛛网膜下腔麻醉和硬膜外麻醉等。与全麻药相比,局麻药在保持清醒的状态下,可逆性地引起局部组织感觉、痛觉消失。

复习地图

- 局部麻醉药
  - 酯类
    - 普鲁卡因→用于表面麻醉以外的各种局部麻醉方法
    - 丁卡因→用于浸润麻醉以外的各种局部麻醉方法
  - 酰胺类
    - 利多卡因→不用于蛛网膜下腔麻醉
    - 丁哌卡因→表面麻醉以外的各种局部麻醉方法
    - 罗哌卡因→产科手术麻醉
    - 阿替卡因→需要肌松的手术麻醉

精选习题

一、选择题

A 型题

1. 局麻药的作用机制(　　)
   A. 阻滞 Na^+ 内流　　B. 阻滞 K^+ 外流　　C. 阻滞 Cl^- 内流
   D. 阻滞 Ca^{2+} 内流　　E. 降低静息电位
2. 为延长局麻药的作用时间并减少不良反应,宜采用的措施是(　　)
   A. 增加局麻药的用量　　B. 加大局麻药的浓度　　C. 加入少量的去甲肾上腺素
   D. 加入少量肾上腺素　　E. 调节药物的 pH 至弱酸性
3. 蛛网膜下腔麻醉前注射麻黄碱的意义是(　　)
   A. 可预防呼吸抑制　　B. 可预防发生心律失常　　C. 可预防血压下降
   D. 可减少局麻药在作用部位吸收　E. 可延长局麻药作用时间
4. 局麻药过量中毒发生惊厥,宜选的对抗药物是(　　)
   A. 硫酸镁　　B. 异戊巴比妥钠　　C. 水合氯醛
   D. 苯巴比妥　　E. 地西泮
5. 普鲁卡因不可用于(　　)
   A. 蛛网膜下腔麻醉　　B. 浸润麻醉　　C. 表面麻醉

D. 传导麻醉　　E. 硬膜外麻醉

6. 下列关于局麻药作用错误的是(　　)

A. 阻断电压依赖性 Na^+ 通道　　B. 对静息状态的 Na^+ 通道作用最强

C. 提高兴奋阈值　　D. 减慢冲动传导

E. 延长不应期

7. 影响局麻药作用的因素不包括(　　)

A. 神经纤维的粗细　　B. 体液的 pH　　C. 药物的浓度

D. 肝脏的功能　　E. 血管收缩药

B 型题

A. 丁哌卡因　　B. 丁卡因　　C. 罗哌卡因

D. 普鲁卡因　　E. 利多卡因

8. 穿透力强、起效快、安全范围大,被称为全能麻醉药的是(　　)

9. 对子宫胎盘血流无影响,适用于产科手术麻醉的是(　　)

10. 穿透力强,最常用于表面麻醉的是(　　)

11. 穿透力弱,不适于作表面麻醉的是(　　)

12. 有局麻作用,并有抗心律失常作用的是(　　)

X 型题

13. 局麻药吸收过量可以引起的不良反应是(　　)

A. 血压下降　　B. 心脏传导减慢　　C. 中枢神经系统先兴奋后抑制

D. 心肌收缩力减弱　　E. 呼吸麻痹

14. 影响局麻药作用的因素有(　　)

A. 神经纤维的粗细　　B. 细胞外液的 pH　　C. 药物的浓度

D. 血管收缩药物　　E. 局麻药的比重及病人的体位

二、填空题

1. 局部麻醉药有________、________、________、________和________等。

2. 可引起过敏反应的局麻药是________。

3. ________被认为是妊娠期间最安全的局麻药。

三、中英文药名对译

1. lidocaine　　4. 罗哌卡因

2. procaine　　5. 阿替卡因

3. tetracaine　　6. 丁哌卡因

四、问答题

1. 局麻药的不良反应有哪些?

参考答案

一、选择题

1. A　2. D　3. C　4. E　5. C　6. B　7. D　8. E　9. C　10. B　11. D　12. E　13. ABCDE　14. ABCDE

二、填空题

1. 普鲁卡因,利多卡因,丁卡因,丁哌卡因,罗哌卡因

2. 普鲁卡因
3. 阿替卡因

三、中英文药名对译

1. 利多卡因
2. 普鲁卡因
3. 丁卡因
4. ropivacaine
5. articaine
6. bupivacaine

四、问答题

1. 答:局麻药的不良反应有毒性反应和变态反应。

(1) 毒性反应:局麻药的剂量或浓度过高或误将药物注入血管时引起的全身作用,主要表现为中枢神经和心血管系统的毒性。中枢神经系统表现为先兴奋后抑制。初期眩晕、烦躁不安、肌震颤、惊厥;后期昏迷、呼吸麻痹。它对心血管系统影响表现为心肌收缩力减弱,传导减慢,血压下降,休克。

(2) 变态反应:荨麻疹、支气管痉挛、喉头水肿。酯类发生较多。

(王艳春)

第八章　抗高血压药

学习要点

一、抗高血压药物分类

根据药物在血压调节中的主要作用部位和作用机制的不同分为5类(表8-1)。

表8-1　抗高血压药物的分类及代表药

分类	亚类	代表药
肾素-血管紧张素系统抑制剂	血管紧张素转换酶抑制剂(ACEI)	卡托普利
	AT_1受体阻断药	氯沙坦
钙通道阻滞药		硝苯地平、氨氯地平
利尿药		氢氯噻嗪
交感神经抑制剂	中枢神经降压药	可乐定、莫索尼定
	神经节阻断药	美卡拉明、咪噻芬
	去甲肾上腺素能神经末梢阻断药	利舍平
	α_1肾上腺素受体阻断药	哌唑嗪
	β肾上腺素受体阻断药	普萘洛尔
	α和β肾上腺素受体阻断药	拉贝洛尔
血管扩张药	直接扩血管药	硝普钠
	钾通道开放药	米诺地尔、二氮嗪

二、常用抗高血压药物

(一)肾素-血管紧张素系统抑制剂

1. 血管紧张素I转化酶抑制剂(ACEI)　卡托普利(captopril):通过抑制ACE,使血浆中AngII和醛固酮水平下降,缓激肽水平升高,导致血管扩张,血压下降。它具有以下特点:①降压作用强而迅速;②防止和逆转心肌肥大及血管增生;③降低心脏前后负荷;④改善胰岛素依赖性糖尿病患者的肾病变,降低肾小球对蛋白的通透性,减少尿蛋白;⑤副作用小,不引起反射性心率加快、直立性低血压和水钠潴留,对心输出量无明显影响。适用于各型高血压,特别是正常肾素型、高肾素型及伴有糖尿病、胰岛素抵抗、左室肥厚、CHF、急性心肌梗死的高血压患者。常见不良反应有首剂低血压、刺激性干咳(色甘酸钠可防治)、急性肾衰竭、高血钾、低血糖及血管神经性水肿等。

2. AT_1受体阻断药　氯沙坦(losartan,洛沙坦):通过选择性阻断AT_1受体,阻断AngII的缩血管、交感神经兴奋及组织重构等效应,使血压下降,但不影响血浆中缓激肽水平(与

ACEI 的区别)。用于各型高血压,降压作用温和且平稳,无首剂低血压。对使用 ACEI 发生干咳而不能耐受者可换用。

(二) Ca^{2+} 通道阻滞剂

1. 硝苯地平(nifedipine,心痛定)　降压作用快而强,舌下含化 5～15 分钟起效。通过阻滞 Ca^{2+} 通道,使进入细胞内的 Ca^{2+} 减少,导致小动脉平滑肌松弛,外周阻力降低,血压下降。用于轻中度高血压;降压时伴有反射性心率加快,心输出量增加,肾素活性增加,可与 β 受体阻断药合用减轻以上反应,也用于变异型心绞痛的治疗。目前常用缓释片以减轻迅速扩张外周血管后造成的不良反应。

2. 氨氯地平(amlodipine)　降压作用缓慢而持久,不引起反射性交感活性增加,无快速降压导致的心动过速和头痛,高血压患者每天只需用药 1 次。

(三) 利尿药(diuretics)

氢氯噻嗪(hydrochlorothiazide)　早期通过排钠利尿,降低血容量,减少心输出量而降压;长期使用则持续排钠导致平滑肌细胞中钠离子减少,经钠钙交换机制,导致细胞内钙离子减少,同时诱导动脉壁产生缓激肽、PG 等扩血管物质,使血管扩张,血压下降。降压效应与饮食中钠盐摄入有关,限制钠盐摄入可增强降压作用,尤其适合伴有心力衰竭的高血压患者。禁用于糖尿病、痛风、肾功能低下的高血压患者。

(四) 交感神经抑制剂

1. 中枢性降压药(表 8-2)

表 8-2　可乐定与甲基多巴、莫索尼定作用的比较

代表药	作用机制	临床应用	不良反应
可乐定	激动孤束核 α_2 受体、延髓腹外侧核 I_1-咪唑啉受体	中重度高血压,尤其适合伴溃疡病者	口干、嗜睡、停药反应
甲基多巴	激动孤束核 α_2 受体	中度高血压,尤其适合伴肾功能不良者	口干、嗜睡、停药反应
莫索尼定	激动延髓腹外侧核 I_1-咪唑啉受体	轻、中度高血压	无嗜睡、无停药反应

2. 去甲肾上腺素能神经末梢阻断药　利舍平(reserpine,利血平):通过耗竭外周去甲肾上腺素能神经末梢的神经递质 NA(干扰交感神经末梢 NA 的再摄取、合成和储存)来达到降低血压的目的。

3. α_1 受体阻断药　哌唑嗪(prazosin):通过选择性阻断血管平滑肌突触后膜 α_1 受体,使容量血管和阻力血管扩张,外周阻力下降和回心血量减少,血压下降。部分患者首次用药时出现严重的直立性低血压、心悸、晕厥等,一般在首次用药 30～60 分钟出现;将首次剂量减半(0.5mg),并于睡前服用可避免。临床用于各型高血压,尤其适合并发肾功能障碍的中度高血压;亦用于合并良性前列腺肥大的高血压患者。

4. β 受体阻断药　普萘洛尔(propranolol,心得安):降压作用缓慢(口服用药 2～3 周才出现)、温和,持续时间较长,不易产生耐受性。降压机制包括:①阻断心脏 β_1 受体→心肌收缩力↓,心率↓→心输出量↓→血压↓;②阻断肾脏 β_1 受体→肾素分泌↓→阻断 RAS→血管扩张→血压↓；③阻断中枢兴奋神经元β受体→外周交感活性↓→血管扩张→血压↓；④阻断突触前膜β_2受体→抑制正反馈→NA释放↓→血管扩张→血压↓。对肾素活性高和心输出量高或伴心绞痛、心律失常的高血压患者疗效较好。

（五）血管扩张药

硝普钠(sodium nitroprusside)　扩张小动脉、小静脉及微静脉，降低心脏的前、后负荷，使血压下降。降压快而强，但维持时间短。临床用于高血压危象、高血压脑病、恶性高血压和急慢性CHF。还用于高血压合并心力衰竭或嗜铬细胞瘤发作引起的血压升高。长期或大剂量使用可引起氰化物或硫氰化物中毒，可用硫代硫酸钠防治，肝肾功能严重障碍者禁用。

四、抗高血压药应用原则及治疗新理念

1. 确切降压　高血压最佳治疗（HOT）研究结果显示，高血压患者的血压应控制在138/83mmHg。

2. 稳定降压　采用长效钙药物以防止血压波动造成的靶器官损伤。

3. 阻断RAS，保护靶器官　可保护靶器官的药物有ACEI、AT_1受体阻断药、长效钙通道阻滞药、β受体阻断药。

4. 个体化治疗　根据患者的病理生理特点，病程进展和并发症，合并症的不同，采取不同的药物和不同的剂量。以“最好疗效，最小不良反应”的原则，为每一位患者制定最适宜的药物和剂量。

5. 联合用药　推荐4种联合降压治疗方案：①钙通道阻滞药和ACEI或AT_1受体阻断药；②小剂量利尿药和ACEI或AT_1受体阻断药；③二氢吡啶类钙通道阻滞药和小剂量β受体阻断药；④钙通道阻滞药和小剂量利尿药。

复习地图

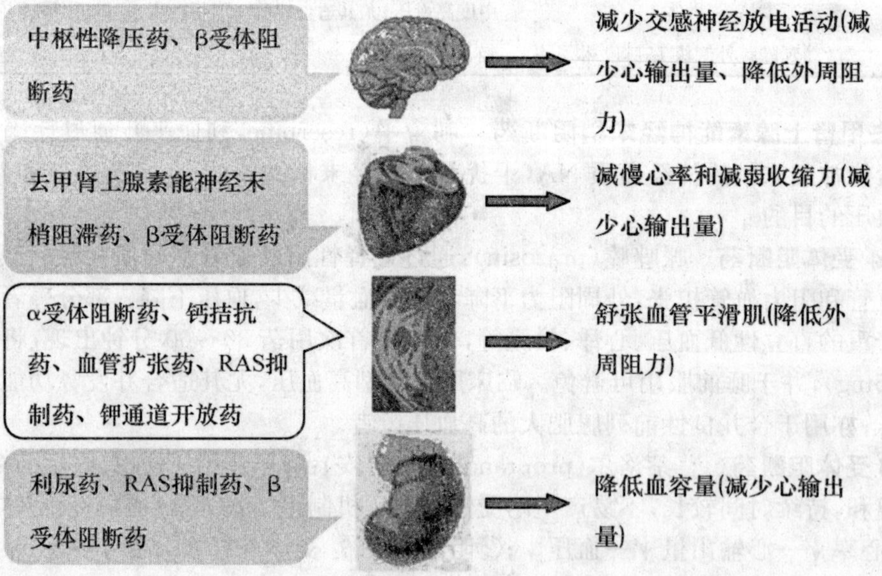

精 选 习 题

一、选择题

A 型题

1. 高血压合并血脂异常者不宜选用(　　)
   A. 哌唑嗪　B. 卡托普利　C. 氨氯地平
   D. 氯沙坦　E. 普萘洛尔
2. 利尿药初期的降压机制可能是(　　)
   A. 降低动脉壁细胞的 Na^+ 含量　B. 降低血管对缩血管物质的反应性
   C. 增加血管对扩血管物质的反应性　D. 排钠利尿,降低血容量
   E. 以上均是
3. 高血压伴有糖尿病的病人最佳选择为(　　)
   A. 噻嗪类　B. 血管扩张药　C. 血管紧张素转化酶抑制剂
   D. 钙通道阻滞药　E. 中枢降压药
4. 下列用于抗高血压的钙通道阻滞药中,降压作用最平稳的是(　　)
   A. 硝苯地平　B. 尼群地平　C. 氨氯地平
   D. 尼卡地平　E. 以上均不是
5. 恶性高血压可选用的药物是(　　)
   A. 硝苯地平　B. 硝普钠　C. 尼莫地平
   D. 普萘洛尔　E. 卡托普利
6. 伴有外周血管痉挛性疾病的高血压不宜选用(　　)
   A. 普萘洛尔　B. 硝苯地平　C. 氢氯噻嗪
   D. 硝普钠　E. 利舍平
7. 伴有变异型心绞痛的高血压宜选用(　　)
   A. 普萘洛尔　B. 硝苯地平　C. 氢氯噻嗪
   D. 硝普钠　E. 利舍平
8. 伴有精神抑郁症的高血压不宜选用(　　)
   A. 普萘洛尔　B. 硝苯地平　C. 氢氯噻嗪
   D. 硝普钠　E. 利舍平
9. 莫索尼定药理作用及降压特点与可乐定相比,错误的是(　　)
   A. 对 I_1 咪唑啉受体的选择性比可乐定高　B. 降压效能比可乐定高
   C. 不良反应比可乐定少　D. 无停药反跳现象
   E. 对 α_2 受体作用较可乐定弱
10. 能抑制血管平滑肌细胞增生、增殖,恢复血管顺应性的药物(　　)
    A. 利舍平　B. 硝苯地平　C. 卡托普利
    D. 哌唑嗪　E. 肼屈嗪

B 型题

A. 可乐定　B. 卡托普利　C. 米诺地尔
D. 利舍平　E. 哌唑嗪

11. 抑制循环中的和局部组织中的 ACE 产生降压作用的药物是(　　)
12. 耗竭儿茶酚胺类神经递质的药物是(　　)

13. 促进血管平滑肌细胞钾通道的开放的药物是(　　)
14. 阻断血管平滑肌细胞 α_1 受体的药物是(　　)
    A. 利舍平　　B. 硝苯地平　　C. 卡托普利
    D. 普萘洛尔　　E. 哌唑嗪
15. 某 60 岁女性患者，患原发性高血压 3 年，经服用氢氯噻嗪后可有效控制血压。但最近一次体检发现血压为 160/105 mmHg。改用某药替代氢氯噻嗪后 3 周，出现干咳，推测该药可能是(　　)
16. 某 55 岁原发性高血压男性患者，服用某种抗高血压药物控制血压，由于血压控制效果好便擅自停药 2 天，病人突然出现胸痛、心动过速、焦虑紧张等症状，血压 240/140mmHg。推测该药可能是(　　)

X 型题

17. 下面对卡托普利的描述中正确的是(　　)
    A. 正常肾素型及高肾素型高血压疗效较差
    B. 可改善胰岛素依赖性糖尿病患者的肾病变，改善肾功能
    C. 可用于左室肥厚的高血压患者
    D. 降压作用强而迅速
    E. 短期或较长期应用均有较强降压作用
18. 下列抗高血压药物中，降压同时能有效逆转或保护靶器官损伤的是(　　)
    A. 卡托普利　　B. 硝苯地平　　C. 氨氯地平
    D. 氯沙坦　　E. 可乐定
19. 对血浆肾素活性较高的高血压患者可使用(　　)
    A. 卡托普利　　B. 肼屈嗪　　C. 普萘洛尔
    D. 氢氯噻嗪　　E. 氯沙坦

二、填空题

1. 卡托普利可使血管紧张素Ⅱ形成________，缓激肽水解________，使血管平滑肌________。
2. 普萘洛尔的降压机制主要有________、______、______、______。
3. 卡托普利的主要不良反应有______、______、______、______、______、______。

三、中英文药名对译

1. captopril
2. prazosin
3. nifedipine
4. hydrochlorothiazide
5. 依那普利
6. 氯沙坦
7. 氨氯地平
8. 普萘洛尔

四、问答题

1. 为什么高血压病人常要联合用药？请设计一个理想的联合用药方案并说明理由。
2. 哌唑嗪及血管扩张药的主要缺点是什么？如何防止？

参考答案

一、选择题

1. E　2. D　3. C　4. C　5. B　6. A　7. B　8. E　9. B　10. C　11. B　12. D　13. C　14. E　15. C　16. D　17. BCDE　18. ACD　19. ACE

二、填空题

1. 减少，减少，松弛
2. 减少心输出量，阻断 RAS，中枢性降压，减少 NA 释放
3. 首剂低血压，刺激性干咳，急性肾衰竭，高血钾，低血糖，血管神经性水肿

三、中英文药名对译

1. 卡托普利　　5. enalapril
2. 哌唑嗪　　6. losartan
3. 硝苯地平　　7. amlodipine
4. 氢氯噻嗪　　8. propranolol

四、问答题

1. 答：采用联合用药可以增强疗效，减少不良反应的发生。如卡托普利和硝苯地平的合用：卡托普利通过抑制 ACE，使血浆中 AngII 水平下降、缓激肽水平升高，从而扩张外周血管，降低血压；硝苯地平通过阻滞 Ca^{2+} 通道，使进入细胞内的 Ca^{2+} 减少，导致小动脉平滑肌松弛，外周阻力降低，血压下降，两药合用通过不同的作用机制而发挥协同的降压作用；同时由于硝苯地平的强效扩血管，可引起交感活性增高，而卡托普利减少 AngII 生成后，可降低外周交感活性，减少 NA 的释放，所以两药合用后可减少不良反应的发生。

2. 答：哌唑嗪的主要缺点是首次用药时出现严重的直立性低血压、心悸、晕厥等，一般在首次用药30～60 分钟出现；将首次剂量减半(0.5mg)，并于睡前服用可避免。血管扩张药的主要缺点：①激活交感神经，增加心率和心输出量，增加心肌耗氧量，诱发心绞痛；②增强血浆肾素活性，导致局部和循环中AngII和醛固酮水平增高，引起水钠潴留及血压回升；可采用合用利尿药和β受体阻断药来避免。

（宋丽华）

第九章 抗心绞痛药

学习要点

一、心 绞 痛

（一）概念及分类

心绞痛(angina pectoris)是由冠状动脉供血不足引起的心肌暂时的、急剧的缺血和缺氧的临床综合征，是冠状动脉粥样硬化性心脏病最为多见的症状。其典型临床表现为胸骨后或左心前区出现阵发性绞痛，常放射到左上肩，心绞痛持续发作得不到及时缓解则可能发展为急性心肌梗死。心绞痛包括劳累性、自发性和混合性三类。

（二）发病机制及治疗

主要发病的病理生理基础是心肌需氧与供氧的平衡失调，任何引起心肌耗氧量增加（室壁张力增高、心率加快、心肌收缩力加强和射血时间延长可引起心肌耗氧量增加）和/或冠脉血流量减少（冠状动脉粥样硬化和冠脉痉挛引起狭窄，减少血流量）的因素均可诱发心绞痛。因此，可以通过降低心肌耗氧量和/或扩张冠状动脉、改善缺血区供血，以达到心肌血氧的供需平衡，治疗心绞痛。但需注意冠状动脉硬化斑块的变化、血小板聚集和血栓的形成是诱发不稳定型心绞痛的重要原因。因此，还需应用抑制血小板聚集和血栓形成的药物，如抗血小板药阿司匹林、噻氯匹定等。

二、常用抗心绞痛药

（一）硝酸酯类及亚硝酸酯类

1. 硝酸甘油(nitroglycerin)　为高效速效抗心绞痛药，临床采用舌下含服或外用（软膏或贴膜）。基本作用是松弛平滑肌，特别是静脉血管，产生以下抗心绞痛作用：①扩张静脉和动脉，降低心肌耗氧量，小剂量硝酸甘油可明显扩张静脉血管，减少回心血量，降低室内压，降低室壁张力，缩短射血时间，减少心肌耗氧量。稍大剂量可舒张动脉，降低心脏射血阻力，从而降低左室内压和心室壁张力，降低心肌耗氧量；②扩张冠状动脉，增加缺血区血液灌注，尤其是增加心内膜供血，改善左室顺应性；③保护缺血心肌组织。临床用于：①防治各型心绞痛，对稳定型作用最明显；②急性心肌梗死，可缩小梗死范围；③降低心脏前后负荷，治疗心力衰竭；④与硝普钠合用于控制性降压。

(1) 作用机制　硝酸甘油→经谷胱甘肽转移酶催化→产生 NO→激活鸟苷酸环化酶

(GC)→cGMP↑→抑制胞外 Ca^{2+} 内流和胞内 Ca^{2+} 释放→胞内 Ca^{2+}↓→肌球蛋白轻链去磷酸化→血管舒张。

(2) 主要不良反应　①扩血管引起的面部潮红，心率升高，直立性低血压，搏动性头痛(颅内压增高禁用)，眼压增高(青光眼禁用)。②耐受性：不同的硝酸酯类间存在交叉耐受性；停药1～2周后耐受性可消失。可采用间歇用药、补充含巯基的药物(如卡托普利、甲硫氨酸)来预防。③超大剂量可致高铁血红蛋白血症。

2. 硝酸异山梨酯(isosorbide dinitrate，消心痛)　与硝酸甘油相比，它起效慢，作用持久，且作用较弱。口服剂量范围个体差异较大，为减少不良反应，常用缓释制剂。用于预防心绞痛和心肌梗死后心力衰竭的长期治疗。

3. 单硝酸异山梨酯(isosorbide mononitrate)　作用与硝酸异山梨酯相同，为硝酸异山梨酯的活性代谢产物。用于冠心病的长期治疗和预防心绞痛发作；也可用于心肌梗死后的治疗和肺循环高压的治疗。

(二) β受体阻断药

普萘洛尔(propranolol)　抗心绞痛作用包括以下几个方面。①降低心肌耗氧量：抑制心肌细胞 β_1 受体，使心率减慢，心肌收缩力减弱，降低心肌耗氧量。但心肌收缩力减弱后，可致心室排空不完全、心室容积增大，射血时间延长，导致心肌耗氧增加。②增加心肌缺血区供血：心率减慢后使心室舒张期延长，冠脉灌流时间延长，有利于血液由心外膜区流向易缺血的心内膜区。③抑制脂肪分解酶的β受体，使心肌细胞中游离脂肪酸减少。④促进氧合血红蛋白解离，增加组织供氧。⑤改善心肌缺血区对葡萄糖的摄取和利用。

用于治疗心绞痛和心肌梗死。①心绞痛：对不同类型心绞痛的疗效不同，尤其适用于并发高血压或快速型心律失常及对硝酸酯类不敏感或疗效差的稳定型心绞痛；而不能用于变异型心绞痛(因β受体被阻断，α受体相对占优势，易致冠脉收缩)。②心肌梗死：可缩小梗死面积。

(三) 钙通道阻滞药

抗心绞痛作用包括以下几个方面。①降低心肌耗氧量：阻断心肌和血管平滑肌细胞 Ca^{2+} 通道，减少细胞内 Ca^{2+}，减弱心肌收缩力，减慢心率，降低外周血管阻力，使心肌耗氧量减少。②扩张冠脉血管，包括大的输送血管、侧支循环及小的阻力血管，特别是处于痉挛状态的血管，使冠脉流量增加。③保护缺血心肌细胞：阻断 Ca^{2+} 内流，减轻胞内 Ca^{2+} 超负荷，防止线粒体损伤，使 ATP 生成增加，保护缺血心肌细胞。④抑制血小板聚集：阻断 Ca^{2+} 内流，减少血小板内 Ca^{2+}，抑制血小板聚集与黏附。

1. 硝苯地平(nifedipine)　对变异型心绞痛最有效。

2. 维拉帕米(verapamil)　适用于伴房扑、房颤或阵发性室上性心动过速的稳定型和不稳定型心绞痛的治疗；对变异型心绞痛，由于扩张冠脉弱，因此不单独使用。禁用于伴心力衰竭、窦房结功能低下、明显房室传导阻滞者。

3. 地尔硫䓬(diltiazem)　用于变异型心绞痛和劳累型心绞痛的防治。

三、常用抗心绞痛药的联合使用

（一）硝酸酯类和β受体阻断药

两药联合应用可协同降低心肌耗氧量；同时β受体阻断药可取消硝酸酯类扩血管所致的反射性心率加快，而硝酸酯类可缩小β受体阻断药抑制心脏所致的心室容积扩大，从而增强疗效；合用时，两药用量减少，不良反应也相应减少。但需注意两者均可降压，如血压下降过多，可导致冠脉流量减少，诱发或加重心绞痛。

（二）硝苯地平和β受体阻断药

两药联合应用可协同降低心肌耗氧量；β受体阻断药可防止硝苯地平扩血管引起的反射性心率加快，而硝苯地平可减弱β受体阻断药引起的冠脉收缩。

（三）维拉帕米和β受体阻断药

两药不宜联用，因两药均具有负性肌力、负性频率和负性传导的作用，合用后可诱发心动过缓、房室传导阻滞和心力衰竭。

复习口诀

硝酸甘油扩血管，
用于各类心绞痛；
普萘洛尔阻贝塔(β)，
不宜用于变异型；
两药合用相互补，
唯有血压均下行；
硝苯地平拮抗钙，
首选用于变异型。

精选习题

一、选择题

A型题

1. 硝酸酯类舒张血管的机制是（　　）
   A. 直接作用于血管平滑肌　B. 阻断α受体　C. 促进前列环素生成
   D. 释放一氧化氮　E. 阻滞 Ca^{2+} 通道
2. 硝酸异山梨酯与硝酸甘油比较，其作用持久的原因是（　　）
   A. 硝酸异山梨酯在体内不被代谢
   B. 硝酸异山梨酯肝肠循环量大
   C. 硝酸异山梨酯排泄慢

D. 硝酸异山梨酯代谢物仍具有抗心绞痛作用
E. 以上都不是

3. 普萘洛尔、维拉帕米的共同禁忌证是(　　)
A. 轻、中度高血压　B. 变异型心绞痛
C. 强心苷中毒时心律失常　D. 甲状腺功能亢进伴有窦性心动过速
E. 严重心功能不全

4. 普萘洛尔、硝酸甘油、硝苯地平治疗心绞痛的共同作用是(　　)
A. 减慢心率　B. 缩小心室容积　C. 扩张冠脉
D. 降低心肌氧耗量　E. 抑制心肌收缩力

5. 普萘洛尔治疗可产生的不利作用是(　　)
A. 心收缩力增加，心率减慢
B. 心室容积增大，射血时间延长，增加氧耗
C. 心室容积缩小，射血时间缩短，降低氧耗
D. 扩张冠脉，增加心肌血供
E. 扩张动脉，降低后负荷

6. 下列关于硝酸甘油的不良反应的叙述错误的是(　　)
A. 头痛　B. 升高眼内压　C. 心率加快
D. 致高铁血红蛋白症　E. 阳痿

7. 变异型心绞痛可首选(　　)
A. 硝酸甘油　B. 硝苯地平　C. 硝普钠
D. 维拉帕米　E. 普萘洛尔

8. 下列是减弱硝苯地平治疗心绞痛的因素的是(　　)
A. 心室张力降低　B. 心率加快　C. 心室压力减少
D. 改善缺血区的供血　E. 增加侧支循环

9. 抗心绞痛药的治疗作用主要是通过(　　)
A. 抑制心肌收缩力　B. 加强心肌收缩力，改善冠脉血流
C. 增加心肌耗氧　D. 降低心肌耗氧，增加心肌缺血区供血
E. 减少心室容积

10. 伴有青光眼的心绞痛患者不宜选用(　　)
A. 普萘洛尔　B. 美托洛尔　C. 地尔硫䓬
D. 硝酸甘油　E. 维拉帕米

B 型题

A. 硝苯地平　B. 地尔硫卓　C. 维拉帕米
D. 普萘洛尔　E. 硝酸甘油

11. 口服后肝脏首过消除最多的药物是(　　)
12. 不影响侧支血流的药物是(　　)

X 型题

13. 通过释放 NO 而发挥效应的药物是(　　)
A. 硝苯地平　B. 硝酸甘油　C. 硝普钠
D. 硝酸异山梨酯　E. 硝西泮

14. 下列药物合用正确的是(　　)
A. 硝酸甘油与普萘洛尔治疗稳定型心绞痛

B. 硝苯地平与普萘洛尔治疗不稳定型心绞痛

C. 强心苷与普萘洛尔治疗心房纤颤

D. 维拉帕米与地尔硫䓬治疗变异型心绞痛

E. 普萘洛尔与噻吗洛尔治疗不稳定型心绞痛

15. 加快心率的药物有( )

A. 硝苯地平　　B. 维拉帕米　　C. 地尔硫䓬

D. 硝酸甘油　　E. 普萘洛尔

16. 硝酸甘油可引起( )

A. 心率加快　　B. 外周阻力升高　　C. 室壁张力降低

D. 心室容积增大　　E. 心室容积缩小

17. 有哮喘病的心绞痛患者,宜选用( )

A. 硝酸甘油　　B. 普萘洛尔　　C. 噻吗洛尔

D. 硝苯地平　　E. 单硝酸异山梨酯

18. 下列关于硝苯地平作用的叙述,正确的是( )

A. 舒张冠状动脉而增加心肌供血

B. 舒张外周阻力血管而降低心脏后负荷

C. 抑制心肌作用强

D. 对变异型心绞痛疗效好

E. 对心肌细胞有保护作用

19. 硝酸甘油的不良反应有( )

A. 升高眼内压　　B. 加快心率　　C. 搏动性头痛

D. 连续应用易产生耐受性　　E. 直立性低血压及晕厥

20. β受体阻断药的抗心绞痛机制是( )

A. 扩张血管平滑肌　　B. 降低心肌收缩力　　C. 减慢心率

D. 抑制中枢神经系统　　E. 改善心肌缺血区供血

21. 钙拮抗剂的抗心绞痛机制是( )

A. 降低心肌收缩力　　B. 减慢心率　　C. 松弛血管平滑肌

D. 增大心室容积　　E. 增加冠脉血流量

22. 长期治疗突然停药易引起反跳现象的抗心绞痛药是( )

A. 硝酸甘油　　B. 美托洛尔　　C. 硝苯地平

D. 普萘洛尔　　E. 地尔硫䓬

二、填空题

1. 硝酸甘油抗心绞痛的给药途径是________;可用于治疗________、________、________、________、________。

2. 普萘洛尔不宜用于变异型心绞痛,因为________。

三、中英文药名对译

1. nifedipine
2. isosorbide mononitrate
3. amlodipine
4. nitroglycerin
5. 硝酸异山梨酯
6. 地尔硫䓬
7. 普萘洛尔
8. 维拉帕米

四、问答题

1. 常用于抗心绞痛的钙拮抗药有哪些？临床应用时应如何选择？

2. 简述硝酸酯类与β受体阻断药合用治疗心绞痛的药理学基础及注意事项。

参考答案

一、选择题

1. D 2. D 3. E 4. D 5. B 6. E 7. B 8. B 9. D 10. D 11. E 12. D 13. BCD 14. ABC 15. AD 16. ACE 17. ADE 18. ABDE 19. ABCDE 20. BCE 21. ABCE 22. BD

二、填空题

1. 舌下含服，心功能不全，急性心肌梗死，稳定型心绞痛，变异型心绞痛，不稳定型心绞痛

2. β受体被阻断，α受体相对占优势，易致冠脉收缩

三、中英文药名对译

1. 硝苯地平
2. 单硝酸异山梨酯
3. 氨氯地平
4. 硝酸甘油
5. isosorbide dinitrate
6. diltiazem
7. propranolol
8. verapamil

四、问答题

1. 常用于抗心绞痛的钙拮抗药有5种。①硝苯地平：对变异型心绞痛最有效，尤其伴高血压者尤为适用。②尼卡地平：对变异型心绞痛疗效较好，尤适用于伴高血压者，可与硝酸酯类、β受体阻断药合用，禁用于颅内出血尚未完全止血者。③氨氯地平：用于变异型心绞痛和慢性稳定型心绞痛的防治。④维拉帕米：用于稳定型和不稳定型心绞痛的治疗，尤其适用于伴房扑、房颤或阵发性室上性心动过速者；对变异型心绞痛，由于扩张冠脉弱，因此不单独使用，禁用于伴心力衰竭、窦房结功能低下、明显房室传导阻滞者。⑤地尔硫䓬：用于变异型心绞痛和劳累型心绞痛的防治。

2. 两药联合应用可协同降低心肌耗氧量；同时β受体阻断药可取消硝酸酯类扩血管所致的反射性心率加快，而硝酸酯类可缩小β受体阻断药抑制心脏所致的心室容积扩大，从而增强疗效；合用时，两药用量减少，不良反应也相应减少。但需注意两者均可降压，如血压下降过多，可导致冠脉流量减少，诱发或加重心绞痛。

（宋丽华）

第十章　抗心力衰竭药

学 习 要 点

一、心 力 衰 竭

心力衰竭(heart failure,HF)是心功能不全(cardiac insufficiency)的一种障碍性疾病,表现为心肌收缩功能降低,导致心输出量减少,不能满足机体组织供氧及代谢需要的一种病理生理状态及临床综合征。常见病因有各种心血管系统疾病(病毒性心肌炎、原发性扩张型心肌病、高血压、冠心病、风湿性心脏病、先天性心脏病等),心肌代谢性疾病(糖尿病心肌病、维生素 B_1 缺乏)等。

二、作用于β受体的药物

(一) β受体和 α_1 受体阻断药

卡维地洛(carvedilol)为治疗慢性心力衰竭的常规用药。机制有:①上调心肌β受体,恢复心肌对儿茶酚胺的敏感性,促进心肌舒缩功能的协调;②拮抗交感神经活性,防止过多钙内流,减少心肌耗氧量,抑制心肌细胞凋亡;③抑制 RAAS,与 ACEI 产生协同作用,阻止心血管重构;④减慢心率,延长心室充盈时间,增加心肌血液灌注,改善心肌供氧。

(二) β_1 受体激动药

1. 多巴酚丁胺(dobutamine)　用于对强心苷反应不佳的心功能不全。

2. 扎莫特罗(xamoterol)　β_1 受体部分激动药,用于轻度慢性心功能不全。

三、减 负 荷 药

(一) 肾素-血管紧张素-醛固酮系统抑制剂

1. 血管紧张素Ⅰ转化酶抑制剂(ACEⅠ)　如卡托普利(captopril)、依那普利(enalapril)。它们通过抑制 ACE,使血浆中 AngⅡ和醛固酮水平下降,缓激肽水平升高,导致血管扩张,降低心脏前后负荷,改善心力衰竭患者症状;同时可防止和逆转心肌肥厚及纤维化的发生,对心脏产生保护作用。

2. 血管紧张素Ⅱ受体阻断剂　如氯沙坦(losartan)、厄贝沙坦 (irbesartan)。通过选择性阻断 AT_1 受体,阻断 AngⅡ的缩血管、心肌肥厚和促生长、交感神经兴奋及相关原癌基因表达等作用,改善心力衰竭患者的症状。用于当前或既往有症状的心力衰竭和左室射血分数降低而又不能耐受 ACEI 的患者。

3. 醛固酮受体阻断剂 螺内酯(spironolactone),作用于远曲小管和集合管,竞争性与胞浆中的醛固酮受体结合,拮抗醛固酮的保钠排钾作用,促进钠水排出,减少钾排出,降低心脏负荷,改善心力衰竭症状。此外,螺内酯可拮抗醛固酮的促生长和致心律失常作用,与 ACEⅠ合用,可提高疗效。

(二) 利尿药

短期用药可促进 Na^+、H_2O 排泄,减少血容量,长期用药可扩张阻力血管,从而降低心脏前后负荷,改善心力衰竭症状。适用于心功能不全有容量负荷征象(如伴有水肿或明显淤血)的患者。轻度可单用噻嗪类;中度采用袢利尿药(呋塞米)或噻嗪类和留钾利尿药(螺内酯)合用;重度或急性肺水肿应静脉注射呋塞米。

(三) 血管舒张药

通过扩张静脉和/或动脉,迅速降低心脏前后负荷而改善急性心力衰竭症状。用于对正性肌力药和利尿药无效的患者。用药依据为:①对肺静脉压明显增高、肺淤血显著者,应选择扩张静脉为主的硝酸酯类;②对外周阻力升高、心输出量明显减少者,应选择扩张小动脉为主的肼屈嗪;③对肺静脉压和外周阻力均升高、心输出量明显减少者,应选择动静脉均衡扩张的哌唑嗪、卡托普利等,或合用硝酸酯类与肼屈嗪。

四、强 心 苷

强心苷类药物包括速效毛花苷 C(cedilanid)、中效地高辛(digoxin)、慢效洋地黄毒苷(digitoxin)。

(一) 药理作用及机制

1. 正性肌力作用 治疗剂量下,可选择性作用于心脏,加强衰竭心脏和正常心脏的心肌收缩力,使心肌缩短速率提高,收缩期缩短,舒张期相对延长,促进静脉回流,增加每搏输出量。但不增加心肌耗氧量,甚至降低心肌耗氧量。机制为抑制 Na^+-K^+-ATP 酶,使胞内 Ca^{2+} 增多,心肌收缩力加强。

2. 负性频率作用 即减慢心率,使心舒张期延长,增加静脉回流,从而有利于心输出量的增加,同时降低心肌耗氧量并获得更多的冠脉供血。机制为①间接作用:正性肌力作用使心输出量增加,导致交感神经活性下降,迷走神经活性增高,使心率减慢。②直接作用:直接增敏窦弓压力感受器和心内压力感受器,增强窦房结对 ACh 的敏感性。

3. 对心肌电生理特性的影响(见表 10-1)

表 10-1 强心苷对心肌电生理特性的影响

电生理特性	窦房结	心房	房室结	浦氏纤维
自律性	↓			↑
传导性		↑	↓	
ERP		↓		

(二) 临床应用

1. 慢性心功能不全 主要用于收缩功能障碍的心功能不全。疗效较好的有心瓣膜病、先天性心脏病、动脉硬化、高血压,尤其对伴有心房纤颤或心室率过快者疗效最好;疗效较差的有甲状腺功能亢进、严重贫血、维生素 B_1 缺乏、肺心病、活动性心肌炎、严重心肌损伤;无效的有严重二尖瓣狭窄及缩窄性心包炎。

2. 心律失常 ①房颤:通过减慢房室结传导,减慢心室率,但不能消除房颤。②房扑:缩短心房 ERP,将房扑转为房颤,以控制心室率。③阵发性室上性心动过速。

(三) 不良反应及其防治

1. 不良反应 ①胃肠道反应(早期中毒症状);②神经系统症状(停药指征),表现为头痛、眩晕、噩梦、视力模糊、色视障碍(中毒先兆);③心脏毒性(最严重、最危险),表现为快速型心律失常(室早、室性心动过速、室扑、室颤),缓慢型心律失常(窦性心动过缓、房室传导阻滞)。

2. 防治

(1) 避免诱发因素 低血钾、高血钙、低血镁、心肌缺氧、酸碱失调、发热、心脏疾病、老人、肾功能不全及合并用药。

(2) 警惕早期中毒症状和中毒先兆,必要时可监测血药浓度。

(3) 积极治疗各种心律失常 ①快速型心律失常:停药、补钾、抗心律失常药(苯妥英钠、利多卡因、钙通道阻滞药),地高辛抗体(每毫克地高辛用 80mg 抗体)。②窦性心动过缓、房室传导阻滞:阿托品。

五、非强心苷类正性肌力药

(一) 氨力农(amrinone)

氨力农为磷酸二酯酶抑制剂,可增加心肌中 cAMP 含量而发挥正性肌力作用;主要用于对强心苷和利尿药不敏感的心功能不全。

(二) 左西孟旦(levosimendan)

该药为正性肌力药和血管扩张药。机制:①抑制磷酸二酯酶;②与肌钙蛋白结合而增强心肌的钙敏感性,此作用与细胞内钙离子浓度有关;③开放血管平滑肌细胞的钾通道,扩张冠脉和外周血管。

复习简表

分类	亚类	代表药	治疗心力衰竭的药理学基础及作用机制
正性肌力药	强心苷类	地高辛	抑制心肌细胞 Na^+-K^+-ATP 酶,使细胞内 Na^+ 增多,通过 Na^+-Ca^{2+} 交换机制,使胞内 Ca^{2+} 增多,心肌收缩力加强,增加心输出量;减慢心率,使心舒张期延长,增加静脉回流,有利于心输出量的增加。用于收缩功能障碍的心功能不全

续表

分类	亚类	代表药	治疗心力衰竭的药理学基础及作用机制
	β_1 受体激动药	多巴酚丁胺	激动心脏 β_1 受体，增强心肌收缩力和心脏指数，增加心输出量，但对心率影响不明显。用于对强心苷反应不佳的心功能不全
	磷酸二酯酶抑制剂	氨力农	增加心肌中 cAMP 含量而发挥正性肌力作用。主要用于治疗对强心苷和利尿药不敏感的心功能不全
减轻心脏负荷药	ACEⅠ	卡托普利、依那普利	抑制 ACE，使血浆中 AngⅡ和醛固酮水平下降，缓激肽水平升高，导致血管扩张，降低心脏前后负荷；同时可防止和逆转心肌肥厚及纤维化的发生，对心脏产生保护作用
	血管紧张素Ⅱ受体拮抗剂	氯沙坦	选择性阻断 AT_1 受体，阻断 AngII 的缩血管、心肌肥厚和促生长、交感神经兴奋及相关原癌基因表达等作用。用于当前或既往有症状的心力衰竭和左室射血分数降低而又不能耐受 ACEⅠ的患者
	醛固酮受体拮抗剂	螺内酯	竞争性与胞浆中醛固酮受体结合，拮抗醛固酮的保钠排钾、促生长及阻止心肌摄取 NA 等作用，降低心脏负荷，阻止心血管重构，与 ACEⅠ合用，可提高疗效
	利尿药	呋塞米、噻嗪类	短期用药可促进 Na^+、H_2O 排泄，减少血容量，长期用药可扩张阻力血管，从而降低心脏前后负荷。适用于心功能不全有容量负荷征象（如伴有水肿或明显淤血）的患者
	血管舒张药	硝酸酯类肼屈嗪	通过扩张静脉（硝酸酯类）和/或动脉（肼屈嗪），迅速降低心脏前后负荷而改善急性心力衰竭症状。用于对正性肌力药和利尿药无效的患者
	钙通道阻滞药	氨氯地平非洛地平	扩张小动脉而降低后负荷和抗心肌缺血作用改善症状
交感神经抑制剂	β受体和 α_1 受体阻断药	卡维地洛、美托洛尔	长期应用可拮抗交感神经系统活性，抗心律失常，减少心肌耗氧量，增加心肌血液灌注；上调心肌β受体，恢复心肌对儿茶酚胺的敏感性，促进心肌舒缩功能的协调性；抑制 RAAS，阻止心血管重构

精选习题

一、选择题

A 型题

1. 强心苷的起效时间和作用持续时间主要取决于（　　）
   A. 口服吸收率　B. 组织分布　C. 代谢转化率
   D. 血浆蛋白结合率　E. 含羟基数目的多少
2. 用于治疗慢性心功能不全和高血压的药物是（　　）
   A. 地高辛　B. 卡托普利　C. 洋地黄毒苷
   D. 螺内酯　E. 米力农

3. 下列关于强心苷的叙述，错误的是（　　）

A. 治疗量因减慢 Ca^{2+} 内流而减慢房室结的传导

B. 治疗量因加速 K^{+} 外流而降低窦房结的自律性

C. 因浦氏纤维内失 K^{+} 而增加其自律性

D. 因加速 K^{+} 外流而延长心房肌的有效不应期

E. 中毒剂量因促进 Ca^{2+} 内流而引起滞后除极

4. 通过抑制 ACE 而治疗心力衰竭并防止和逆转心室肥厚的药物是（　　）

A. 地高辛　B. 卡托普利　C. 氢氯噻嗪　D. 螺内酯　E. 米力农

5. 女，65 岁，患风湿性心脏病（二尖瓣关闭不全）多年，采用地高辛和氢氯噻嗪治疗，但近日呼吸困难加重，夜间频繁发作，心悸，两肺布满湿性啰音，经检查左室舒张期充盈压明显升高。除上述药物外，可加用（　　）

A. 米力农　B. 多巴酚丁胺　C. 卡维地洛　D. 硝普钠　E. 卡托普利

6. 强心苷治疗心房纤颤的主要机制是（　　）

A. 降低窦房结自律性　B. 缩短心房有效不应期　C. 抑制房室结传导减慢室率　D. 降低浦肯野纤维自律性　E. 以上都不是

7. 下面对强心苷加强心肌收缩力的各项描述中，不正确的是（　　）

A. 加快心肌纤维收缩速度　B. 增加衰竭心脏的心输出量

C. 降低衰竭心脏的心肌耗氧量　D. 使衰竭心脏的心室容积增大

E. 降低交感神经张力

8. 利尿药和血管扩张药治疗心功能不全的共同药理学基础是（　　）

A. 改善冠脉循环　B. 降低血压　C. 降低心脏前、后负荷　D. 降低心输出量　E. 以上都不是

9. 下列药物中属于磷酸二酯酶抑制剂的是（　　）

A. 氨力农　B. 维拉帕米　C. 硝苯地平　D. 胺碘酮　E. 普萘洛尔

10. 强心苷引起的房室传导阻滞的最佳治疗药为（　　）

A. 异丙肾上腺素　B. 苯妥英钠　C. 阿托品　D. 肾上腺素　E. 氯化钾

B 型题

A. 地高辛　B. 哌唑嗪　C. 硝酸甘油　D. 硝普钠　E. 氨氯地平

11. 通过正性肌力作用而改善心力衰竭症状的药物是（　　）

12. 通过扩张小动脉和小静脉、减轻心脏前后负荷而改善心力衰竭症状的药物是（　　）

13. 通过扩张小动脉而降低后负荷及抗心肌缺血作用而改善心力衰竭症状的药物是（　　）

A. 肺源性心脏病引起的心力衰竭　B. 缩窄性心包炎引起的心力衰竭

C. 严重贫血引起的心力衰竭　D. 先天性心脏病引起的心力衰竭

E. 高血压性心力衰竭伴房颤

14. 强心苷疗效最好的适应证是（　　）

15. 强心苷疗效较好的适应证是（　　）

16. 应用强心苷无效的是（　　）

X 型题

17. 可逆转心血管重构，对心脏产生保护作用的抗心力衰竭药有（　）
    A. 普萘洛尔　B. 卡托普利　C. 螺内酯
    D. 氯沙坦　E. 地高辛
18. 下面关于强心苷叙述正确的是（　）
    A. 安全范围小　B. 增强心肌收缩力　C. 对房室结有直接抑制作用
    D. 负性频率作用　E. 治疗室性心动过速
19. 对地高辛过量中毒后发生的室性心律失常，可采取的措施有（　）
    A. 用呋塞米加速排出　B. 停药　C. 给予氯化钾
    D. 给予苯妥英钠　E. 给予地高辛的特异性抗体
20. 可用强心苷治疗的心律失常有（　）
    A. 心室纤颤　B. 室上性心动过速　C. 心房纤颤
    D. 心房扑动　E. 心室期前收缩

二、填空题

1. 强心苷中毒的诱发因素中常见的电解质紊乱有________、________、________。
2. 强心苷的中毒症状有________、________、________。
3. β受体阻断药抗心力衰竭的机制可能有________、________、________、________。

三、中英文药名对译

1. carvedilol
2. spironolactone
3. digoxin
4. amrinone
5. 多巴酚丁胺
6. 非洛地平
7. 毛花苷 C

四、问答题

1. 血管紧张素Ⅰ转化酶抑制药用于治疗充血性心力衰竭的作用机制及特点是什么？
2. 强心苷治疗慢性心功能不全的药理学基础是什么？

参考答案

一、选择题

1. E　2. B　3. D　4. B　5. D　6. C　7. D　8. C　9. A　10. C　11. A　12. D　13. E　14. E　15. D　16. B　17. ABCD　18. ABCD　19. BCDE　20. BCD

二、填空题

1. 低血钾，高血钙，低血镁
2. 胃肠道反应，神经系统症状，心律失常
3. 上调心肌β受体，减少心肌耗氧量，抑制 RAAS，增加心肌血液灌注

三、中英文药名对译

1. 卡维地洛
2. 螺内酯
3. 地高辛
4. 氨力农
5. dobutamine
6. felodipine
7. cedilanide

四、问答题

1. 血管紧张素Ⅰ转化酶抑制剂通过抑制血管紧张素Ⅰ转化酶的活性，减少血管紧张素Ⅱ的生成和缓激肽的降解，导致血管扩张，血压下降，降低心脏前后负荷，改善血流动力学。其特点是除可改善充血性心力衰竭患者的血流动力学外，还可逆转心血管重构。

2. 强心苷治疗慢性心功能不全的药理学基础包括：①正性肌力作用，可提高心肌收缩力及心肌纤维的缩短速度，从而增加心输出量，解除动脉系统缺血。②负性频率，心输出量增加后，通过对颈动脉窦和主动脉弓压力感受器的刺激，导致迷走神经兴奋、交感神经抑制，使窦房结自律性降低，心率减慢，心率减慢可使心舒张期相对延长，加之心输出量的增加可导致心脏排空完全，室内压下降。因此可使静脉回流更为充分，解除静脉系统淤血。同时由于心率减慢、室内压和心室容积的缩小，可使心肌耗氧量减少，抵消或超过心肌收缩力加强导致的心肌耗氧量增多。因此，心肌总耗氧量下降。所以强心苷可在不提高心肌耗氧量的前提下，改善心力衰竭患者的动脉系统缺血和静脉系统淤血的症状。

（宋丽华）

第十一章　抗心律失常药

学习要点

一、心律失常的概念和分类

心律失常(arrhythmia)是指膜电位变化异常导致心动节律或频率的改变,发生心动过速、过缓或心律不齐,按照心动频率分为缓慢型心律失常(心动过缓、传导阻滞)和快速型心律失常(期前收缩、心动过速、扑动、纤颤)。

二、心律失常的发生机制

(一) 冲动形成障碍

1. 正常自律性改变　①4 相舒张期自动除极化速率加快;②阈电位水平下移;③最大舒张电位负值变小;④动作电位时程缩短。常见原因有交感神经兴奋、电解质紊乱、缺血缺氧、心肌牵张等因素。

2. 异常自律性形成　指非自律细胞在某些条件(缺血缺氧)下出现的异常自律,可能由于损伤造成细胞膜通透性增高和静息膜电位绝对值降低而引起。

3. 后除极和触发活动　后除极是指心肌细胞在一个动作电位中继 0 相除极后发生的除极,包括早后除极(Ca^{2+} 内流增多)和滞后除极(胞内钙超负荷而诱发短暂 Na^{+} 内流)。由后除极导致异常冲动的发放,称为触发活动。

(二) 冲动传导障碍——折返激动

折返是指一次冲动下传后,又可顺着传导环行通路折回到原处,再次兴奋原先已经兴奋过的心肌细胞。单次折返引起一次期前收缩(即早搏),连续多次折返可引起心动过速,扑动或纤颤。产生折返的条件:①存在解剖学环路(如在窦房结附近心房肌,围绕腔静脉构成环行通路,可形成房颤、房扑);②环路中有传导性下降(如单向传导阻滞)的部位;③环路中各部位 ERP 不一致。

三、抗心律失常药的作用机制

(一) 降低自律性

可通过以下方式降低自律性。①减慢 4 相舒张期自动除极化速率:如抑制 Na^{+} 或 Ca^{2+} 内流。②上移阈电位水平。③增加最大舒张电位负值:如促进 K^{+} 外流。④延长动作电位时程:如阻滞 K^{+} 外流。

（二）减少后除极

可通过抑制 Ca^{2+}、Na^{+} 内流或促进 K^{+} 外流而减少后除极。

（三）消除折返

1. 改变传导速度 ①促 K^{+} 外流（如利多卡因）→膜电位负值增大→加快传导速度→取消单向传导阻滞→终止折返；②抑制 K^{+} 外流或抑制 Na^{+} 内流（如奎尼丁）→膜电位负值减小→减慢传导速度→使单向传导阻滞变为双向传导阻滞→终止折返。

2. 改变 ERP ①绝对延长 ERP：APD 和 ERP 均延长，但 ERP 延长更显著，即 ERP/APD 比值增加。可通过降低膜对 K^{+} 的通透性实现，如奎尼丁。②相对延长 ERP：APD 和 ERP 均缩短，但 APD 缩短更显著，即 ERP/APD 比值增加。可通过增加膜对 K^{+} 的通透性实现，如利多卡因。③促使邻近细胞 ERP 长短的不均一趋向均一。

四、抗心律失常药物的分类及常用药物

（一）Ⅰ类 钠通道阻滞药

1. ⅠA 类

（1）奎尼丁（quinidine） ①低浓度可阻滞 Na^{+} 内流和 K^{+} 外流，高浓度时可阻滞 Ca^{2+} 内流，降低自律性、减慢传导速度、绝对延长 ERP。作用部位主要在心房肌、心室肌细胞和浦肯野细胞，因此为广谱抗心律失常药，适用于房颤、房扑、室上性和室性心动过速的转复和预防，以及频发室上性和室性早搏的治疗。②抗胆碱作用和 α 受体阻断作用，其抗胆碱作用可引起房室传导速度加快，因此采用该药治疗房颤或房扑时须预先使用可减慢房室传导的药物，如强心苷、普萘洛尔、钙通道阻滞药。

（2）普鲁卡因胺（procainamide） 对心肌电生理作用与奎尼丁相似而较弱，但无明显抗胆碱和 α 受体阻断作用，对室性心律失常的作用优于奎尼丁。较常见过敏反应，长期用药可引起红斑狼疮综合征。

2. ⅠB 类

（1）利多卡因（lidocaine） 常用静脉给药。轻度阻滞 Na^{+} 内流，促进 K^{+} 外流，可降低自律性，改变传导速度（如心肌梗死时，细胞外高 K^{+}，则减慢传导；细胞外低 K^{+} 时，促 K^{+} 外流致超极化，则加快传导），相对延长 ERP。作用部位主要在浦肯野纤维和心室肌，为窄谱抗心律失常药。用于治疗各种室性心律失常（早搏、心动过速、纤颤），尤其适用于急性心肌梗死伴发的室性心律失常。

（2）苯妥英钠（phenytoin sodium） 对心肌电生理作用类似于利多卡因，不同的是可与强心苷竞争 Na^{+}-K^{+}-ATP 酶，抑制强心苷中毒导致的滞后除极，临床主要用于强心苷中毒引起的室性心律失常。

（3）美西律（mexiletine） 口服吸收快而完全，作为利多卡因口服替代品。

3. ⅠC 类 普罗帕酮（propafenone，心律平） 明显阻滞 Na^{+} 内流，作用部位主要在心房肌、心室肌和浦肯野纤维。轻度阻断 β 受体和 Ca^{2+} 通道，可致哮喘，心动过缓和负性肌力

作用。临床用于防治室性、室上性早搏和心动过速。

（二）Ⅱ类 β受体阻断药

普萘洛尔（propranolol，心得安） ①竞争性阻断β受体，尤其对运动、情绪激动、甲状腺功能亢进等交感活性增高时引起的窦性心动过速疗效更好；②高浓度具有膜稳定作用，可抑制0相 Na^+ 内流，减慢房室结和浦肯野纤维的传导速度，并延长其ERP，可与强心苷或钙通道阻滞药合用于控制房颤、房扑和阵发性室上性心动过速引起的心室频率过快；③由于本药具有抗心肌缺血作用，对心肌梗死患者，可减少心律失常的发生，缩小梗死面积，降低病死率。

（三）Ⅲ类 延长动作电位时程药（钾通道阻滞药）

胺碘酮（amiodarone） ①阻滞 K^+（主）、Na^+、Ca^{2+} 通道，降低窦房结自律性，减慢窦房结、房室结以及旁路传导，显著延长房室结、心房肌、心室肌及传导系统的APD和ERP；②非竞争性阻断α、β受体，松弛血管平滑肌，扩张冠状动脉，减少心肌耗氧量。为广谱抗心律失常药，尤其对房颤、房扑和室上性心动过速效果好。应用时注意监测甲状腺功能和肺功能。

（四）Ⅳ类 钙通道阻滞药

维拉帕米（verapamil，异搏定） ①阻滞 Ca^{2+} 通道，抑制 Ca^{2+} 内流，降低窦房结和房室结自律性，减慢心率；延长APD和ERP，减慢房室结传导速度，消除折返；②减弱心肌收缩力和扩张血管。首选用于阵发性室上性心动过速，对伴有冠心病、高血压的心律失常尤为适用。

（五）其他类

腺苷（adenosine） ①激动腺苷受体，导致心房、房室结、心室的乙酰胆碱敏感性 K^+ 通道激活，从而促进 K^+ 外流，降低自律性，缩短APD；②抑制cAMP激活的 Ca^{2+} 内流，从而降低0相除极化速率，减慢房室结传导，延长房室结ERP。主要用于迅速终止折返性阵发性室上性心动过速。需快速静脉注射。

复习简表

	心律失常类别	选择药物
室上性	窦性心动过速	β受体阻断药、维拉帕米
	房性早搏	β受体阻断药、维拉帕米、地尔硫䓬、Ⅰ类
	阵发性房性心动过速	胺碘酮、维拉帕米
	心房扑动、心房颤动	转律用奎尼丁（先给强心苷）、普鲁卡因胺、胺碘酮；减慢心室率用β受体阻断药、维拉帕米、强心苷
	房室交界性早搏和心动过速	胺碘酮、维拉帕米
	阵发性室上性心动过速	维拉帕米、腺苷

（续表）

	心律失常类别	选择药物
室性	早搏	普鲁卡因胺、丙吡胺、美西律、胺碘酮
	心动过速	利多卡因、丙吡胺、普鲁卡因胺、美西律、胺碘酮
	心室纤颤	利多卡因、普鲁卡因胺、胺碘酮
急性心肌梗死伴发的室性心律失常		利多卡因
强心苷中毒性室性心律失常		苯妥英钠

精选习题

一、选择题

A型题

1. 以奎尼丁为代表的ⅠA类药的电生理是(　　)
   A. 明显抑制0相上升最大速率，明显抑制传导，APD延长
   B. 适度抑制0相上升最大速率，适度抑制传导，APD延长
   C. 轻度抑制0相上升最大速率，轻度抑制传导，APD不变
   D. 适度抑制0相上升最大速率，严重抑制传导，APD缩短
   E. 轻度抑制0相上升最大速率，轻度抑制传导，APD缩短
2. 可引起尖端扭转型室性心动过速的药物是(　　)
   A. 利多卡因　　B. 奎尼丁　　C. 苯妥英钠
   D. 普萘洛尔　　E. 维拉帕米
3. 能阻滞 Na^+、K^+、Ca^{2+} 通道的药物是(　　)
   A. 利多卡因　　B. 维拉帕米　　C. 苯妥英钠
   D. 胺碘酮　　E. 腺苷
4. 利多卡因对下列心律失常无效的是(　　)
   A. 心室纤颤　　B. 室性早搏　　C. 心房纤颤
   D. 心肌梗死所致的室性心动过速　　E. 强心苷中毒所致室性心律失常
5. 奎尼丁和利多卡因对浦肯野细胞动作电位的共同作用是(　　)
   A. 0相除极速度明显减慢　　B. 动作电位时程延长　　C. 绝对延长ERP
   D. 4相自发除极速度减慢　　E. 相对延长ERP
6. 禁用于慢性阻塞性支气管病患者的抗心律失常药物(　　)
   A. 胺碘酮　　B. 普萘洛尔　　C. 普鲁卡因胺
   D. 利多卡因　　E. 苯妥英钠
7. 下列叙述错误的是(　　)
   A. 胺碘酮可减慢房室结及浦肯野纤维的传导速度
   B. 维拉帕米是抗心律失常药中的Ⅳ类药
   C. Ⅱ类抗心律失常药主要是β肾上腺素受体阻断药
   D. 利多卡因可治疗各种室性心律失常
   E. 普鲁卡因胺是Ⅱ类抗心律失常药
8. 对利多卡因抗心律失常作用叙述正确的是(　　)
   A. 提高心肌自律性　　B. β受体阻断作用　　C. 促进 Na^+ 内流

D. 抑制 K^+ 外流　　E. 缩短动作电位时程和有效不应期，相对延长有效不应期

9. 治疗地高辛引起的室性期前收缩的首选药是(　　)
A. 奎尼丁　　B. 苯妥英钠　　C. 利多卡因
D. 胺碘酮　　E. 普鲁卡因胺

10. 关于普萘洛尔的抗心律失常机制，下列错误的是(　　)
A. 阻断心肌β受体　　B. 降低窦房结的自律性
C. 降低浦氏纤维的自律性　　D. 治疗量就延长浦氏纤维的有效不应期
E. 延长房室结的有效不应期

11. 患者女，56 岁，有甲状腺功能亢进病史，近日因过度劳累出现失眠、心慌、胸闷。体检：心率 160 次/分，心电有明显的心肌缺血改变，窦性心律不齐。最佳选择药物为(　　)
A. 胺碘酮　　B. 奎尼丁　　C. 普鲁卡因胺
D. 普萘洛尔　　E. 利多卡因

12. 关于维拉帕米药理作用叙述正确的是(　　)
A. 能促进 Ca^{2+} 内流　　B. 增加心肌收缩力　　C. 对室性心律失常疗效好
D. 降低窦房结和房室结的自律性　　E. 口服不吸收，不利于发挥作用

13. 关于胺碘酮的叙述，错误的是(　　)
A. 降低窦房结和浦肯野纤维的自律性
B. 减慢浦肯野纤维和房室结的传导速度
C. 延长心房和浦肯野纤维的动作电位时程及有效不应期
D. 阻滞心肌细胞 Na^+、K^+、Ca^{2+} 通道
E. 对α、β受体无阻断作用

B 型题

A. 利多卡因　　B. 阿托品　　C. 维拉帕米
D. 奎尼丁　　E. 普萘洛尔

14. 治疗窦性心动过速首选的药物是(　　)
15. 治疗阵发性室上性心动过速的最佳药物(　　)
16. 可用于心房纤颤转律的药物(　　)
17. 窦性心动过缓选用(　　)
A. 胺碘酮　　B. 普萘洛尔　　C. 利多卡因
D. 奎尼丁　　E. 维拉帕米
18. 可影响甲状腺功能的药物是(　　)
19. 可引起肺纤维化的药物是(　　)
20. 可用于嗜铬细胞瘤所致室性心律失常的药物是(　　)
A. 轻度阻滞 Na^+ 内流，促进 K^+ 外流　　B. 抑制 Ca^{2+} 内流　　C. 适度阻滞钠通道
D. 重度阻滞钠通道　　E. 促进 Na^+、Ca^{2+} 内流
21. 利多卡因具有抗室性心律失常作用是由于(　　)
22. 维拉帕米治疗心律失常是由于(　　)

X 型题

23. 抗心律失常药奎尼丁、利多卡因、普萘洛尔共有的电生理特性是(　　)
A. 降低自律性　　B. 加快传导速度　　C. 延长有效不应期
D. 减慢传导　　E. 以上均不对

24. 心律失常发生的电生理学机制是(　　)

A. 自律性增高　　B. 早后除极与触发活动　　C. 滞后除极与触发活动
D. 单纯性传导障碍　　E. 折返激动

25. 普萘洛尔的临床适应证有(　　)
A. 心律失常　　B. 心绞痛　　C. 高血压
D. 外周血管痉挛性疾病　　E. 支气管哮喘

26. 阵发性室上性心动过速可选用(　　)
A. 强心苷　　B. 维拉帕米　　C. 普萘洛尔
D. 美西律　　E. 利多卡因

二、填空题

1. 因奎尼丁具有________作用,故治疗心房纤颤时常与________合用,以减慢________。
2. 可引起系统性红斑狼疮样综合征的药物是________,引起金鸡纳反应的药物是________,引起甲状腺功能紊乱的药物是________。
3. 胺碘酮心脏外的主要不良反应包括________、________、________。

三、中英文药名对译

1. 奎尼丁　　5. mexiletine
2. 普鲁卡因胺　　6. amiodarone
3. 利多卡因　　7. verapamil
4. 苯妥英钠　　8. Adenosine

四、问答题

1. 奎尼丁与利多卡因对有效不应期的影响有何不同?
2. 胺碘酮的主要作用、临床应用和用药注意事项有哪些?
3. 抗心律失常药的基本电生理作用有哪些?

参考答案

一、选择题

1. B　2. B　3. D　4. C　5. D　6. B　7. E　8. E　9. B　10. D　11. D　12. D　13. E　14. E　15. C　16. D　17. B　18. A　19. A　20. B　21. A　22. B　23. ACD　24. ABCDE　25. ABC　26. ABC

二、填空题

1. 抗胆碱,强心苷,心室率
2. 普鲁卡因胺,奎尼丁,胺碘酮
3. 甲状腺功能紊乱,肺间质纤维化,角膜黄褐色微粒沉着

三、中英文药名对译

1. quinidine　　5. 美西律
2. procainamide　　6. 胺碘酮
3. lidocaine　　7. 维拉帕米
4. phenytoin sodium　　8. 腺苷

四、问答题

1. 奎尼丁能适度阻滞心肌细胞膜上的 Na^+ 通道,抑制 3 相复极的 K^+ 外流,使 APD 和 ERP 均延长,但延长 ERP 较为显著,是绝对延长 ERP;利多卡因可轻度阻滞 Na^+ 通道,促进 3 相复极的 K^+ 外流,可使 APD 和 ERP 均缩短,但缩短 APD 更为明显,使 ERP/APD 比值较正常为大,故可相对延长 ERP。

2. 胺碘酮为延长动作电位时程药，也叫作钾通道阻滞药，能选择性延长心房、心室和浦氏纤维的动作电位时程和有效不应期；降低窦房结自律性，使心率减慢；减慢浦氏纤维和房室结的传导速度。为广谱抗心律失常药，适用于各种原因引起的室上性和室性心律失常。胺碘酮因含碘，可影响甲状腺的功能；个别患者也可发生间质性肺炎、肺纤维化，所以用药期间应注意定期检查甲状腺功能及肺功能。

3. (1)降低自律性：通过抑制 4 相 Na^+ 内流或 Ca^{2+} 内流，降低快反应或慢反应细胞的自律性，促进 K^+ 外流，增大最大舒张电位而降低自律性。(2)减少早后除极或滞后除极而抑制触发活动：通过减少 Ca^{2+} 内流，抑制早后除极；降低细胞内钙，阻断短暂 Na^+ 内流，抑制滞后除极以减少触发活动。(3)改变膜反应性而改变传导速度，消除折返：增强膜反应性，加快传导速度，取消单向传导阻滞，终止折返激动；降低膜反应性，减慢传导速度，使单向传导阻滞变为双向传导阻滞而取消折返激动。(4)改变 ERP 而终止折返：通过绝对延长 ERP，相对延长 ERP 及促进相邻细胞 ERP 不均一趋向均一化，取消折返。

（宋丽华）

第十二章 调血脂药与抗动脉粥样硬化药

学习要点

一、血脂异常与动脉粥样硬化

动脉粥样硬化(atherosclerosis,AS)为血管硬化性疾病,主要发生在大中动脉,特别是主动脉、冠脉和脑动脉,是心肌梗死和脑梗死的主要病因。血浆中 TC、LDL-C 和 VLDL-C 水平的升高,ox-LDL 形成,LDL 受体活性降低或数量减少,HDL 或 HDL-C 水平的降低均可导致 AS 发生。同时 TG 升高可通过升高 LDL 和降低 HDL 水平,以及抑制纤溶系统的功能等间接促进 AS 的形成和发展。

二、调血脂药

(一) 他汀类(statins)

他汀类为羟甲基戊二酸单酰辅酶 A (HMG-CoA)还原酶的竞争性抑制剂。常用药物有洛伐他汀(lovastatin)、辛伐他汀(simvastatin)、普伐他汀(pravastatin)、氟伐他汀(fluvastatin)、阿伐他汀(atorvastatin)及西立伐他汀(cerivastatin)等。主要作用包括调血脂作用和非调血脂作用。①调血脂作用:抑制胆固醇合成,呈剂量依赖性降低 LDL-C、TC、TG,其中降低 LDL 和 TC 最明显,同时升高 HDL-C,用药 2 周疗效明显。②非调血脂作用:调节血管内皮功能、抗血栓形成、稳定斑块、抗氧化、抑制血管炎症。

主要用于:①杂合子家族性高胆固醇血症和原发性高胆固醇血症;②2 型糖尿病性高胆固醇血症和肾性高胆固醇血症;③阿伐他汀可用于治疗纯合子家族性高脂血症。大剂量应用可见胃肠道症状、眩晕、头痛或皮疹。严重不良反应有无症状性转氨酶升高、肝炎及横纹肌溶解症(肌痛、无力、肌酸磷酸激酶升高),与氯贝丁酯类、烟酸、红霉素、环孢素、蛋白酶抑制剂合用,可增加肌病的发生率。

(二) 胆酸结合树脂

考来烯胺(cholestyramine,消胆胺)和考来替泊(colestipol,降胆宁)均为碱性阴离子交换树脂,不溶于水,不易被消化酶破坏,在肠道中可螯合胆酸,阻止其重吸收而中断肝肠循环,减少外源性胆固醇吸收,促进内源性胆固醇在肝脏代谢为胆酸。能明显降低血浆 TC 和 LDL-C,也可降低 apoB,但对 HDL 几乎无影响,且可能伴有肝脏 TG 的合成,使血浆中 TG 水平增加;也可反馈性增强 HMG-CoA 还原酶的活性,因此,可与他汀类合用增强其降脂作用。临床用于杂合子家族性Ⅱa 型高胆固醇血症,对Ⅱb 型需与降 TG 和 VLDL 的药物合用；对纯合子家族性高脂血症无效。

不良反应有胃肠道反应，脂肪痢；考来烯胺可引起高氯性酸血症；长期应用，可影响脂溶性维生素（A、D、E、K）、叶酸及其他一些弱酸性药物的吸收，如保泰松、苯巴比妥、维生素C等，应避免与上述药物合用。

（三）胆固醇吸收抑制剂

依折麦布（ezetimibe） 通过抑制表达胆固醇吸收的NPC1L1转运蛋白活性，选择性抑制饮食和胆汁中胆固醇跨小肠壁向肝脏的转运，降低胆固醇和相关植物甾醇的吸收。可降低高脂血症患者的TC、apoB、TG水平，增加HDL-C水平。可单独或与他汀类联合用于原发性（杂合子家族性或非家族性）高胆固醇血症、纯合子家族性高胆固醇血症、纯合子谷甾醇血症（或植物甾醇血症）。主要不良反应有口服后少数患者出现疼痛、痉挛和无力的肌肉失调症状，血清肌酸激酶升高，氨基转移酶升高，血小板减少等。

（四）贝特类（苯氧酸类）

常用药物有苯扎贝特（bezafibrate）、非诺贝特（fenofibrate）、氯贝丁酯（clofibrate）、环丙贝特（ciprofibrate）和吉非贝齐（gemfibrozil）。通过激活过氧化物酶体增殖物激活受体（PPARα），明显降低血浆TG、VLDL，升高HDL，但降低TC和LDL作用较弱。用于TG、VLDL升高为主的高脂血症，对Ⅲ型高脂蛋白血症和混合型高脂蛋白血症有较好疗效。此外，可降低某些凝血因子的活性和加强纤维蛋白溶解等作用，有益于防治心血管疾病。

常见不良反应有胃肠道反应、瘙痒、皮疹、心律失常、低血钾、血清转氨酶或碱性磷酸酶升高、横纹肌溶解症等。避免肾功能损害、易患高甘油三酯血症的乙醇中毒患者使用。

（五）烟酸类

1. 烟酸（nicotinic acid） 大剂量烟酸能降低TG和VLDL。适用于除Ⅰ型以外的各类高脂血症，尤对Ⅱb、Ⅳ型显著。与他汀类或胆汁酸螯合剂或贝特类合用，可产生协同作用。不良反应包括：①前列腺素介导的血管扩张而引起的皮肤瘙痒、潮红，服用阿司匹林可减轻；②胃肠刺激症状，可诱发或加重消化性溃疡，饭后用药可减轻，溃疡病禁用；③偶发肝功能异常、糖耐量降低、血尿酸增加；④肝病、2型糖尿病、痛风及高尿酸血症禁用。

2. 阿昔莫司（acipimox） 药效类似烟酸。对血糖和血尿酸影响较小，可用于伴2型糖尿病或痛风的高脂血症。不良反应少而轻。

三、抗氧化药

（一）普罗布考（probucol）

其作用主要有抗氧化和调血脂。①抗氧化作用：降低血浆中氧自由基浓度，阻断脂质过氧化，减少脂质过氧化物的产生及其引起的单核细胞黏附和迁移、内皮细胞损伤、清道夫受体摄取ox-LDL形成泡沫细胞等，增加PPAR的表达和活性，清除自由基。②调血脂作用：降低血浆中TC、LDL-C、HDL-C，对TG无影响，与他汀类或胆汁酸螯合剂合用，可增强调脂作用。

临床用于各类型高胆固醇血症；继发性肾病综合征或 2 型糖尿病高脂蛋白血症。不良反应有胃肠道反应、Q-T 间期延长。心肌损伤禁用，避免与延长 Q-T 间期药物（如奎尼丁、胺碘酮）合用。

四、多烯脂肪酸类

（一）n-3 型多烯脂肪酸

n-3 型多烯脂肪酸包括主要来源于海洋生物油脂的 α-亚麻油酸（α-linolenic acid，α-LNA）、二十碳五烯酸（eicosapentaenoic acid，EPA）和二十二碳六烯酸（docosahexaenoic acid，DHA）等长链 PUFAs。具有调血脂和非调血脂作用。①调血脂作用：明显降低 VLDL、TG，适度升高 HDL。②非调血脂作用：抗血小板聚集、抗血栓形成和扩血管作用；增强血管内皮细胞舒张因子的作用；抑制血小板生长因子的释放，阻止 VSMC 增殖和迁移；增加红细胞可塑性，降低血液黏滞度，改善微循环；稳定斑块、减轻斑块炎症反应；抑制动脉粥样硬化早期白细胞-内皮细胞炎性反应的多种细胞因子表达。

临床用于防治高 TG 性高脂血症、糖尿病并发高脂血症。长期或大量使用可导致出血时间延长，免疫力下降。

（二）n-6 型多烯脂肪酸

n-6 型多烯脂肪酸包括主要来源于植物油的亚油酸（linoleic acid，LA）、γ-亚麻油酸（γ-linolenic acid，γ-LNA）等，能适度降低血浆 TC、TG、LDL 及升高 HDL。多与其他调血脂药配成复方制剂用于调血脂和防治 AS。

复习简表

类别	代表药物	作用及机制	临床应用	不良反应
他汀类	洛伐他汀	抑制胆固醇合成；抑制 HMG-CoA 还原酶	高胆固醇血症	肝功能减退、肌病
胆酸结合树脂	考来烯胺	抑制胆固醇吸收；与胆酸结合抑制胆酸再吸收	高胆固醇血症	胃肠道反应
胆固醇吸收抑制剂	依折麦布	抑制胆固醇吸收；抑制 NPC1L1 转运蛋白活性	高胆固醇血症	少见
贝特类	非诺贝特	降低血浆 TG；激动 PPARα	高三酰甘油血症	肝功能减退、肌病
烟酸类	烟酸	降低血浆 TG、LDL-C；抑制肝 TG 的产生和 VLDL 的分泌	除Ⅰ型外的各型高脂血症	潮红、心悸
抗氧化剂	普罗布考	抗氧化、降低 TC、LDL-C；阻断脂质过氧化	高胆固醇血症	胃肠道反应
多烯脂肪酸类	多烯康	降低血浆 VLDL、TG；EPA 抑制脂肪合成酶、促进脂肪酸氧化分解，DHA 使 HMG-CoA 还原酶减少	高三酰甘油血症	无

精选习题

一、选择题

A 型题

1. 对植物甾醇血症有效的是(　　)
   A. 吉非贝齐　　B. 考来烯胺　　C. 烟酸
   D. 辛伐他汀　　E. 依折麦布
2. 主要降低 TG 和 VLDL 的药物是(　　)
   A. 多烯脂肪酸类　　B. 洛伐他汀　　C. 烟酸
   D. 吉非贝齐　　E. 普罗布考
3. 降低 TC 和 LDL 最明显的药物是(　　)
   A. 多烯脂肪酸类　　B. 洛伐他汀　　C. 烟酸
   D. 吉非贝齐　　E. 普罗布考
4. 通过抗氧化作用,减少 LDL 氧化修饰的药物是(　　)
   A. 氯贝丁酯　　B. 洛伐他汀　　C. 辛伐他汀
   D. 吉非贝齐　　E. 普罗布考
5. HMG-CoA 还原酶抑制剂是(　　)
   A. 多烯脂肪酸类　　B. 洛伐他汀　　C. 烟酸
   D. 吉非贝齐　　E. 普罗布考
6. 贝特类对(　　)高脂血症效果较好
   A. Ⅱb 型　　B. Ⅱ型　　C. Ⅲ型
   D. Ⅳ型　　E. Ⅴ型
7. 能明显提高 HDL 的药物是(　　)
   A. 多烯脂肪酸类　　B. 洛伐他汀　　C. 烟酸
   D. 氯贝丁酯　　E. 普罗布考
8. 可使 LDL 和 HDL 都下降的药物是(　　)
   A. 普罗布考　　B. 洛伐他汀　　C. 烟酸
   D. 非诺贝特　　E. 考来替泊
9. 对纯合子高胆固醇血症无效的是(　　)
   A. 考来烯胺　　B. 烟酸　　C. γ-亚麻油酸
   D. 二十碳五烯酸　　E. 右旋糖酐
10. 对考来烯胺的描述错误的是(　　)
   A. 能显著降低 TC　　B. 能显著降低 LDL-C
   C. 能明显降低 TG 和 VLDL　　D. 与他汀类合用有协同作用
   E. 与胆汁酸牢固结合,阻滞胆汁酸的肝肠循环

B 型题

A. 洛伐他汀　　B. 吉非贝齐　　C. 考来烯胺
D. 烟酸　　E. 普罗布考

10. 有调血脂作用,也能增加动脉粥样硬化斑块稳定性的药物是(　　)
11. 有调血脂作用,也有抗血栓和抗血管炎症作用的药物是(　　)

X 型题

12. 他汀类的药理作用有(　　)

A. 明显降低 LDL 和 TC,同时升高 HDL-C　　B 调节内皮功能

C. 抗血栓形成　　D. 抗氧化

E. 稳定斑块

13. 具有抗动脉内皮细胞损伤的抗动脉粥样硬化药有(　　)

A. 他汀类　　B. 胆酸结合树脂　　C. 抗氧化药

D. 多烯脂肪酸　　E. 苯氧酸类

14. 烟酸的主要不良反应有(　　)

A. 刺激胃肠道并加重溃疡

B. 致瘙痒及皮肤潮红

C. 减少尿酸排泄,降低糖耐量而使尿酸增加,血糖增加

D. 便秘

E. 降低血糖

15. 能降低血浆 TG 的药物有(　　)

A. 考来烯胺　　B. 烟酸　　C. 吉非贝齐

D. 氯贝丁酯　　E. 多烯脂肪酸类

二、填空题

1. 他汀类药物可用于治疗________、________、________、________。
2. 抑制胆固醇吸收的调血脂药有________、________。
3. 贝特类的非调血脂作用有________、________。

三、中英文药名对译

1. 洛伐他汀
2. 辛伐他汀
3. 依折麦布
4. 非诺贝特
5. clofibrate
9. probucol
6. nicotinic acid
7. cholestyramine
8. colestipol

四、问答题

1. 抗动脉粥样硬化药的分类和主要代表药有哪些?
2. 简述他汀类调血脂作用的机制。

参考答案

一、选择题

1. E　2. D　3. B　4. E　5. B　6. C　7. C　8. A　9. A　10. C　10. A　11. A　12. ABCDE　13. ACD　14. ABC　15. BCDE

二、填空题

1. 杂合子家族性高胆固醇血症,原发性高胆固醇血症,2 型糖尿病性高胆固醇血症,肾性高胆固醇血症
2. 胆酸结合树脂,胆固醇吸收抑制剂
3. 降低某些凝血因子的活性,加强纤维蛋白溶解

三、中英文药名对译

1. lovastatin
2. simvastatin
3. ezetimibe
4. fenofibrate
5. 氯贝丁酯
9. 普罗布考
6. 烟酸
7. 考来烯胺
8. 考来替泊

四、问答题

1. ①他汀类：洛伐他汀。②胆酸结合树脂：考来烯胺。③胆固醇吸收抑制剂：依折麦布。④贝特类：非诺贝特。⑤烟酸类：烟酸。⑥抗氧化剂：普罗布考。⑦多烯脂肪酸类：多烯康。

2. 他汀类药物可竞争性抑制羟甲基戊二酸单酰辅酶 A（HMG-CoA）还原酶，使甲羟戊酸形成障碍，阻碍肝脏内源性胆固醇的合成，代偿性地增加肝细胞膜上 LDL 受体的合成，使血浆中大量 LDL 被摄取，经 LDL 受体途径代谢为胆汁酸排出体外，降低 LDL 水平。

（李文媛）

第十三章　利尿药和脱水药

学习要点

利尿药(diuretics)是一类直接作用于肾脏,促进电解质和水从体内排出,增加尿量的药物。临床主要用于治疗各种原因引起的水肿,与降压药合用于高血压,促进某些药物或毒物的排泄。目前常用利尿药均是直接作用于肾小管和集合管。按其作用部位和效能分为三类。①高效利尿药:呋塞米(furosemide)、布美他尼(bumetanide)和依他尼酸(ethacrynic acid)等。②中效利尿药:氢氯噻嗪(hydrochlorothiazide)和氯噻酮(chlortalidone)。③低效利尿药:保钾利尿药氨苯蝶啶(triamterene)、阿米洛利(amiloride)、螺内酯(spirolactone)及碳酸酐酶抑制剂乙酰唑胺(acetazolamide)。

一、高效利尿药

呋塞米(furosemide,速尿)

1. 药理作用　①利尿作用:作用迅速、强大、短暂。机制为作用于髓袢升支粗段,特异性与 Na^+ : K^+ : $2Cl^-$ 同向转运蛋白可逆性结合,干扰 NaCl 的重吸收,降低肾脏的稀释功能和浓缩功能,排出大量接近于等渗的尿液;同时排出大量的 Na^+、K^+、Cl^-、Ca^{2+} 和 Mg^{2+}。②扩血管:扩张小动脉,降低肾血管阻力,增加肾血流量;扩张静脉,减少回心血量,降低左室充盈压及减轻肺水肿。

2. 临床应用　①严重水肿,主要用于其他利尿药无效的顽固性水肿和严重水肿,如心性、肝性、肾性等;②急性肺水肿和脑水肿;③急慢性肾衰;④高钙血症;⑤高血压危象;⑥加速药物或毒物排出。如苯巴比妥、水杨酸、溴化物等。

3. 不良反应　①水电解质紊乱:低血容量、低血 K^+、低血 Na^+、低血 Mg^{2+}、低氯性碱血症。其中低血 K^+ 最常见。故用药期间应监测血钾,及时补充钾盐或加服留钾利尿药,当低血 K^+ 和低血 Mg^{2+} 同时存在时,须先纠正低血 Mg^{2+}。②耳毒性:避免和有耳毒性的药物(如氨基糖苷类)合用。③高尿酸血症:可诱发或加重痛风。④胃肠道反应、过敏反应、白细胞及血小板减少。⑤严重肝肾功能不全、糖尿病、痛风及小儿慎用;高氮质血症、磺胺过敏、无尿及孕妇禁用。

二、中效利尿药

噻嗪类

1. 药理作用　①利尿作用:作用弱于呋塞米(表 13-1)。②降压作用:机制见第八章。

③抗尿崩症作用：可减轻患者的口渴感，减少饮水量和尿量。

表 13-1　噻嗪类利尿药与呋塞米作用的比较

药物	作用部位及机制	尿中排泄的电解质
呋塞米	髓袢升支粗段；与 $Na^+:K^+:2Cl^-$ 同向转运蛋白结合，降低肾脏的稀释功能和浓缩功能	Na^+、K^+、Cl^-、Ca^{2+} 和 Mg^{2+}
噻嗪类	远曲小管近端；与 Na^+-Cl^- 同向转运蛋白结合，降低肾脏的稀释功能；轻度抑制碳酸酐酶，抑制 Na^+-H^+ 反向交换；调节甲状旁腺激素，促进 Ca^{2+} 重吸收	Na^+、K^+、Cl^- 和 Mg^{2+}

2. 临床应用　①水肿：轻中度心源性水肿的首选利尿药，与强心苷合用时应注意补钾；对肾损伤较轻者引起的肾性水肿疗效也较好。②高血压：单用治疗轻度高血压，与其他降压药合用治疗中重度高血压。③尿崩症：主要用于治疗轻型尿崩症，对重症疗效差。④高尿钙伴肾结石者。

3. 不良反应　①电解质紊乱：长期用药导致低血 K^+（注意事项同呋塞米）、低血 Na^+、低血 Mg^{2+}、低氯性碱血症。②高尿酸血症，痛风患者慎用。③高血糖：因抑制胰岛素释放和组织对葡萄糖的利用而引起高血糖，糖尿病患者慎用，纠正低血钾可部分翻转高血糖。④脂质代谢紊乱：长期用药可增加 LDL、TG，降低 HDL，高血脂患者慎用。⑤其他：胃肠道反应、过敏反应（与磺胺类有交叉过敏反应）、粒细胞或血小板减少。

三、低效利尿药

1. 螺内酯（spironolactone，安体舒通，antisterone）　作用于远曲小管和集合管，竞争性地与胞浆中的醛固酮受体结合，拮抗醛固酮的保钠排钾作用，促进钠水排出，减少钾排出。其利尿作用与体内的醛固酮水平有关，醛固酮水平高，利尿效果好。其对心血管的保护作用见第十章。用于伴醛固酮升高的顽固性水肿，如 CHF、肝硬化腹水和肾病综合征。不良反应有以下两方面。①高血钾：严重肾功能不全和高钾血症者禁用。②性激素样反应：女性面部多毛，男性乳房发育，停药可恢复。

2. 氨苯蝶啶（triamterene）　起效较螺内酯快，而维持时间短。作用部位同螺内酯，但与醛固酮无关，通过阻断 Na^+ 通道，减少 Na^+ 重吸收，抑制 Na^+-K^+ 交换，促进钠水排出，减少钾的排出，常与排钾利尿药合用治疗顽固性水肿。不良反应有①高血钾；②叶酸缺乏。抑制二氢叶酸还原酶，引起叶酸缺乏，发生巨幼红细胞性贫血。

3. 乙酰唑胺（acetazolamide）　通过抑制近曲小管碳酸酐酶活性，减少 H^+ 生成而抑制 Na^+-H^+ 交换，但在集合管内 Na^+-K^+ 交换增多，因此产生弱的利尿作用。临床主要应用该药可抑制眼睫状体和脉络丛碳酸酐酶活性，减少 HCO_3^- 的分泌而减少房水生成和脑脊液生成，用于治疗青光眼和预防高山反应。长期应用可引起低血钾、代谢性酸中毒、肾结石。

四、渗透性利尿药

渗透性利尿药又称脱水药（dehydrant agents），特点为在体内不易被代谢，易经肾小球滤过，而不被肾小管重吸收的低分子量非盐类化合物。

甘露醇(mannitol)

1. 药理作用和临床应用

(1) 脱水作用　静注后能提高血浆渗透压,使细胞内水分向组织间隙渗透,使组织间液水分向血浆转移引起组织脱水。对脑、眼前房等具有屏障功能的组织,脱水作用更为明显。用于各种原因引起的颅内压升高及青光眼术前降低眼压,为治疗脑水肿的首选药。

(2) 利尿作用　①脱水后增加血容量,使肾小球滤过率增加,而增加尿量;②经肾小球滤过后,在肾小管内不易被重吸收,提高小管液的晶体渗透压,减少水分重吸收而利尿;③由于排尿速率的增加,减少了尿液与肾小管上皮细胞接触的时间,使电解质的重吸收减少。可用于预防急性肾衰竭。

2. 不良反应　静注过快引起一过性头痛、眩晕、视力模糊。禁用于慢性心功能不全、活动性颅内出血及尿闭者。

复习简表

分类	代表药物	作用部位	作用机制	药理作用	临床应用	主要不良反应
高效利尿药	呋塞米	髓袢升支粗段	抑制 Na^+-K^+-$2Cl^-$ 同向转运	高效利尿、扩血管	心力衰竭、水肿、肾衰竭、高血钙、促进中毒药物排泄	电解质紊乱、耳毒性、高尿酸血症
中效利尿药	氢氯噻嗪	远曲小管近端	抑制 Na^+-Cl^- 同向转运	中效利尿、扩血管、抗尿崩症	心力衰竭、水肿、高血压、尿崩症、高尿钙伴肾结石	电解质紊乱、高尿酸血症、高血糖、脂质代谢紊乱
低效利尿药	氨苯蝶啶	远曲小管远端和集合管	直接阻断 Na^+ 通道,抑制 Na^+-K^+ 交换	弱效利尿	与排钾利尿药合用治疗顽固性水肿	高血钾、巨幼红细胞性贫血
	螺内酯	远曲小管远端和集合管	拮抗醛固酮的保钠排钾作用	弱效利尿、阻止心血管重构、抗心律失常	伴醛固酮升高的顽固性水肿	高血钾、性激素样副作用
	乙酰唑胺	近曲小管、睫状体、脉络丛	抑制碳酸酐酶活性	弱效利尿、减少房水和脑脊液生成	青光眼、预防高山反应	长期应用引起低血钾、代谢性酸中毒、肾结石
渗透性利尿药	甘露醇		渗透压升高	脱水作用、利尿作用	脑水肿(首选药)、青光眼术前降低眼压、预防急性肾衰竭	静注过快引起一过性头痛、眩晕、视力模糊

精选习题

一、单选题

A 型题

1. 下列利尿药与氨基糖苷类抗生素合用会加重耳毒性的是（　　）
   A. 依他尼酸　B. 乙酰唑胺　C. 氢氯噻嗪
   D. 螺内酯　E. 阿米洛利
2. 降低颅内压，治疗脑水肿的最佳药物是（　　）
   A. 呋塞米　B. 螺内酯　C. 氢氯噻嗪
   D. 甘露醇　E. 氨苯蝶啶
3. 下列利尿药有阻断 Na^+ 通道的作用的是（　　）
   A. 乙酰唑胺　B. 氢氯噻嗪　C. 氯酞酮
   D. 氨苯蝶啶　E. 呋塞米
4. 可引起男性乳房女性化和妇女多毛症的药物是（　　）
   A. 甘露醇　B. 螺内酯　C. 呋塞米
   D. 糖皮质激素　E. 氢氯噻嗪
5. 下列药物可引起叶酸缺乏的是（　　）
   A. 螺内酯　B. 阿米洛利　C. 氨苯蝶啶
   D. 乙酰唑胺　E. 呋塞米
6. 下列利尿药可抑制胰岛素分泌的是（　　）
   A. 氨苯蝶啶　B. 阿米洛利　C. 氢氯噻嗪
   D. 螺内酯　E. 以上都不是
7. 慢性心功能不全者禁用（　　）
   A. 呋塞米　B. 氢氯噻嗪　C. 螺内酯
   D. 氨苯蝶啶　E. 甘露醇
8. 可增加肾血流量的利尿药是（　　）
   A. 呋塞米　B. 阿米洛利　C. 乙酰唑胺
   D. 氢氯噻嗪　E. 氯酞酮
9. 关于甘露醇的叙述不正确的是（　　）
   A. 消除脑水肿需静脉给药　B. 体内不被代谢　C. 不易通过毛细血管
   D. 提高血浆渗透压　E. 易被肾小管重吸收
10. 治疗左心力衰竭引起的急性肺水肿的最佳选择为（　　）
    A. 呋塞米　B. 氢氯噻嗪　C. 螺内酯
    D. 乙酰唑胺　E. 氯酞酮
11. 治疗特发性高尿钙症及尿钙结石可选用（　　）
    A. 呋塞米　B. 氢氯噻嗪　C. 螺内酯
    D. 氨苯蝶啶　E. 甘露醇
12. 可以拮抗高效利尿药作用的药物是（　　）
    A. 卡那霉素　B. 链霉素　C. 青霉素
    D. 头孢唑啉　E. 吲哚美辛
13. 急性肾衰竭患者出现少尿，应选择（　　）

A. 氢氯噻嗪　B. 呋塞米　C. 氢氯噻嗪与螺内酯合用
D. 螺内酯　E. 以上均可

14. 通过竞争醛固酮受体而产生利尿作用的药物是(　　)
A. 呋塞米　B. 氢氯噻嗪　C. 螺内酯
D. 氨苯蝶啶　E. 阿米洛利

15. 下列不属于氢氯噻嗪的适应证的是(　　)
A. 轻度高血压　B. 心源性水肿　C. 轻度尿崩症
D. 特发性高尿钙症　E. 痛风

B 型题

A. 氢氯噻嗪　B. 呋塞米　C. 氨苯蝶啶
D. 螺内酯　E. 乙酰唑胺

16. 远曲小管近端:抑制 Na^+-Cl^- 同向转运(　　)
17. 远曲小管和集合管:竞争性拮抗醛固酮,抑制 Na^+-K^+ 交换(　　)
18. 髓袢升支粗段:抑制 Na^+-K^+-Cl^- 同向转运(　　)
19. 近曲小管:抑制碳酸酐酶活性(　　)

A. 氢氯噻嗪　B. 呋塞米　C. 氨苯蝶啶
D. 螺内酯　E. 阿米洛利

20. 治疗高血压危象的药物是(　　)
21. 发挥作用最慢的利尿药是(　　)
22. 用作基础降压药宜选(　　)

X 型题

23. 噻嗪类利尿药的临床应用(　　)
A. 消除水肿　B. 降低血压　C. 治疗心力衰竭
D. 抗尿崩症　E. 治疗高尿钙症

24. 能降低眼内压治疗青光眼的药物有(　　)
A. 毛果芸香碱　B. 噻吗洛尔　C. 甘露醇
D. 呋塞米　E. 乙酰唑胺

25. 可竞争性抑制尿酸排泄的利尿药有(　　)
A. 呋塞米　B. 氢氯噻嗪　C. 氨苯蝶啶
D. 螺内酯　E. 乙酰唑胺

26. 下列叙述中与呋塞米利尿作用相关的是(　　)
A. 抑制髓袢升支粗段对 NaCl 的再吸收　B. 抑制远端小管和集合管 Na^+-K^+ 交换
C. 影响肾脏的稀释功能　D. 影响肾脏的浓缩功能
E. 拮抗醛固酮的作用

27. 甘露醇的特点有(　　)
A. 口服只有导泻作用
B. 胃肠外给药无明显药理作用,主要通过改变血浆渗透压发挥治疗作用
C. 静脉注射后,不易从毛细血管渗入组织
D. 在肾小管不被重吸收,可产生渗透性利尿作用
E. 在体内不易被代谢

28. 下列药物可引起低钾血症的是(　　)
A. 噻嗪类　B. 高效利尿药　C. 螺内酯

D. 乙酰唑胺　　E. 阿米洛利

29. 氢氯噻嗪对尿中离子的影响是(　　).

A. 排 K^+ 增加　　B. 排 Na^+ 增加　　C. 排 Cl^- 增加

D. 排 HCO_3^- 增加　　E. 排 Ca^{2+} 增加

30. 下列有关呋塞米的叙述中正确的有(　　)

A. 合用强心苷易诱发强心苷中毒

B. 合用头孢噻吩可增加肾毒性

C. 合用降血糖药应增加降血糖药用量

D. 合用氨苯蝶啶可减少其低血钾的发生

E. 合用庆大霉素可增加耳毒性

二、填空题

1. 静注甘露醇具有________及________作用。
2. 氢氯噻嗪对代谢的影响可引起________和________。
3. 既有利尿作用,又有抗利尿作用的药物是________。
4. 呋塞米主要作用于肾小管________,特异性与________竞争 Na^+-K^+-$2Cl^-$ 共同转运系统结合部位,降低肾的________和________功能,从而产生利尿作用。

三、中英文药名对译

1. 醛固酮
2. 呋塞米
3. 布美他尼
4. 依他尼酸
5. hydrochlorothiazide
6. triamterene
7. spirolactone
8. amiloride

四、问答题

1. 简述呋塞米用于急性肺水肿的药理学基础。
2. 螺内酯与氨苯蝶啶的作用有何异同点?
3. 脱水药的共同特点是什么? 常用的脱水药有哪些?
4. 试述袢利尿药和噻嗪类利尿药利尿机制的差别。

参考答案

一、选择题

1. A　2. D　3. D　4. B　5. C　6. C　7. E　8. A　9. E　10. A　11. B　12. E　13. B　14. C　15. E　16. A　17. D　18. B　19. E　20. B　21. D　22. A　23. ABCDE　24. ABCE　25. AB　26. ACD　27. ABCDE　28. ABD　29. ABCD　30. ABCDE

二、填空题

1. 脱水,利尿
2. 高血糖,高血脂
3. 氢氯噻嗪
4. 髓袢升支粗段,Cl^-,稀释,浓缩

三、中英文药名对译

1. aldosterone
2. furosemide
5. 氢氯噻嗪
6. 氨苯蝶啶

3. bumetanide
4. ethacrynic acid
7. 螺内酯
8. 阿米洛利

四、问答题

1. ①扩张小动脉降低外周阻力，减轻左心后负荷；②扩张容量血管，减少回心血量，降低左室充盈压，减轻肺淤血及减轻肺水肿。

2. 螺内酯通过竞争性对抗醛固酮，抑制 Na^+-K^+ 交换而产生利尿作用；氨苯蝶啶通过直接阻断远曲小管和集合管的 Na^+ 通道，抑制 Na^+-K^+ 交换而产生利尿作用。两者均为弱效利尿药，均可产生保钾作用。

3. 脱水药的共同特点是：①静脉注射后不易透过毛细血管，迅速提高血浆渗透压；②易经肾小球滤过，但不易被肾小管重吸收；③在体内不易代谢；④不易从血管透入组织液中。常用的脱水药包括甘露醇、山梨醇、高渗葡萄糖等。

4. ①袢利尿药主要作用于髓袢升支粗段，与 Cl^- 竞争 Na^+-K^+-$2Cl^-$ 同向转运子，抑制 NaCl 重吸收，降低肾脏稀释功能，使 NaCl 排出量增多，同时又使肾髓质间液渗透压降低，减少集合管对水的重吸收，影响肾脏浓缩功能，从而产生强大的利尿作用。②噻嗪类利尿药主要作用于远曲小管近端的 Na^+-Cl^- 同向转运子，减少 NaCl 重吸收，影响肾脏的稀释功能而产生利尿作用，因该药对尿液的浓缩过程没有影响，故利尿作用弱于袢利尿药。

（李文媛）

第十四章　中枢神经系统药理概论

学习要点

一、中枢神经系统(CNS)的构成与功能

(一) 神经元(neuron)

神经元又称神经细胞,是CNS基本结构和功能单位。主要功能是传递信息,包括生物电和化学信息。它由树突、细胞体和轴突三个部分组成。

(二) 神经胶质细胞

神经胶质细胞按形态分为星形胶质细胞、少突胶质细胞、小胶质细胞、室管膜细胞、脉络丛上皮细胞和施万细胞。主要功能是支持作用、绝缘作用、维持神经组织内环境稳定和引导神经元走向的作用。

(三) 神经突触传递

1. 突触结构　突触传递分为电突触传递和化学突触传递,由突触前膜、突触后膜和突触间隙等基本结构构成,其中化学突触对药物敏感。

2. 递质释放　神经冲动到达末梢时,可激活电压依赖性钙通道,引起Ca^{2+}内流,使突触前膜中大量囊泡同时胞裂外排,释放递质。

3. 递质灭活　递质灭活有酶解、摄取和弥散三个途径。乙酰胆碱的灭活主要为酶解;单胺和氨基酸的灭活主要为摄取;神经肽的灭活主要为酶解和弥散。

(四) 血脑屏障

血脑屏障为血液-脑组织间液和血液-脑脊液间的屏障,由血-脑屏障、脑脊液-脑屏障和血液-脑脊液屏障三个部分构成。其功能是保证脑组织内环境的稳定、阻止外来物质(如微生物、毒素和化合物等)的侵入。

二、中枢神经系统的递质、受体与功能

(一) 乙酰胆碱(acetylcholine,ACh)

脑内乙酰胆碱受体绝大多数是M受体,N受体仅占不到10%。中枢乙酰胆碱既可作用于突触后膜受体,也可作用于突触前膜受体,参与觉醒、学习、记忆、运动的调节。基底前脑

胆碱能神经功能障碍可引起阿尔茨海默病；黑质-纹状体通路中胆碱能神经功能增强可引起帕金森病。

（二）去甲肾上腺素（noradrenalin，NA，norepinephrine，NE）

脑内 NA 可作用于 α 和 β 受体，参与睡眠、觉醒、注意力、学习记忆、体温降低、摄食行为、镇痛、心血管和情绪状态等多种神经精神功能的调节。脑内 NA 异常与抑郁症、躁狂症、焦虑症、注意力缺乏/多动症、阿片戒断症状及血压异常等密切相关。

（三）多巴胺（dopamine，DA）

中枢 DA 神经系统及生理功能有以下几个方面。①黑质-纹状体通路：如黑质致密部 DA 能神经元变性，DA 含量减少，Ach 功能相对亢进，产生锥体外系症状。②中脑-边缘和中脑-皮质通路：前者主要调控情绪反应，后者主要参与认知、思想、感觉、理解和推理能力的调控，与精神分裂症、抑郁症、药物依赖性等有关。③结节-漏斗通路：主要调控下丘脑和垂体前叶激素的分泌。脑内有 5 种不同的 DA 受体亚型（D_1～D_5），其中 D_1 和 D_5 受体与兴奋性 G 蛋白耦联，称为 D_1 样受体；D_2、D_3 和 D_4 受体与抑制性 G 蛋白耦联，称为 D_2 样受体。

（四）5-羟色胺（5-hydroxytryptamine，5-HT）

5-HT 能神经元的轴突组成上行与下行纤维。前者参与情绪、感觉、认知、睡眠、攻击性、性欲、摄食、呕吐、神经内分泌节律、胃肠活动、运动功能、心血管活动及神经营养等；后者抑制由初级传入纤维输入的伤害性感觉信号。5-HT 受体有 5-HT_1～5-HT_7 七种。其功能异常可能与厌食、紧张、偏头痛、抑郁症、精神分裂、癫痫、帕金森病、阿尔茨海默病等有关。

（五）谷氨酸（glutamic acid）

谷氨酸为 CNS 内主要的兴奋性递质。其受体分为离子型和代谢型。①离子型谷氨酸受体：NMDA、AMPA、KA 受体，NMDA 受体介导兴奋性突触后电流慢成分，与神经元可塑性有关；AMPA 受体介导兴奋性突触后电流快成分；KA 受体抑制神经递质释放。②代谢型谷氨酸受体：为 G 蛋白耦联受体，抑制突触前递质释放和突触后神经元的兴奋性，调节兴奋性突触传递及神经元可塑性。适度增强谷氨酸受体的活动对认知功能障碍、精神分裂症有治疗作用；抑制谷氨酸受体的过度活动，可产生神经保护作用，用于治疗脑卒中、脑外伤、癫痫、阿尔茨海默病、帕金森病等。

（六）γ-氨基丁酸（γ-butylamino acid，GABA）

γ-氨基丁酸为中枢抑制性神经递质，GABA 受体有 A、B、C 三种亚型，$GABA_A$受体和 $GABA_B$受体在脑内分布很广；$GABA_C$受体存在于视网膜。其直接参与痛觉、食欲和心血管活动等行为及生理反应的调节；间接参与运动、性行为、体温、肌紧张、睡眠、应激的调节及醉后精神异常。GABA 功能不足与惊厥、癫痫、帕金森病、阿尔茨海默病、精神分裂症有关。

（七）神经肽（neuropeptides）

1. 阿片肽(opioid peptides)**家族**　包括脑啡肽、强啡肽、β-内啡肽及孤啡肽，脑啡肽、强啡肽、β-内啡肽可分别结合 δ、κ、μ，孤啡肽作用于孤阿片受体。它的主要功能是调制痛觉，也参与对运动、呼吸、心血管、胃肠道、内分泌及免疫系统功能的调制。

2. 速激肽（tachykinins）**家族**　包括 P 物质、神经激肽 A、神经激肽 B，可分别结合 NK1、NK2、NK3 受体。重要功能是传递痛觉信息。脑内 P 物质参与感觉、运动、情绪等的调节，与焦虑症、抑郁症、精神分裂症的发病机制有关。

3. 神经降压肽（neurotensin）**家族**　包括 NT 和神经介素 A，受体有 NTS1、NTS2、NTS3 三型。生理功能有降压、升糖、降温、增加毛细血管通透性等。

4. 胰多肽（pancreatic polypeptide）**家族**　包括神经肽 Y、胰多肽、多肽 YY，可参与疼痛、食欲的调节。

（八）一氧化氮（nitric oxide，NO）

NO 可激活 GC，催化 GTP 生成 cGMP，产生如下生理效应：①调节神经递质释放和受体功能；②参与学习和记忆形成；③与阴茎勃起和哈欠等行为有关；④在外周和中枢水平调制痛觉；⑤调节脑血流量和炎症反应。NO 与中枢损伤性疾病（如脑缺血、蛛网膜下腔出血、脑脊髓损伤、脑炎）、中枢退行性疾病（如 AD、PD、HD、ALS）等有关。

（九）神经营养因子（neurotrophic factors，NTF）

神经营养因子为一类由神经所支配的组织（如肌肉）和星形胶质细胞产生，能够促进神经细胞存活、生长、分化，调节神经系统发育、成熟，维持神经细胞功能的多肽或蛋白质。它包括神经生长因子、脑源性神经营养因子、神经营养素-3、4/5、6/7 等。NTF 不足或激活的相关信号通路异常，均可能导致某些神经退行性变或神经再生障碍性疾病。

精 选 习 题

一、单选题

A 型题

1. 与觉醒、学习、记忆和运动调节关系最密切的中枢神经递质是（　　）

A. ACh　　B. GABA　　C. DA
D. 5-HT　　E. NA

2. 与中枢乙酰胆碱能有关的疾病是（　　）

A. 核黄疸　　B. 躁狂症　　C. 抑郁症
D. 精神分裂症　　E. 老年性痴呆

3. 下列能产生兴奋效应的是（　　）

A. 增加氯通道的通透性　　B. 阻断 CNS 的 M 受体
C. 阻断中脑-边缘通路的 DA 受体　　D. 增加突触间隙 NA 的递质浓度
E. 激动 CNS 中 $GABA_A$ 受体

4. γ-氨基丁酸是脑内最重要的（　　）

A. 抑制性神经递质　　B. 兴奋性神经递质　　C. 神经调质
D. 细胞因子　　E. 神经激素

5. CNS 药物不影响突触传递的是（　　）

A. 神经调质　B. 受体后的信号转导　C. 递质合成
D. 受体激动　E. 突触间隙

6. 抑制脑内 NA、5-HT 等的再摄取与转运的是(　　)
A. 抗癫痫药的作用机制　B. 抗抑郁药的作用机制　C. 抗精神病药的作用机制
D. 抗焦虑药的作用机制　E. 抗惊厥药的作用机制

7. 谷氨酸是中枢重要的(　　)
A. 兴奋性神经递质　B. 神经激素　C. 神经调质
D. 神经肽类　E. 以上都不是

8. 脑内的 GABA 受体主要是(　　)
A. $GABA_B$　B. $GABA_C$　C. $GABA_A$
D. $GABA_A$＋$GABA_B$　E. $GABA_A$＋$GABA_C$

9. 下列与 5-HT 的功能无关的是(　　)
A. 痛觉　B. 神经肽降解　C. 心血管活动
D. 神经内分泌节律　E. 精神情感活动

10. $GABA_A$受体是(　　)
A. 镇痛药物作用的靶点　B. 解热镇痛药物作用的靶点
C. 镇静催眠药物作用的靶点　D. 中枢兴奋药物作用的靶点
E. 抗癫痫药物作用的靶点

B 型题

A. 阻断黑质-纹状体通路的 DA 受体
B. 减少突触间隙 NA、5-HT 的递质浓度
C. 抑制单胺类递质的再摄取
D. 阻断中脑-边缘系统通路的 DA 受体
E. 激动 CNS 阿片受体

11. 控制精神分裂症的急性发作(　　)
12. 导致严重的锥体外系反应的原因是(　　)
13. 抗抑郁症的机制是(　　)

X 型题

14. 中枢神经递质有(　　)
A. ACh　B. GABA　C. 5-HT
D. DA　E. 谷氨酸

15. 中枢抑制现象表现为(　　)
A. 麻醉　B. 昏迷　C. 淡漠
D. 镇静催眠　E. 幻觉、妄想

16. 镇痛作用有关的阿片受体为(　　)
A. μ 受体　B. σ 受体　C. κ 受体
D. δ 受体　E. α 受体

17. 属于兴奋性氨基酸受体的是(　　)
A. GABA 受体　B. NMDA 受体　C. 非 NMDA 受体
D. 代谢性谷氨酸受体　E. 5-HT 受体

18. 目前认为与 DA 有关的疾病包括(　　)
A. 帕金森病　B. 癫痫　C. 精神分裂症

D. 老年性痴呆　　E. 惊厥

二、填空题

1. 中枢内的四条多巴胺通路分别为________、________、________、________。
2. 帕金森病是由于黑质-纹状体通路________和________两种递质的失衡所致。

三、中英文药名对译

1. 乙酰胆碱
2. 去甲肾上腺素
3. 多巴胺
4. 5-羟色胺
5. glutamic acid
6. neurotrophic factors
7. nitric oxide
8. opioid peptides
9. γ-butylamino acid

四、问答题

1. GABA受体的分型、分布及功能各是什么？
2. 中枢神经递质有哪些？分别有什么特点？

参考答案

一、选择题

1. A　2. E　3. D　4. A　5. E　6. B　7. A　8. D　9. B　10. C　11. D　12. A　13. C　14. ABCDE　15. ABCD　16. ACD　17. BCD　18. AC

二、填空题

1. 黑质-纹状体通路，中脑-边缘通路，中脑-皮质通路，结节-漏斗通路
2. ACh，DA

三、中英文药名对译

1. acetylcholine
2. noradrenalin
3. dopamine
4. 5-hydroxytryptamine
5. 谷氨酸
6. 神经营养因子
7. 一氧化氮
8. 阿片肽
9. γ-氨基丁酸

四、问答题

1. GABA受体有A、B、C三种亚型，$GABA_A$受体和$GABA_B$受体在脑内分布很广，且分布区域大多一致；$GABA_C$受体存在于视网膜。在整体水平上，脑内GABA直接参与痛觉、食欲和心血管活动等行为和生理反应的调节；也可通过与其他递质的交互作用，间接参与运动、性行为、体温、肌紧张、睡眠、应激的调节及醉后精神异常。

2. 答：①Ach：主要涉及觉醒、学习、记忆、运动调节。②NA：参与睡眠、觉醒、注意力、学习记忆、体温降低、摄食行为、镇痛、心血管和情绪状态等多种神经精神功能的调节。③DA：有黑质-纹状体通路，帕金森病患者黑质致密部的DA能神经元变性，DA含量减少，Ach功能相对亢进，产生锥体外系症状；中脑-边缘通路和中脑-皮质通路，前者主要调控情绪反应，后者主要参与认知、思想、感觉、理解和推理能力的调控，与精神分裂症、抑郁症、药物依赖性等有关；结节-漏斗通路，主要调控下丘脑和垂体前叶激素的分泌。④5-HT：上行纤维参与情绪、感觉、认知、睡眠、攻击性、性欲、摄食、呕吐、神经内分泌节律、胃肠活动、运动功能、心血管活动及神经营养等；下行纤维抑制由初级传入纤维输入的伤害性感觉信号。⑤谷氨酸：CNS内主要的兴奋性氨基酸，参与快速的兴奋性突触传导，适度增强谷氨酸受体的活动对认知功能障碍、精神分裂症有

治疗作用；抑制谷氨酸受体的过度活动，可产生神经保护作用，用于治疗脑卒中、脑外伤、癫痫、阿尔茨海默病、帕金森病等。⑥GABA：为中枢抑制性神经递质，GABA受体有A、B、C三种亚型，$GABA_A$受体和$GABA_B$受体在脑内分布很广，且分布区域大多一致，直接参与痛觉、食欲和心血管活动等行为和生理反应的调节；间接参与运动、性行为、体温、肌紧张、睡眠、应激的调节及醉后精神异常。⑦阿片肽：包括脑啡肽、强啡肽、β-内啡肽及孤啡肽，可分别结合δ、κ、μ、孤阿片受体，主要功能是调制痛觉，也参与对运动、呼吸、心血管、胃肠道、内分泌及免疫系统功能的调制。⑧NO：调节神经递质释放和受体功能；参与学习和记忆形成；与阴茎勃起和哈欠等行为有关；在外周和中枢水平调制痛觉；调节脑血流量和炎症反应。⑨神经营养因子：可促进神经细胞存活、生长、分化，调节神经系统发育、成熟，维持神经细胞功能的多肽或蛋白质。

（李文媛）

第十五章　全身麻醉药

学 习 要 点

全身麻醉药(general anesthetics)是一类作用于中枢神经系统,可逆性引起意识、感觉和反射消失的药物。用于外科手术前麻醉,以消除疼痛和松弛骨骼肌。

一、吸入性麻醉药

(一) 体内过程

吸入性麻醉药包括挥发性液体(乙醚、氟烷、异氟烷、恩氟烷等)或气体(氧化亚氮)。其吸收及作用的深浅快慢与维持时间,取决于以下几个方面。①肺泡气体中的浓度:在一个大气压下,能使50%患者痛觉消失的肺泡气体中麻醉药的浓度称为最小肺泡浓度(minimal alveolar concentration,MAC)。MAC越低,表明药物麻醉作用越强。②肺通气量和肺血流量:与药物吸收速率成正相关。③血/气分布系数:指血中药物浓度与吸入气中药物浓度达平衡时的比值。系数大的药物,达到血/气分压平衡状态较慢,诱导期较长。因此,提高吸入气中药物浓度可缩短诱导期。④脑/血分布系数:指脑中药物浓度与血中药物浓度达平衡时的比值,系数大的药物易进入脑组织,使麻醉作用增强,诱导期缩短。⑤吸入麻醉药主要经肺以原形排出,肺通气量大、脑/血和血/气分布系数低的药物较易排出,麻醉苏醒快。

(二) 常用药物

1. 乙醚(anesthetic ether)　无色澄明易挥发液体,有特殊臭味,易燃易爆,易氧化生成过氧化物及乙醛,增加毒性。麻醉浓度乙醚对呼吸和血压无影响,对心、肝、肾毒性也小。肌松作用较强;诱导期和苏醒期较长,易发生意外。

2. 恩氟烷(enflurane)**及异氟烷**(isoflurane)　起效快、苏醒快;麻醉深度易于调整;肌松良好;不增加心肌对儿茶酚胺敏感性;对呼吸道无明显刺激;反复使用无明显副作用。用于麻醉诱导和维持。

3. 地氟烷(desflurane)　麻醉诱导、苏醒快;麻醉作用较弱。用于成年人麻醉诱导和维持。诱导时易出现分泌物增多、咳嗽等呼吸道刺激症状,故不宜用于儿童(12岁以下)的吸入麻醉诱导。

4. 七氟烷(sevoflurane)　麻醉诱导、苏醒迅速;深度易于控制;能增强和延长非去极化肌松药的肌松作用;对心脏功能影响小。对呼吸道无刺激,可用于儿童麻醉诱导和维持。

5. 氧化亚氮(nitrous oxide)　又名笑气,麻醉效能很低;镇痛作用强;诱导、苏醒较快;对心肌略有抑制作用;对呼吸和肝、肾功能无不良影响。主要用于诱导麻醉或与其他全身麻醉药配伍使用。

二、静脉麻醉药

与吸入麻醉药相比，静脉麻醉药的缺点包括：①除氯胺酮外，余无镇痛作用；②肌松作用不完全；③麻醉深度不宜调控；④消除较慢。优点包括：①使用方便；②不刺激呼吸道；③麻醉诱导迅速。

1. 丙泊酚(propofol)　短效静脉麻醉药，起效快，维持时间短。对呼吸道无刺激，可降低脑代谢率和颅内压，用于短小手术的麻醉诱导和维持。静脉注射过快可引起呼吸和/或心脏暂停、血压下降。

2. 硫喷妥钠(pentothal sodium)　为超短效巴比妥类药物。优点是起效快，降低脑血流量和脑代谢率，不升高颅内压；缺点是抑制呼吸，镇痛效应差，肌肉松弛不完全，易诱发喉头和支气管痉挛(可用阿托品预防；支气管哮喘者禁用)。临床主要用于麻醉诱导。

3. 咪达唑仑(midazolam)　为短效水溶性苯二氮䓬类药物。起效快、维持时间短，作用强于地西泮，对循环系统影响小，可降低颅内压。主要用于不宜使用硫喷妥钠的危重患者，用于心血管和颅脑手术的麻醉；或麻醉前给药用于抗焦虑和遗忘或镇静。

4. 氯胺酮(ketamine)　为唯一具有镇痛作用的非巴比妥类静脉麻醉药。对体表镇痛作用明显，内脏镇痛作用差，但诱导迅速；对呼吸影响轻微，对心血管具有明显兴奋作用。可引起分离麻醉(意识和感觉的分离)。适用于短时的体表小手术麻醉，如烧伤清创、切痂、植皮等。

5. 依托咪酯(etomidate)　为超短效静脉麻醉药。对呼吸和心血管影响小，适用于老年人和有心血管系统疾病的患者。

6. 羟丁酸钠(sodium oxybate)　为毒性低的催眠性静脉麻醉药。起效较慢，作用时间较长，对心血管影响小，作为麻醉诱导或维持时的辅助用药，适用于老人、儿童及不宜用硫喷妥钠患者。

三、复合麻醉

复合麻醉(combined anesthesia)是指同时或先后应用两种或两种以上的全麻药和麻醉辅助药物(麻醉性镇痛药、肌松药)，以满足手术条件和术后镇痛，同时减少麻醉药的用量，减少不良反应。

1. 麻醉前给药　指病人进入手术室前应用的药物，以减轻患者的精神负担、改善麻醉效果。如服用苯巴比妥或地西泮使病人消除紧张情绪；注射阿片类镇痛药，以增强麻醉效果；注射阿托品以防止唾液及支气管分泌所致的吸入性肺炎。

2. 基础麻醉　进入手术室前给予大剂量催眠药，如巴比妥类等，使患者进入深睡状态，在此基础上进行麻醉，可使药量减少，麻醉平稳。常用于小儿。

3. 诱导麻醉　应用诱导期短的硫喷妥钠或氧化亚氮，使患者迅速进入外科麻醉期，避免诱导期的不良反应，然后改用他药维持麻醉。

4. 合用肌松药　在麻醉同时注射肌松药，以满足手术时肌肉松弛的要求。

5. 低温麻醉　合用氯丙嗪使体温在物理降温时下降至较低水平（30～34℃），降低心、脑等生命器官的耗氧量。

6. 控制性降压　加用短时作用的血管扩张药硝普钠或钙拮抗剂使血压适度适时下降，并抬高手术部位，以减少出血。常用于颅脑手术。

复习简表

药物	作用机制	作用特点	主要不良反应
吸入麻醉药			
地氟烷	增强 GABA 功能 拮抗 NMDA 受体	诱导快、苏醒快、效能较低	抑制呼吸和循环、刺激呼吸道
恩氟烷	同上	诱导快、苏醒快、效能强	抑制呼吸和循环
异氟烷	同上	诱导快、苏醒快、效能强	抑制呼吸和循环
七氟烷	同上	诱导快、苏醒快、效能强	抑制呼吸和循环
氧化亚氮	同上	诱导快、苏醒快、效能极低	抑制呼吸和循环
静脉麻醉药			
丙泊酚	增强 GABA 功能	快速、短效	抑制呼吸和循环
硫喷妥钠	同上	快速、短效	抑制呼吸和循环、喉头和支气管痉挛
咪达唑仑	同上	起效较慢、维持时间较长，抗焦虑、镇静	抑制呼吸
氯胺酮	拮抗 NMDA 受体	快速、短效，分离麻醉，镇痛	心血管明显兴奋
依托咪酯	增强 GABA 功能	快速、超短效	术后易致恶心、呕吐
羟丁酸钠	增强 GABA 功能	起效较慢，作用时间较长	谵妄、肌肉抽动

精选习题

一、单选题

A 型题

1. 具有分离麻醉作用的全麻药是（　　）
   A. 硫喷妥钠　　B. 丙泊酚　　C. 恩氟烷
   D. 氧化亚氮　　E. 氯胺酮
2. 可引起呼吸抑制、喉痉挛和支气管痉挛的全麻药是（　　）
   A. 丙泊酚　　B. 氧化亚氮　　C. 恩氟烷
   D. 硫喷妥钠　　E. 氯胺酮
3. 具有镇痛作用的静脉全麻药是（　　）
   A. 丙泊酚　　B. 依托咪酯　　C. 氯胺酮
   D. 硫喷妥钠　　E. 咪达唑仑
4. 吸入氧化亚氮，迅速进入外科麻醉期称为（　　）
   A. 麻醉前给药　　B. 基础麻醉　　C. 分离麻醉
   D. 诱导麻醉　　E. 神经安定麻醉

5. 下列全麻药叙述错误的是(　　)

A. 氧化亚氮的麻醉作用快而较弱,骨骼肌松弛不完全

B. 硫喷妥钠麻醉作用快而短,骨骼肌松弛不完全

C. 乙醚的麻醉作用较强,诱导期长,骨骼肌松弛较完全

D. 氯胺酮麻醉作用起效慢,镇痛作用弱,维持时间长

E. 恩氟烷麻醉诱导快、苏醒较慢、效能强

6. 吸入性麻醉药的吸收及其作用的深浅快慢首先取决于药物在(　　)

A. 肺泡气体中的浓度　　B. 血液中的浓度　　C. 中枢神经系统的浓度

D. 作用部位的浓度　　E. 肺排出的快慢

B 型题

A. 阿托品　　B. 异氟烷　　C. 氧化亚氮

D. 氯丙嗪　　E. 巴比妥类、地西泮

7. 性质稳定,麻醉效价强度低,镇痛作用较强的麻醉药是(　　)

8. 为消除手术病人的精神紧张,手术前常用的药物是(　　)

A. 氯胺酮　　B. 硫喷妥钠　　C. 丙泊酚

D. 吗啡　　E. 氧化亚氮

9. 对心血管有明显的兴奋作用,用于体表小手术的麻醉药是(　　)

10. 临床用于诱导麻醉、基础麻醉和外科小手术,但支气管哮喘者禁用的是(　　)

X 型题

11. 恩氟烷和异氟烷的作用特点有(　　)

A. 对呼吸道无明显刺激　　B. 诱导平稳,苏醒快

C. 肌肉松弛良好　　D. 不增加心肌对儿茶酚胺的敏感性

E. 无明显副作用

12. 麻醉前给予不同药物的目的是(　　)

A. 增加麻醉镇痛效果　　B. 减少麻醉药用量　　C. 防止吸入性肺炎

D. 镇静消除紧张情绪　　E. 达到满意的肌松作用

13. 硫喷妥钠静脉麻醉的特点有(　　)

A. 肌松作用好　　B. 镇痛作用不强　　C. 麻醉作用迅速无兴奋期

D. 对呼吸有明显抑制作用　　E. 易诱发喉头和支气管痉挛

14. 常用的复合麻醉方法是(　　)

A. 麻醉前给药　　B. 合用肌松药　　C. 基础麻醉

D. 低温麻醉　　E. 诱导麻醉

15. 常用的吸入性麻醉药有(　　)

A. 硫喷妥钠　　B. 氧化亚氮　　C. 七氟烷

D. 恩氟烷　　E. 异氟烷

二、填空题

1. 常用的复合麻醉方法有________、________、________、________、________、________。

2. 根据给药途径不同,全麻药可分为________和________。

三、中英文药名对译

1. 恩氟烷　　7. pentothal sodium

2. 异氟烷　　8. midazolam

3. 地氟烷
4. 七氟烷
5. 氧化亚氮
6. 丙泊酚
9. ketamine
10. etomidate
11. sodium oxybate
12. combined anesthesia

四、问答题

1. 简述吸入麻醉药的作用机制。
2. 简述与吸入麻醉药相比静脉麻醉药的优缺点。

参考答案

一、选择题

1. E 2. D 3. C 4. D 5. D 6. A 7. C 8. E 9. A 10. B 11. ABCDE 12. ABCDE 13. BCDE 14. ABCDE 15. BCDE

二、填空题

1. 麻醉前给药,基础麻醉,诱导麻醉,合用肌松药,低温麻醉,控制性降压
2. 静脉麻醉药,吸入麻醉药

三、中英文药名对译

1. enflurane
2. isoflurane
3. desflurane
4. sevoflurane
5. nitrous oxide
6. propofol
7. 硫喷妥钠
8. 咪达唑仑
9. 氯胺酮
10. 依托咪酯
11. 羟丁酸钠
12. 复合麻醉

四、问答题

1. 吸入麻醉药的作用机制有以下 5 个方面。①脂溶性学说:麻醉强度与脂溶性成正比。②直接激活 $GABA_A$ 受体或间接调节 $GABA_A$ 受体对 GABA 的敏感性。③增强甘氨酸受体功能,促氯离子通道开放,氯离子内流,使膜超极化。④抑制 NMDA 受体。⑤激动神经细胞膜钾通道,促钾外流,引起膜超极化。

2. 与吸入麻醉药相比,静脉麻醉药的缺点包括:①除氯胺酮外,余无镇痛作用;②肌松作用不完全;③麻醉深度不宜调控;④消除较慢。优点包括:①使用方便;②不刺激呼吸道;③麻醉诱导迅速。

(李文媛)

第十六章 镇静催眠药

学 习 要 点

睡眠障碍(失眠症)、焦虑症是影响人类生活质量的常见疾病,采用药物治疗是缓解失眠和焦虑症状的重要手段。此类药物随剂量增加可逐步产生镇静和催眠作用,因此统称为镇静催眠药,包括苯二氮䓬类、巴比妥类和水合氯醛等。

一、苯二氮䓬类

本类药可通过血脑屏障,与脑内苯二氮䓬受体结合,激动受体,促进 GABA 与$GABA_A$受体结合,使 Cl^- 通道开放频率增加,Cl^- 内流增加,细胞膜超极化,增强了 GABA 能神经的中枢抑制作用。在中枢产生抗焦虑、镇静催眠、抗惊厥、抗癫痫和中枢性肌肉松弛作用,临床上用于治疗焦虑症、麻醉前给药(具有短暂性记忆缺失)、失眠(对快动眼睡眠影响小,停药反跳症状较轻)、惊厥(破伤风、子痫、小儿高热和药物中毒引起)、癫痫持续状态、中枢神经病变和局部病变引起的肌张力增高及肌肉痉挛。本类药毒性小,安全范围大,久用可产生耐受性和依赖性,症状比巴比妥类药物要轻。过量中毒可用苯二氮䓬受体拮抗剂氟马西尼解救。可通过胎盘屏障和随乳汁分泌,有致畸性,孕妇和哺乳期妇女禁用。

1. 地西泮(安定) 长效苯二氮䓬类药物,血浆蛋白结合率高达 99%,抗惊厥作用强,是治疗癫痫持续状态的首选药物。

2. 三唑仑 口服吸收快,具有较强的抗惊厥作用。

二、巴比妥类

本类药使 Cl^- 通道开放时间增加,Cl^- 内流增加,细胞膜超极化,增强了 GABA 能神经的中枢抑制作用。随剂量增大对中枢抑制作用逐渐增强,相继出现镇静、催眠、抗惊厥、抗癫痫和麻醉作用,过量可导致中枢麻痹、死亡。因其易出现耐受和成瘾性,且停药反跳症状严重,现已很少用于镇静催眠。

1. 苯巴比妥 可用于治疗癫痫大发作和癫痫持续状态。

2. 硫喷妥钠 可用于静脉麻醉和诱导麻醉。

三、其他镇静催眠药

水合氯醛 口服和灌肠均易吸收,起效快,具有镇静、催眠、抗惊厥作用,不影响快动眼睡眠时相,停药反跳症状轻,对胃肠刺激性大,消化性溃疡患者禁用,主要用于顽固性失眠和破伤风、子痫、小儿高热所致惊厥。久用可产生耐受和成瘾性。

复习地图

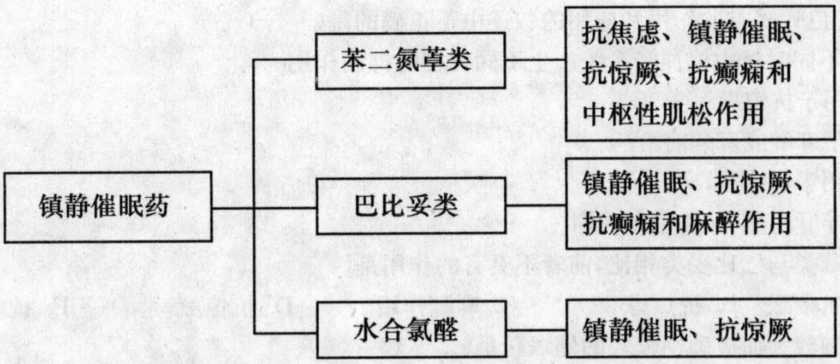

精选习题

一、选择题

A 型题

1. 地西泮的作用机制是(　　)
   A. 不通过受体,直接抑制中枢
   B. 作用于苯二氮䓬受体,增加 GABA 与 GABA 受体的亲和力
   C. 作用于 GABA 受体,增强体内抑制性递质的作用
   D. 诱导生成一种新蛋白质而起作用
   E. 以上都不是
2. 下列关于地西泮的不良反应的叙述,错误的是(　　)
   A. 治疗量可见困倦等中枢抑制作用　B. 治疗量口服可产生心血管抑制
   C. 大剂量常见共济失调等肌张力降低现象　D. 长期服用可产生习惯性、耐受性、成瘾性
   E. 久用突然停药可产生戒断症状如失眠
3. 有关地西泮的叙述,错误的是(　　)
   A. 抗焦虑作用强,焦虑症首选　B. 可致短暂记忆缺失,用于麻醉前给药
   C. 中枢性肌松,可用于大脑损伤所致肌肉僵直　D. 抗惊厥作用强,可用于治疗破伤风惊厥
   E. 抗癫痫作用强,可用于治疗癫痫大发作
4. 地西泮不具有的作用是(　　)
   A. 镇静　B. 抗抑郁　C. 抗癫痫　D. 抗焦虑　E. 中枢性肌松
5. 有关地西泮的叙述错误的是(　　)
   A. 抗焦虑作用选择性高　B. 可用于抗抑郁　C. 可用于麻醉前给药
   D. 具有中枢性肌松作用　E. 口服比肌内注射吸收完全
6. 氟马西尼主要作用机制是(　　)
   A. 增强乙酰胆碱的作用
   B. 增强谷氨酸和天门冬氨酸的作用
   C. 与 BZ 受体结合拮抗苯二氮䓬类药物的效应
   D. 降低 GABA 的作用
   E. 降低去甲肾上腺素能神经元兴奋性
7. 苯二氮䓬药物急性中毒的特效解毒药物是(　　)

A. 尼可刹米　B. 洛贝林　C. 氟马西尼　D. 贝美格　E. 以上都不对

8. 不缩短快波睡眠时间，成瘾性较轻的催眠药是（　）

A. 苯巴比妥　B. 地西泮　C. 哌替啶　D. 苯妥英钠　E. 氯丙嗪

9. 下列关于巴比妥类的作用和应用的叙述中不正确的是（　）

A. 剂量不同时对中枢神经系统产生不同程度的抑制作用

B. 均可用于抗惊厥

C. 可用于麻醉或麻醉前给药

D. 均可用于抗癫痫

E. 可诱导肝药酶，加速自身代谢

10. 苯二氮䓬类与巴比妥类相比，前者不具有的作用是（　）

A. 镇静、催眠　B. 抗焦虑　C. 麻醉作用　D. 抗惊厥　E. 抗癫痫作用

11. 安全范围较大而成瘾性较轻的催眠药是（　）

A. 硫喷妥钠　B. 地西泮　C. 水合氯醛　D. 苯巴比妥　E. 氯丙嗪

12. 巴比妥类药物随剂量由小到大依次为（　）

A. 镇静、催眠、抗惊厥、麻醉　B. 催眠、镇静、麻醉、抗惊厥

C. 镇静、催眠、麻醉、抗惊厥　D. 镇静、抗惊厥、麻醉、催眠

E. 镇静、麻醉、抗惊厥、催眠

13. 下列有关口服水合氯醛的描述中正确的是（　）

A. 不刺激胃黏膜　B. 不具有抗惊厥作用　C. 催眠作用发生快

D. 长期应用不产生耐药　E. 兼有镇痛作用

14. 水合氯醛不用于（　）

A. 顽固性失眠　B. 小儿高热惊厥　C. 溃疡病伴焦虑不安

D. 破伤风病人惊厥　E. 子痫病人的烦躁、惊厥

15. 具有镇静、催眠、抗惊厥、抗癫痫作用的药物是（　）

A. 苯妥英钠　B. 苯巴比妥　C. 水合氯醛　D. 扑米酮　E. 戊巴比妥钠

16. 催眠作用近似生理睡眠，可取代巴比妥类催眠的是（　）

A. 水合氯醛　B. 地西泮　C. 氯氮䓬　D. 甲丙氨酯　E. 以上都不对

B 型题

A. 苯巴比妥　B. 地西泮　C. 水合氯醛　D. 硫喷妥钠　E. 氟马西尼

17. 对快动眼相睡眠影响小，可缩短非快动眼相睡眠的药物是（　）

18. 短期内反复应用可以产生耐受性的药物是（　）

19. 消化性溃疡患者禁用的药物是（　）

20. 可拮抗苯二氮䓬受体的药物是（　）

21. 可用于诱导麻醉的药物是（　）

X 型题

22. 能增强中枢 GABA 作用的药物有（　）

A. 地西泮　B. 水合氯醛　C. 苯巴比妥　D 三唑仑　E. 氟马西尼

23. 对地西泮的描述正确的是（　）

A. 小剂量即能抗焦虑

B. 剂量加大，依次产生镇静、催眠、抗惊厥、抗癫痫、麻醉等作用

C. 安全范围大，成瘾性小

D. 用于催眠，其依赖性、耐受性、反跳现象均较巴比妥类轻

E. 其作用机制与抑制中枢 GABA 功能有关

24. 苯二氮䓬类的中枢作用机制，下列叙述正确的是(　　)
A. 激活苯二氮䓬受体　B. 增强GABA能神经的突触抑制效应
C. 增加Cl^-通道开放频率　D. 促进GABA与受体结合
E. 延长Cl^-通道开放时间

25. 地西泮的临床应用包括(　　)
A. 焦虑症　B. 麻醉前给药　C. 小儿高热惊厥　D. 诱导麻醉　E. 癫痫持续状态

26. 巴比妥类药物的作用特点是(　　)
A. 明显缩短快动眼睡眠时相　B. 易产生耐受性和依赖性　C. 可抗惊厥和抗癫痫
D. 可抗焦虑　E. 可用于麻醉

二、填空题

1. 常用的镇静催眠药包括________、________和________三类。
2. 地西泮的药理作用有________、________、________和________。
3. 巴比妥类对中枢神经系统的作用随剂量加大，依次引起________、________、________、________等作用。

三、中英文药名对译

1. diazepam　4. 硫喷妥钠
2. phenobarital　5. 水合氯醛
3. 三唑仑

四、问答题

1. 简述苯二氮䓬类药物的药理作用和临床用途。
2. 苯二氮䓬类为什么可以取代巴比妥类在催眠方面的作用？

参考答案

一、选择题

1. B　2. B　3. E　4. B　5. B　6. C　7. C　8. B　9. D　10. C　11. B　12. A　13. C　14. C　15. B　16. B　17. B　18. A　19. C　20. E　21. D　22. ACD　23. ACD　24. ABCD　25. ABCE　26. ABCE

二、填空题

1. 苯二氮䓬类，巴比妥类，水合氯醛
2. 抗焦虑，镇静催眠，抗癫痫和抗惊厥，中枢性肌松
3. 镇静，催眠，抗惊厥，麻痹

三、中英文药名对译

1. 地西泮　5. chloral hydrate
2. 苯巴比妥　4. phentothal sodium
3. triazolam

四、问答题

1. 答：苯二氮䓬类药物的药理作用有抗焦虑，镇静催眠，抗癫痫和抗惊厥，中枢性肌松；临床用途有焦虑症，镇静，失眠，癫痫持续状态，惊厥，大脑损伤致肌肉僵直。

2. 答：苯二氮䓬类取代巴比妥类在催眠方面的作用的原因：

(1) 苯二氮䓬类安全范围大，对呼吸、循环系统一直作用轻，加大剂量不引起麻醉；(2)对快动眼睡眠影响小，停药后代偿性反跳出现多梦等症状相对较轻；(3)依赖性、戒断症状相对较轻。

(李晓明　刘　浩)

第十七章　抗癫痫药和抗惊厥药

学习要点

一、抗癫痫药

癫痫是一种慢性、反复性、突然发作性大脑功能失调，其特征为脑神经元突发性异常高频放电并向周围扩散。治疗原则为抑制脑神经元突发性异常高频放电和抑制放电向周围扩散。主要治疗方法是使用抗癫痫药控制症状。

1. 苯妥英钠(大仑丁)　常用抗癫痫药，口服吸收慢、不规则，呈强碱性，肌注刺激性大，脂溶性高，血浆蛋白结合率约为 90%，易通过血脑屏障，为肝药酶诱导剂。血药浓度低于 10μg/ml 时，按一级动力学消除；高于 10μg/ml 时，按零级动力学消除。苯妥英钠通过加强脑内 GABA 的中枢抑制作用和干扰神经细胞膜上的 Na^+、K^+、Ca^{2+} 通道发挥作用。临床上是治疗癫痫大发作和单纯局限性发作的首选药，还可用于治疗中枢疼痛综合征和强心苷中毒所致室性心律失常，但对小发作无效，甚至可加重病情。长期应用苯妥英钠最常见牙龈增生。

2. 卡马西平　广谱抗癫痫药，可阻滞 Na^+ 通道，抑制癫痫灶及其周围神经元放电并可增强 GABA 的中枢抑制作用。临床上是治疗癫痫大发作和单纯局限性发作的首选药，用于治疗中枢疼痛综合征疗效优于苯妥英钠。

3. 苯巴比妥(鲁米那)　可抑制 Na^+、Ca^{2+} 内流和增强 GABA 的功能，抑制病灶神经元高频异常放电核扩散产生抗癫痫作用。临床上用于治疗癫痫大发作和癫痫持续状态疗效好。

4. 扑米酮　与苯妥英钠和卡马西平合用有协同作用，只用于其他药物不能控制的癫痫患者。

5. 乙琥胺　是治疗失神小发作的首选药，对其他癫痫无效。

6. 丙戊酸钠　广谱抗癫痫药，可用于治疗各种类型的癫痫，对失神小发作的疗效优于乙琥胺，但因其肝毒性不做首选。

7. 苯二氮䓬类　地西泮是治疗癫痫持续状态的首选药物；硝西泮主要用于癫痫小发作。

二、抗惊厥药

惊厥是由于多种原因引起的中枢神经系统过度兴奋、全身骨骼肌不自主强烈收缩的综合征。常用抗惊厥药有苯二氮䓬类、巴比妥类、水合氯醛和硫酸镁。

硫酸镁　Mg^{2+} 和 Ca^{2+} 化学性质相似，特异性竞争 Ca^{2+} 结合位点，拮抗 Ca^{2+} 作用，使 Ach 释放减少，导致骨骼肌松弛。口服可产生导泻和利胆的作用，注射给药可产生降血压和抗惊厥的作用。临床上主要用于缓解子痫、破伤风等惊厥。过量中毒可缓慢注射氯化钙或葡萄糖酸钙对抗。

复习地图

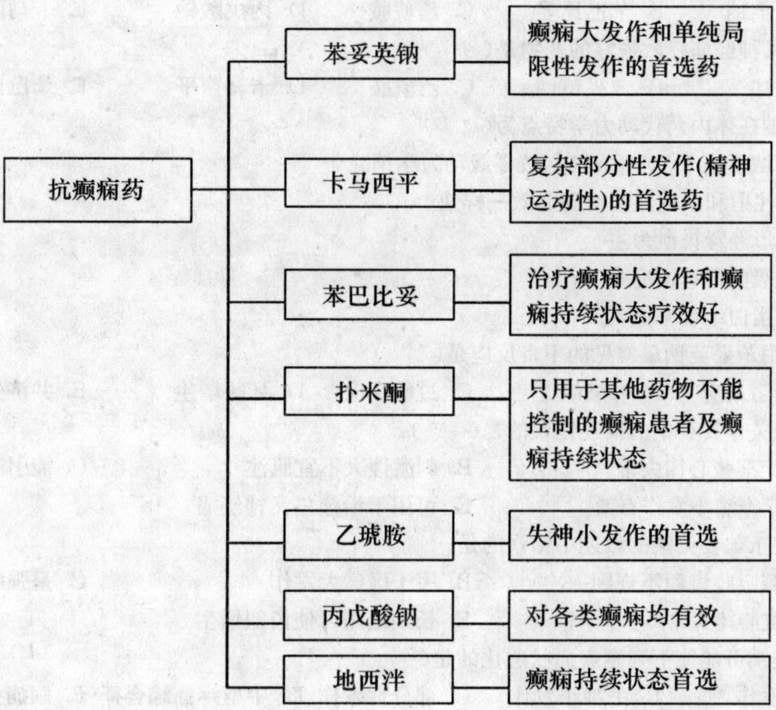

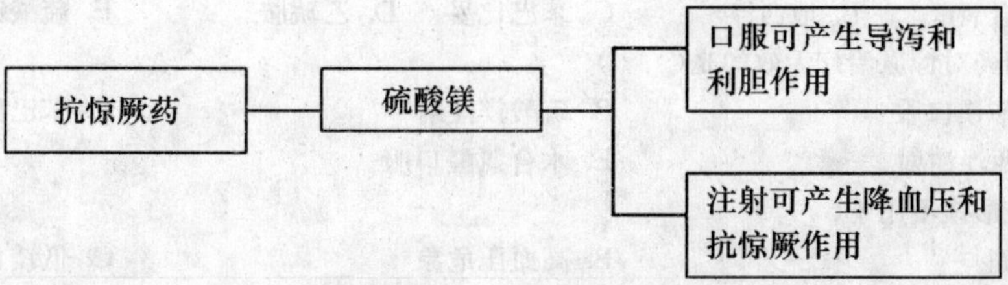

精选习题

一、选择题

A 型题

1. 用于癫痫持续状态的首选药是(　　)

　A. 硫喷妥钠静注 B. 苯妥英钠肌注 C. 地西泮静注 D. 戊巴比妥钠肌注 E. 水合氯醛灌肠

2. 治疗癫痫大发作及部分性发作最有效的药是(　　)

　A. 地西泮　B. 苯巴比妥　C. 苯妥英钠　D. 乙琥胺　E. 乙酰唑胺

3. 对癫痫大发作疗效高，且无催眠作用的首选药是(　　)

　A. 苯巴比妥　B. 苯妥英钠　C. 安定　D. 乙琥胺　E. 丙戊酸钠

4. 治疗癫痫大发作或局限性发作，最有效的药物是(　　)

A. 氯丙嗪　B. 地西泮　C. 乙琥胺　D. 苯妥英钠　E. 卡马西平

5. 治疗癫痫小发作的首选药物是(　　)

A. 乙琥胺　B. 苯妥英钠　C. 苯巴比妥　D. 扑米酮　E. 地西泮

6. 对癫痫大、小发作、精神运动性发作均有效的药物是(　　)

A. 苯妥英钠　B. 苯巴比妥　C. 乙琥胺　D. 丙戊酸钠　E. 卡马西平

7. 治疗三叉神经痛疗效最好的药物是(　　)

A. 地西泮　B. 苯妥英钠　C. 乙琥胺　D. 卡马西平　E. 苯巴比妥

8. 苯妥英钠在体内药代动力学特点为(　　)

A. 血药浓度高于 10μg/ml 时，按零级动力学消除

B. 静脉注射和肌内注射给药起效一样快

C. 以原形经肾排泄为主

D. 口服吸收迅速而完全

E. 血浆蛋白结合率低

9. 长期应用苯妥英钠最常见的不良反应是(　　)

A. 胃肠道反应　B. 叶酸缺乏　C. 过敏反应　D. 牙龈增生　E. 共济失调

10. 下列有关苯妥英钠的描述错误的是(　　)

A. 治疗某些心律失常　B. 刺激性大不宜肌注　C. 能引起齿龈增生

D. 治疗癫痫小发作有效　E. 可用于治疗三叉神经痛

11. 下列关于苯妥英钠的叙述中错误的是(　　)

A. 口服吸收慢而不规则　B. 用于癫痫大发作　C. 呈强酸性

D. 可抗心律失常　E. 长期应用可使齿龈增生

12. 苯妥英钠可能使下列癫痫症状恶化的是(　　)

A. 大发作　B. 失神小发作　C. 部分性发作　D. 中枢疼痛综合征　E. 癫痫持续状态

13. 不用于抗惊厥的药物是(　　)

A. 水合氯醛　B. 地西泮　C. 苯巴比妥　D. 乙琥胺　E. 硫酸镁

14. 下列用药对惊厥治疗无效的是(　　)

A. 硫酸镁口服　B. 硫酸镁注射　C. 苯巴比妥注射

D. 地西泮注射　E. 水合氯醛口服

15. 静注硫酸镁不用于(　　)

A. 子痫　B. 高血压危象　C. 低镁血症

D. 各种原因引起的惊厥　E. 导泻

16. 硫酸镁中毒引起血压下降时最好选用(　　)

A. 肾上腺素　B. 去甲肾上腺素　C. 异丙肾上腺素

D. 葡萄糖　E. 氯化钙

B 型题

A. 苯妥英钠　B. 卡马西平　C. 乙琥胺　D. 丙戊酸钠　E. 地西泮

17. 治疗癫痫持续状态的首选药是(　　)

18. 可用于治疗失神小发作的药物是(　　)

19. 广谱抗癫痫药是(　　)

20. 对中枢疼痛综合征疗效最好的药物是(　　)

21. 可用于治疗癫痫又可用于治疗心律失常的药物是(　　)

X型题

22. 对癫痫大发作有效的药物有( )
    A. 地西泮 B. 卡马西平 C. 苯妥英钠 D. 乙琥胺 E. 丙戊酸钠
23. 治疗癫痫小发作有效的药是( )
    A. 苯巴比妥 B. 苯妥英钠 C. 卡马西平 D. 乙琥胺 E. 丙戊酸钠
24. 苯妥英钠的临床应用是( )
    A. 抗癫痫 B. 治疗中枢疼痛综合征 C. 局部麻醉
    D. 抗小儿高热引起的惊厥 E. 抗心律失常
25. 能抗惊厥的药物有( )
    A. 安定 B. 水合氯醛 C. 苯巴比妥 D. 硫酸镁 E. 苯妥英钠
26. 硫酸镁的药理作用有( )
    A. 降低血压 B. 抑制呼吸 C. 松弛骨骼肌 D. 松弛血管平滑肌 E. 抑制中枢

二、填空题

1. 可用于治疗癫痫大发作的药物有________、________、________和________。
2. 可用于治疗癫痫小发作的药物有________、________。
3. 临床常用的抗惊厥药物有________、________、________和________。

三、中英文药名对译

1. phenytoin sodium
2. carbamazepine
3. ethosuximide
4. 苯巴比妥
5. 丙戊酸钠
6. 硫酸镁

四、问答题

请举一例说明药物的给药途径对药物作用的影响。

参考答案

一、选择题

1. C 2. C 3. B 4. D 5. A 6. D 7. D 8. A 9. D 10. D 11. C 12. B 13. D 14. A 15. E 16. E 17. E 18. C 19. D 20. B 21. A 22. BCE 23. DE 24. ABC 25. ABCD 26. ACD

二、填空题

1. 苯妥英钠,卡马西平,苯巴比妥,丙戊酸钠
2. 乙琥胺,丙戊酸钠
3. 苯二氮䓬类,巴比妥类,水合氯醛,硫酸镁

三、中英文药名对译

1. 苯妥英钠
2. 卡马西平
3. 乙琥胺
4. phenobarbital
5. sodium valproate
6. magnesium sulfate

四、问答题

答:硫酸镁口服可产生导泻和利胆的作用,而注射给药可产生抗惊厥和降血压的作用,此为给药途径不同对药物作用产生的影响。

(李晓明 刘 浩)

第十八章　抗精神失常药

学 习 要 点

一、抗精神病药

精神分裂症是以思维、情感、行为之间不协调，精神活动与现实脱离为主要特征的最常见的一类精神病。发病机制主要与中脑-边缘通路和中脑-皮质通路多巴胺能神经亢进有关，因此本类药通过阻断脑内多巴胺(DA)受体治疗精神分裂症及其他精神失常的躁狂症状。根据化学结构，本类药分为四类：吩噻嗪类、硫杂蒽类、丁酰苯类和其他类。

(一) 吩噻嗪类

1. 氯丙嗪(chlorpromazine，冬眠灵)　DA受体拮抗剂，可阻断中脑-边缘系统通路和中脑-皮质通路DA受体产生镇静安定、抗精神病作用；阻断黑质-纹状体通路DA受体产生锥体外系不良反应(如急性肌张力障碍，静坐不能，帕金森综合征，迟发性运动障碍等)；阻断结节-漏斗通路DA受体使催乳素分泌增加，促性腺激素、糖皮质激素和生长激素分泌减少；阻断延髓催吐化学感受区的DA受体及直接抑制呕吐中枢产生镇吐作用；阻断α受体可使血管扩张，血压下降(可翻转肾上腺素的升压作用)；阻断M受体产生抗胆碱作用，产生口干、视力模糊、眼压升高、便秘等不良反应；此外还可抑制下丘脑体温调节中枢，不仅降低发热患者的体温，也可降低正常体温，可使体温随外界环境温度的变化而变化；还可增强镇痛药、镇静催眠药、麻醉药等中枢抑制剂的作用。临床上可用于治疗精神分裂症及其他精神失常的躁狂症状，呕吐(晕动病引起的呕吐无效)、顽固性呃逆，也可用于低温麻醉和人工冬眠(氯丙嗪、异丙嗪、哌替啶组成冬眠合剂，配合物理降温，可使患者深睡，体温、基础代谢率及组织耗氧量均降低，增强患者对缺氧的耐受力，减轻机体对伤害性刺激的反应，机体处于的这种状态称为人工冬眠，多用于严重感染、高热惊厥、甲状腺危象等疾病的辅助治疗)。氯丙嗪引起的帕金森综合征可用苯海索治疗，左旋多巴无效。

2. 奋乃静、氟奋乃静和三氟拉嗪　吩噻嗪类抗精神病药，与氯丙嗪相比抗精神病作用强而持久，起效快，镇静作用较弱，对妄想、幻觉、退缩、情感淡漠等症状疗效较好，对兴奋症状疗效较差。

3. 硫利达嗪　吩噻嗪类抗精神病药，镇静作用明显，抗精神病作用不如氯丙嗪，锥体外系反应轻，主要用于伴有焦虑、紧张、抑郁及躯体感觉异常的精神病患者。

(二) 硫杂蒽类

1. 氯普噻吨　抗幻觉、妄想作用不及氯丙嗪，有抗抑郁作用，适用于带有强迫状态或焦虑抑郁情绪的精神分裂症、焦虑性神经官能症和更年期抑郁症患者。锥体外系不良反应较轻。

2. 氟哌噻吨　抗精神病作用与氯丙嗪相似，有一定的抗抑郁焦虑作用，镇静作用弱，锥体外系反应多见。用于治疗抑郁症或伴焦虑的抑郁症。因其具有特殊的激动效应，禁用于躁狂症患者。

（三）丁酰苯类

1. 氟哌啶醇　抗精神病和镇吐作用强大而持久，起效快，对以兴奋、幻觉、妄想为主要表现的各种急慢性精神病疗效较好。

2. 氟哌利多　起效快，具有强大的镇静安定作用，维持时间短，临床上主要用于增强镇痛药的作用，与芬太尼配伍实施神经安定镇痛术。

（四）其他类

1. 氯氮平　苯二氮䓬类新型抗精神病药，起效快，几乎无锥体外系和内分泌系统的不良反应，主要用于其他抗精神病药无效或锥体外系反应过强的患者。

2. 五氟利多　口服长效抗精神分裂症药，抗精神病作用较强，也有镇吐作用，适用于急慢性精神分裂症。

3. 舒必利　属苯甲酰胺类，选择性阻断中脑-边缘系统的 DA 受体，适用于紧张型精神分裂症患者。

4. 利培酮　第二代非典型抗精神病药，能阻断 DA 受体和 5-HT 受体，对精神分裂症患者的认知功能障碍和继发性抑郁均有治疗作用，适用于治疗首发急性和慢性精神分裂症患者。

二、抗躁狂症药

躁狂症主要表现为情绪高涨、烦躁不安、活动过度，以及思维、言语不能自制。临床上主要应用抗精神病药和碳酸锂治疗。

碳酸锂　治疗量时对正常人精神活动无影响，但对躁狂症及精神病的躁狂症状疗效显著，对抑郁症也有一定疗效。主要用于治疗躁狂症和控制精神病的躁狂症状，与氯丙嗪合用可产生协同作用。

三、抗抑郁症药

抑郁症主要表现为情绪低落、抑郁消极等，严重者可出现自残或自杀行为，可能是由于脑内 5-HT 缺乏，并伴有 NA 不足所致。抗抑郁症药通过抑制脑内神经元对 5-HT 和 NA 的再摄取发挥作用。常用抗抑郁药包括三环类抗抑郁症药、NA 再摄取抑制剂、5-HT 再摄取抑制剂及其他抗抑郁药。

（一）三环类抗抑郁症药

1. 丙米嗪（米帕明）　抑制脑内神经元对 NA 和 5-HT 的再摄取，使突触间隙递质浓度升高，促进突触传递功能；还可阻断 M 胆碱受体，产生阿托品样作用。主要用于各种抑郁症治疗，对内源性抑郁症、更年期抑郁症疗效好，反应性抑郁症疗效较好，而对精神分裂症伴随的抑郁症状效果较差；也可用于焦虑症、惊恐症和遗尿症的治疗。

2. 阿米替林 对5-HT再摄取抑制作用强于对NA再摄取的抑制作用；镇静催眠作用强，适用于各种抑郁症和抑郁状态。

3. 氯米帕明 对5-HT再摄取有较强的抑制作用，其代谢产物对NA再摄取也有较强的抑制作用，适用于抑郁症、强迫症、恐惧症和发作性睡眠引起的肌肉松弛。

4. 多塞平 可抑制脑内神经元对NA和5-HT的再摄取，抗焦虑、镇静作用强，适用于抑郁症和焦虑症的治疗。

（二）NA再摄取抑制剂

地昔帕明、马普替林、去甲替林 选择性抑制NA的再摄取，适用于脑内NA缺乏引起的抑郁症。

（三）5-HT再摄取抑制剂

氟西汀、帕罗西汀、舍曲林 选择性抑制5-HT的再摄取，具有抗抑郁和抗焦虑双重作用，适用于各类抑郁症、焦虑症。

（四）其他抗抑郁药

1. 曲唑酮 用于治疗抑郁症，具有镇静作用，适于夜间给药。

2. 米安舍林 四环类抗抑郁药，通过抑制负反馈使NA释放增加产生抗抑郁作用。

3. 米氮平 通过阻断突触前膜 α_2 受体而增加NA释放发挥抗抑郁症作用。

复习地图

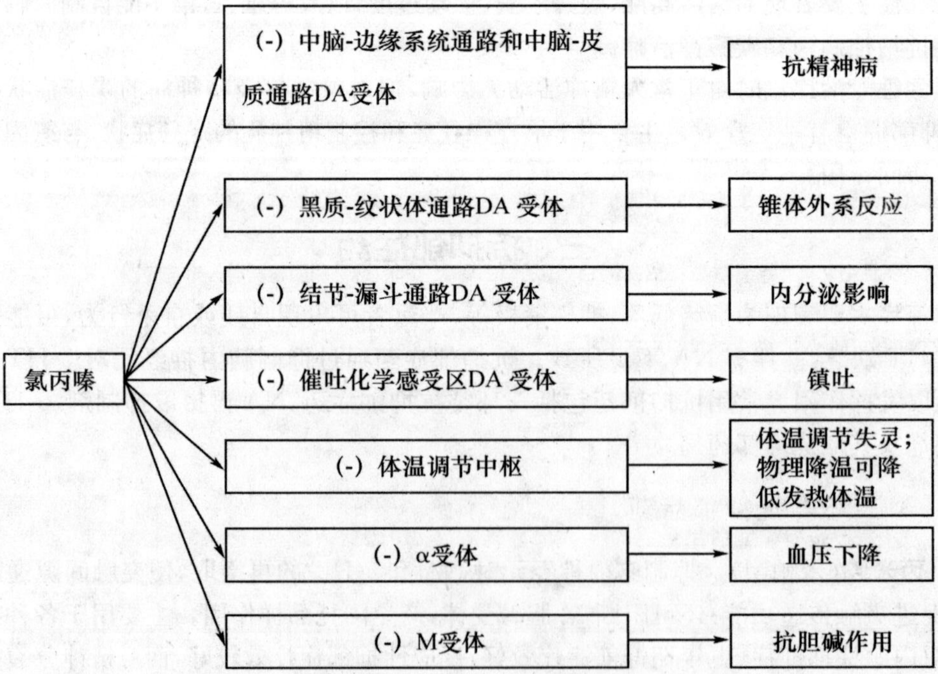

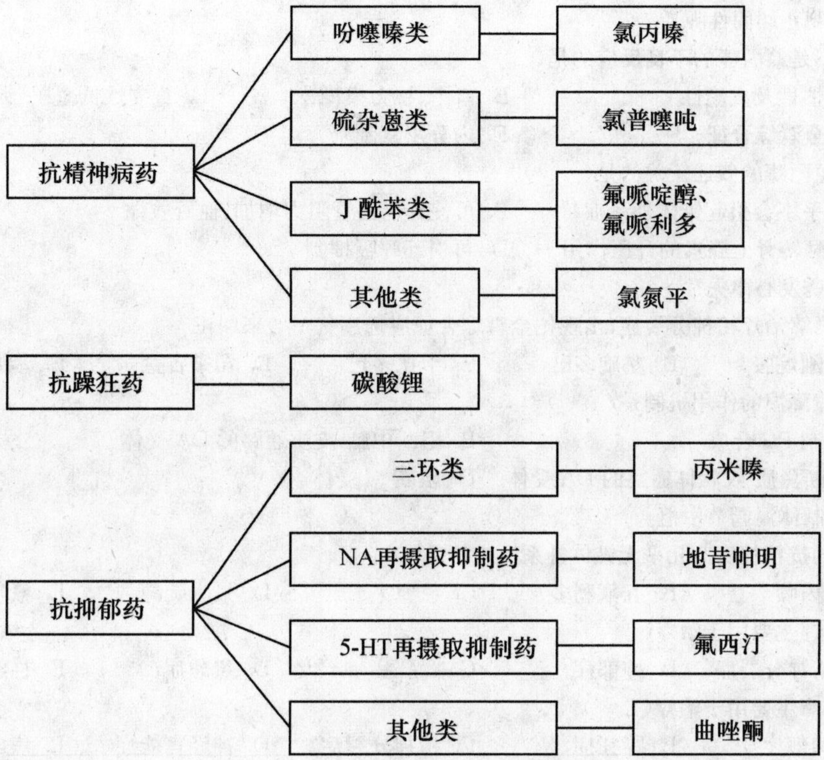

精 选 习 题

一、选择题

A 型题

1. 有关氯丙嗪的药理作用错误的描述是(　　)
   A. 阻断中脑-皮质和中脑边缘系统通路多巴胺受体，产生抗精神分裂症作用
   B. 阻断黑质-纹状体通路多巴胺受体，产生锥体外系反应
   C. 阻断外周 M 受体，产生口干
   D. 阻断外周 α 受体，引起直立性低血压
   E. 阻断中枢 M 受体，产生镇静作用
2. 氯丙嗪引起的锥体外系反应不包括(　　)
   A. 迟发性运动障碍　　B. 肌张力降低　　C. 急性肌张力障碍
   D. 静坐不能　　E. 帕金森综合征
3. 不能用于纠正氯丙嗪引起的血压下降的药物是(　　)
   A. 去甲肾上腺素　　B. 肾上腺素　　C. 去氧肾上腺素
   D. 间羟胺　　E. 多巴胺
4. 有关氯丙嗪的叙述，下述错误的是(　　)
   A. 能对抗吗啡的催吐作用
   B. 抑制呕吐中枢
   C. 能阻断延脑催吐化学感受区的 DA 受体
   D. 对各种原因所致的呕吐都有止吐作用

E. 能制止顽固性呃逆

5. 下列不是氯丙嗪的不良反应的是( )

A. 习惯性及成瘾性　B. 口干、视力模糊　C. 直立性低血压

D. 帕金森综合征　E. 内分泌紊乱

6. 关于氯丙嗪的叙述正确的是( )

A. 几乎不会引起锥体外系症状　B. 可使外周血管阻力增加,血管收缩

C. 可翻转肾上腺素的升压作用　D. 可引起呼吸抑制

E. 可诱发心律失常

7. 用氯丙嗪治疗精神分裂症,出现帕金森综合征应选用( )来纠正

A. 金刚烷胺　B. 左旋多巴　C. 卡比多巴　D. 司来吉兰　E. 苯海索

8. 氯丙嗪降温的作用机制是( )

A. 抑制 PG 合成　B. 阻断中脑-皮质通路的 DA 受体

C. 阻断黑质-纹状体通路的 DA 受体　D. 阻断 M 受体

E. 抑制体温调节中枢

9. 下列的抗精神病药几乎无锥体外系反应的是( )

A. 氯丙嗪　B. 五氟利多　C. 氯氮平　D. 氟哌啶醇　E. 氟哌噻吨

10. 碳酸锂主要用于治疗( )

A. 精神分裂症　B. 抑郁症　C. 躁狂症　D. 焦虑症　E. 神经官能症

11. 丙米嗪主要用于治疗( )

A. 抑郁症　B. 躁狂症　C. 精神分裂症　D. 神经官能症　E. 焦虑症

12. 下列疾病,用氯丙嗪疗效最好的是( )

A. 焦虑症　B. 躁狂抑郁症　C. 晕动病　D. 精神分裂症　E. 抑郁症

13. 氯丙嗪具有镇吐作用,其作用部位是( )

A. 延髓催吐化学感受区　B. 黑质-纹状体　C. 大脑皮质

D. 胃黏膜感受器　E. 下丘脑

14. 对氯丙嗪药理作用描述不正确的是( )

A. 具有抗胆碱作用　B. 具有抗肾上腺素作用

C. 具有抗精神病作用　D. 具有镇吐作用

E. 具有抗心绞痛作用

15. 长期应用氯丙嗪引起最常见的不良反应是( )

A. 消化道反应　B. 锥体外系反应　C. 内分泌失调　D. 过敏反应　E. 骨髓抑制

16. 氯丙嗪不具备的作用是( )

A. 抑制体温调节　B. 镇静、安定　C. 抗惊厥　D. 抗精神病　E. 镇吐

17. 下列药物可用于其他抗精神病药无效或锥体外系反应过强的患者的是( )

A. 氯丙嗪　B. 氟哌啶醇　C. 奋乃静　D. 氯氮平　E. 舒必利

18. 具有抗抑郁抗焦虑作用的抗精神病药是( )

A. 氯丙嗪　B. 五氟利多　C. 氟哌利多　D. 氯氮平　E. 丙米嗪

19. 下列药物是 5-HT 再摄取抑制剂的是( )

A. 氟西汀　B. 丙米嗪　C. 阿米替林　D. 氯氮平　E. 多塞平

20. 能够与芬太尼配伍实施神经安定镇痛术的药物是( )

A. 氯丙嗪　B. 多塞平　C. 碳酸锂　D. 氟哌利多　E. 丙米嗪

B 型题

A. 氯丙嗪 B. 氟哌利多 C. 碳酸锂 D. 多塞平 E. 氯氮平

21. 可用于其他抗精神病药无效的精神病患者的药物是( )
22. 配合物理降温用于低温麻醉的药物是( )
23. 可用于治疗焦虑症和抑郁症的药物是( )
24. 可与镇痛药合用于神经安定镇痛术的药物是( )
25. 与氯丙嗪合用治疗躁狂症产生协同作用的药物是( )

X 型题

26. 氯丙嗪能阻断多种受体,包括( )
A. DA 受体 B. GABA 受体 C. 5-HT 受体 D. α 受体 E. M 受体
27. 对氯丙嗪的描述正确的是( )
A. 阻断中脑边缘系统和中脑皮质系统的 DA 受体产生抗精神病作用
B. 阻断黑质-纹状体通路 DA 受体产生锥体外系反应
C. 引起的帕金森综合征可用左旋多巴治疗
D. 镇吐作用强大,对各种呕吐均有效
E. 引起的体位性低血压不能用肾上腺素升压
28. 下列对氯丙嗪的描述错误的是( )
A. 阻断 DA 受体产生抗精神病作用 B. 降温作用随外界环境温度而变化
C. 镇吐作用强大,对各种呕吐均有效 D. 阻断 M 受体,引起口干、便秘
E. 引起的直立性低血压可用肾上腺素升压
29. 关于氯丙嗪的药理作用机制正确的是( )
A. 阻滞外周肾上腺素受体产生血压下降
B. 阻滞外周胆碱受体产生口干、便秘
C. 阻滞边缘系统胆碱受体产生抗精神病作用
D. 阻滞结节漏斗多巴胺受体产生影响内分泌作用
E. 阻滞黑质纹状体胆碱受体产生锥体外系症状
30. 氯丙嗪的临床用途有( )
A. 低温麻醉 B. 顽固性呃逆 C. 躁狂症 D. 镇痛 E. 人工冬眠
31. 氯丙嗪对中枢的作用有( )
A. 抗精神病 B. 镇吐 C. 抑制体温调节 D. 镇咳 E. 镇静安定
32. 组成冬眠合剂的药物包括( )
A. 氯丙嗪 B. 丙米嗪 C. 氯氮平 D. 异丙嗪 E. 哌替啶
33. 下列属于吩噻嗪类的抗精神病药是( )
A. 氯丙嗪 B. 奋乃静 C. 氯氮平 D. 氟奋乃静 E. 氟哌利多
34. 氯丙嗪引起的锥体外系不良反应包括( )
A. 帕金森综合征 B. 肌张力降低 C. 静坐不能 D. 急性肌张力障碍 E. 迟发性运动障碍
35. 下列药物属于三环类抗抑郁药的是( )
A. 氟西汀 B. 多塞平 C. 丙米嗪 D. 阿米替林 E. 马普替林

二、填空题

1. 氯丙嗪的主要作用是________和________作用,同时具有________作用以及影响自主神经和内分泌的作用。

2. 氯丙嗪通过阻断________和________通路的 DA 受体发挥抗精神病作用,阻断________通路的 DA

受体产生锥体外系不良反应,可用________对抗。

3. 氯丙嗪的中枢作用有________、________、________、________。

4. 精神分裂症首选________,躁狂症首选________,抑郁症首选________。

5. 氯丙嗪的临床用途有________、________、________、________。

三、中英文药名对译

1. chlorpromazine	5. 奋乃静
2. droperidol	6. 多塞平
3. clozapine	7. 氟哌啶醇
4. imipramine	8. 碳酸锂

四、问答题

1. 请从脑内 4 条多巴胺能神经通路分析氯丙嗪的药理作用和不良反应。

2. 请叙述氯丙嗪的药理作用和临床用途。

3. 请叙述氯丙嗪的主要不良反应。

参考答案

一、选择题

1. E 2. B 3. B 4. D 5. A 6. C 7. E 8. E 9. C 10. C 11. B 12. D 13. A 14. E 15. B 16. C 17. D 18. E 19. A 20. D 21. E 22. A 23. D 24. B 25. C 26. ADE 27. ABE 28. CE 29. ABD 30. ABCE 31. ABCE 32. ADE 33. ABD 34. ACDE 35. BCD

二、填空题

1. 镇静安定,抗精神病,镇吐

2. 中脑-皮质,中脑-边缘系统,黑质-纹状体,苯海索

3. 抗精神病,镇吐,抑制体温调节,增强其他中枢抑制剂作用

4. 氯丙嗪,碳酸锂,丙米嗪

5. 精神分裂症,呕吐和顽固性呃逆,低温麻醉,人工冬眠

三、中英文药名对译

1. 氯丙嗪	5. perphenazine
2. 氟哌利多	6. doxepin
3. 氯氮平	7. haloperidol
4. 丙米嗪	8. lithium carbonate

四、问答题

1. 答:氯丙嗪阻断中脑-边缘系统通路和中脑-皮质通路 DA 受体产生镇静安定、抗精神病作用;阻断黑质-纹状体通络 DA 受体产生锥体外系不良反应;阻断结节-漏斗通路 DA 受体使催乳素分泌增加,促性腺激素、糖皮质激素和生长激素分泌减少。

2. 答:氯丙嗪药理作用主要有 3 个方面。

(1) 对中枢的作用:镇静安定、抗精神病作用;镇吐作用;抑制下丘脑体温调节;增强其他中枢抑制剂的作用。

(2) 对自主神经系统的影响:阻断 α 受体可使血管扩张,血压下降;阻断 M 受体产生抗胆碱作用,产生口干、视力模糊、眼压升高、便秘等。

(3) 对内分泌的影响:使催乳素分泌增加,促性腺激素、糖皮质激素和生长激素分泌减少。

临床用途包括：精神分裂症及其他精神失常的躁狂症状，呕吐、顽固性呃逆，低温麻醉和人工冬眠。

3. 答：氯丙嗪的主要不良反应分为一般不良反应和锥体外系反应。(1)一般不良反应包括：嗜睡、淡漠、无力(中枢抑制症状)；口干、无汗、便秘、视力模糊、眼压升高(M受体阻断症状)；鼻塞、血压下降、直立性低血压及反射性心动过速(α受体阻断症状)等。(2)锥体外系反应包括：帕金森综合征、急性肌张力障碍、静坐不能、迟发性运动障碍等锥体外系症状。

(李晓明　刘　浩)

第十九章 镇痛药

学习要点

疼痛是机体对伤害性刺激引起的一种防御性反应，剧烈疼痛不仅给患者带来痛苦和紧张不安，也可引起生理功能紊乱，甚至诱发休克。广义镇痛药包括麻醉性镇痛药和非麻醉性镇痛药。本章介绍的镇痛药是指通过激动中枢神经系统特定部位的阿片受体，消除或缓解疼痛，不影响患者的意识和其他感觉。因此类药易产生耐受性和依赖性(成瘾性)，又叫作麻醉性镇痛药。

一、阿片受体激动药

1. 吗啡(morphine)　口服首关消除明显，生物利用率低，常注射给药，可通过血脑屏障，激动脑内阿片受体产生镇痛作用。

(1) 药理作用　①在中枢可产生镇痛、镇静、致欣快、镇咳、呼吸抑制、缩瞳、致呕吐等作用。吗啡镇痛作用强大，对各种急慢性疼痛均有效，对持续性慢性钝痛作用大于间断性锐痛；可改善因疼痛引起的紧张、焦虑、恐惧等情绪反应，产生镇静作用；还可引起欣快症，表现为满足感和飘飘欲仙等；通过抑制呼吸中枢，降低呼吸中枢对 CO_2 敏感性和抑制呼吸调整中枢使患者呼吸抑制；可直接抑制延髓咳嗽中枢，产生镇咳作用；可使瞳孔括约肌收缩，瞳孔缩小，针尖样瞳孔是吗啡中毒的特征；可兴奋延髓催吐化学感受区，引起恶心、呕吐。②平滑肌：可兴奋胃肠道平滑肌，提高平滑肌及括约肌张力，减慢胃排空和肠蠕动，抑制排便反射和抑制消化性的分泌，产生便秘；可使胆道括约肌收缩，胆内压升高，引起上腹不适；可降低子宫张力、收缩的频率和幅度，对抗缩宫素的作用，延长产程；可提高膀胱括约肌和输尿管平滑肌张力，导致排尿困难和尿潴留；还能促进组胺释放，收缩支气管平滑肌，诱发或加重哮喘。③可抑制血管运动中枢，促进组胺释放，扩张血管，降低外周阻力，引起直立性低血压；因抑制呼吸使体内 CO_2 分压升高，引起脑血管扩张，颅内压升高。

(2) 临床用途　①镇痛：因易出现耐受性和依赖性，仅用于其他镇痛药无效的急性锐痛；用于胆绞痛、肾绞痛时，因可导致平滑肌张力增加，需与阿托品类解痉药合用；心肌梗死引起的剧痛，血压正常才可使用。②心源性哮喘：作用机制为扩张外周血管、降低外周阻力，减少回心血量，降低心脏前、后负荷，缓解肺水肿；抑制呼吸，缓解急促浅表呼吸；镇静作用消除患者焦虑、恐惧情绪，减轻心脏负担。③止泻：适用于减轻急慢性消耗性腹泻症状。

(3) 不良反应　长期反复应用易产生耐受性和药物依赖性，停药后可出现戒断症状。吗啡过量可引起急性中毒，可出现针尖样瞳孔的特征性表现，呼吸麻痹是致死主要原因，可用阿片受体拮抗剂纳洛酮解救对抗。

(4) 禁忌证　禁用于分娩止痛和哺乳期妇女止痛(可通过乳汁分泌，抑制新生儿呼吸)、支气管哮喘(原因:可抑制呼吸、抑制咳嗽反射,促进组胺释放收缩支气管)、肺心病、颅脑损伤致颅内压升高患者。

2. 可待因 镇痛作用为吗啡的1/12～1/10,镇咳作用为吗啡的1/4,主要用于中等程度疼痛的镇痛和剧烈刺激性干咳。

3. 哌替啶(pethidine,度冷丁) 人工合成阿片受体激动剂,药理作用与吗啡类似,镇痛作用弱于吗啡;镇静、致欣快、呼吸抑制、扩血管作用与吗啡相当;较少引起便秘和尿潴留;对妊娠末期子宫收缩无影响,不对抗缩宫素作用,故不延长产程,但产前2～4小时不宜用哌替啶,因为新生儿对哌替啶的抑制呼吸作用敏感。临床上用于镇痛、麻醉前给药、人工冬眠和心源性哮喘。长期反复应用可出现耐受性和成瘾性。急性中毒时不会出现针尖样瞳孔,可用纳洛酮解救中毒。

4. 美沙酮 人工合成阿片受体激动剂,镇痛强度与吗啡相似,优点耐受性和成瘾性发生慢,戒断症状较轻。临床主要用于急性锐痛,也可作为阿片类毒品成瘾后的替代药物进行戒毒治疗。

5. 芬太尼 短效镇痛药,镇痛效能为吗啡的100倍,起效快,主要用于各种剧痛,麻醉辅助用药和静脉复合麻醉。

二、阿片受体部分激动药

本类药的特点是小剂量或单独使用时,可激动某型阿片受体,表现为镇痛作用;当剂量加大或与激动药合用时,又可拮抗该受体,称为阿片受体部分激动药。本类药以镇痛作用为主,呼吸抑制作用和成瘾性等较轻。

1. 喷他佐辛(镇痛新) 镇痛作用为吗啡的1/3,呼吸抑制作用为吗啡的1/2,呼吸抑制程度不随剂量增加而加重,临床上用于各种慢性疼痛。

2. 布托啡诺、丁丙诺啡、纳布啡 均为阿片受体部分激动药,布托啡诺、丁丙诺啡镇痛作用强于吗啡,纳布啡与吗啡相当,成瘾性小,临床用于缓解中重度疼痛。

三、其他镇痛药

1. 曲马朵 人工合成可待因类似物,镇痛效果强于吗啡,镇咳作用为可待因的1/2,呼吸抑制作用弱,成瘾性小,适用于中等以上的急、慢性疼痛。

2. 延胡索乙素(罗通定) 消旋四氢帕马丁,镇痛作用与阿片受体无关,为非麻醉性镇痛药,具有镇静、安定、镇痛和中枢性肌肉松弛作用。适用于胃肠及肝胆系统疾病引起的钝痛、一般性头痛及脑震荡后头痛,也可用于痛经和分娩止痛。

四、阿片受体阻断药

纳洛酮 与各型阿片受体均有竞争性拮抗作用,首关消除明显,常注射给药,临床主要用于治疗阿片类药物急性中毒,也可用于阿片类药物成瘾者的鉴别诊断及急性酒精中毒的解救。

复习地图

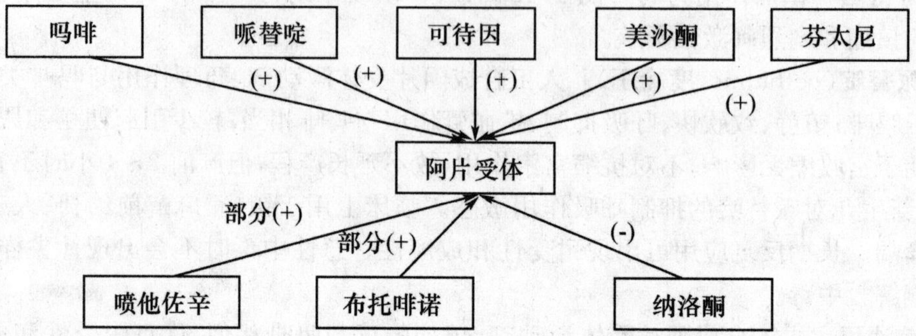

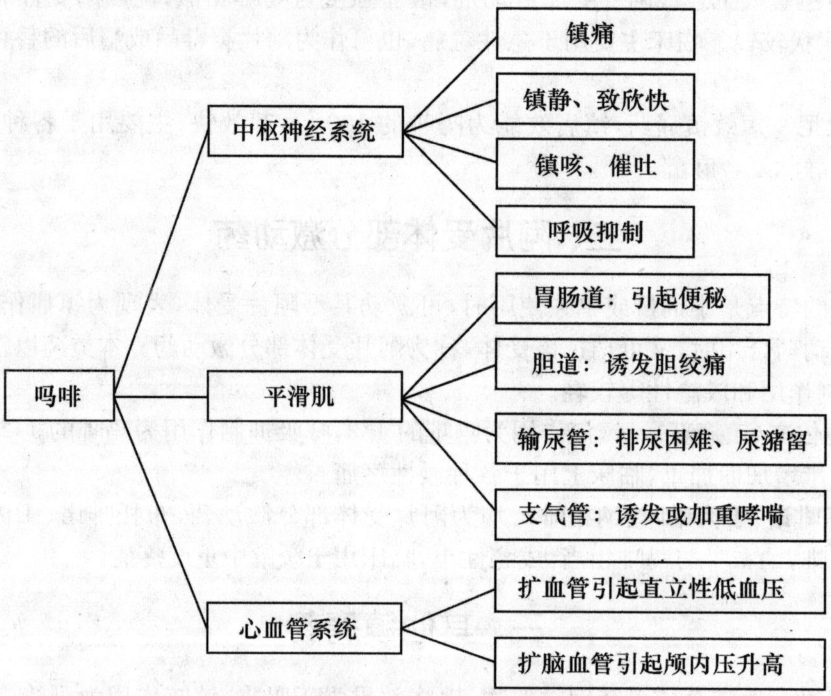

精选习题

一、选择题

A 型题

1. 阿片受体部分激动剂是(　　)

A. 吗啡　B. 纳洛酮　C. 哌替啶　D. 美沙酮　E. 喷他佐辛

2. 不属于哌替啶的适应证是(　　)

A. 术后疼痛　B. 人工冬眠　C. 心源性哮喘　D. 麻醉前给药　E. 支气管哮喘

3. 吗啡禁用于分娩止痛是由于(　　)

A. 抑制新生儿呼吸作用明显　B. 用药后易产生成瘾性

C. 新生儿代谢功能低易蓄积　D. 镇痛效果不佳

E. 可增强缩宫素作用

4. 吗啡可用于( )

A. 支气管哮喘 B. 阿司匹林诱发的哮喘 C. 季节性哮喘
D. 心源性哮喘 E. 慢性喘息性支气管炎

5. 吗啡不具有的作用是( )

A. 诱发哮喘 B. 抑制呼吸 C. 抑制咳嗽中枢 D. 外周血管扩张 E. 引起腹泻症状

6. 胆绞痛止痛应选用( )

A. 吗啡+地西泮 B. 哌替啶+阿托品 C. 哌替啶+地西泮
D. 可待因+阿托品 E. 喷他佐辛+阿托品

7. 吗啡镇痛作用原理是( )

A. 激动中枢阿片受体使P物质增多 B. 激动中枢阿片受体使P物质减少
C. 阻断中枢阿片受体使P物质减少 D. 阻断中枢阿片受体使P物质增多
E. 激动中枢阿片受体使P物质生成增加

8. 有关吗啡的药理作用下述错误的是( )

A. 呼吸抑制程度与剂量相关
B. 镇痛作用,且可产生欣快感和依赖性
C. 镇咳作用,缩瞳作用
D. 对正常人的心血管系统没有影响
E. 可由于释放组胺和直接作用于平滑肌而引起支气管收缩

9. 吗啡急性中毒的特征性体征为( )

A. 呼吸抑制 B. 血压下降 C. 体温下降 D. 抽搐 E. 针尖样瞳孔

10. 哌替啶与吗啡不同之处表现为( )

A. 便秘、尿潴留 B. 兴奋延髓催吐化学感受区
C. 外周血管扩张 D. 呼吸抑制
E. 恶心、呕吐

11. 吗啡最突出的不良反应是( )

A. 肺功能障碍 B. 呼吸抑制 C. 低血压 D. 循环抑制 E. 耐受性和成瘾性

12. 吗啡的适应证是( )

A. 支气管哮喘 B. 急性心肌梗死引起的急性疼痛
C. 严重肝功能障碍 D. 感冒头痛
E. 待产妇分娩疼痛

13. 肠梗阻术后镇痛可使用的药物是( )

A. 可待因 B. 喷他佐辛 C. 哌替啶 D. 纳洛酮 E. 阿托品

14. 吗啡常用注射给药的原因是( )

A. 口服不吸收 B. 片剂不稳定 C. 易被肠道破坏
D. 首关消除明显、生物利用度低 E. 口服刺激性大

15. 吗啡抑制呼吸的原因是( )

A. 抑制呼吸肌运动
B. 激动蓝斑核的阿片受体
C. 降低呼吸中枢对血液CO_2张力的敏感性
D. 阻断蓝斑核的阿片受体
E. 激动迷走神经的M受体

16. 吗啡降低血压的原因是(　　)

A. 抑制去甲肾上腺素释放　B. 激动脑内阿片受体

C. 直接扩张血管、促进组胺释放　D. 抑制心肌收缩

E. 激动迷走神经

17. 吗啡的镇痛作用最适用于(　　)

A. 其他镇痛药无效的急性锐痛　B. 风湿痛　C. 感冒头痛

D. 分娩疼痛　E. 神经痛

18. 解救吗啡急性中毒的特效药物是(　　)

A. 美沙酮　B. 喷他佐辛　C. 芬太尼　D. 氟马西尼　E. 纳洛酮

19. 可用于治疗吗啡成瘾者的戒断症状，减轻戒毒者痛苦的药物是(　　)

A. 芬太尼　B. 喷他佐辛　C. 美沙酮　D. 氯丙嗪　E. 纳洛酮

20. 对哌替啶描述错误的是(　　)

A. 与吗啡等效剂量时镇痛效力相同　B. 可用于人工冬眠

C. 反复使用可有成瘾性　D. 可提高胃肠平滑肌张力而致便秘

E. 用于胆绞痛需合用阿托品

21. 下列哪项不是哌替啶的用途(　　)

A. 镇痛　B. 麻醉前给药　C. 抗惊厥　D. 心源性哮喘　E. 人工冬眠

22. 哌替啶比吗啡应用多的原因是(　　)

A. 无便秘作用　B. 呼吸抑制作用轻

C. 作用较慢，维持时间短　D. 成瘾性较吗啡低

E. 对支气管平滑肌无影响

23. 产前 2～4 小时不宜用哌替啶的原因是(　　)

A. 产妇对哌替啶的抑制呼吸作用敏感

B. 新生儿对哌替啶的抑制呼吸作用敏感

C. 易恶心呕吐

D. 致直立性低血压

E. 可使脑血管扩张

24. 严重烫伤疼痛而难以入睡、最好选用(　　)

A. 哌替啶　B. 地西泮　C. 苯巴比妥　D. 氯丙嗪　E. 异戊巴比妥

25. 吗啡没有下列哪项作用(　　)

A. 镇静　B. 镇吐　C. 镇痛　D. 镇咳　E. 抑制呼吸

B 型题

A. 哌替啶　B. 纳洛酮　C. 喷他佐辛　D. 美沙酮　E. 芬太尼

26. 阿片受体的部分激动药(　　)

27. 镇痛作用强，主要用于麻醉辅助用药和复合麻醉(　　)

28. 可拮抗阿片受体(　　)

29. 可用于人工冬眠(　　)

30. 可用于阿片类毒品的戒毒治疗(　　)

X 型题

31. 吗啡的禁忌证有(　　)

A. 分娩止痛　B. 支气管哮喘　C. 脑损伤　D. 源性心脏病　E. 晚期癌症疼痛

32. 吗啡禁用于支气管哮喘及肺心病患者其原因是(　　)

A. 抑制呼吸中枢　　B. 抑制咳嗽反射　　C. 抑制心功能
D. 兴奋 M 胆碱受体，收缩支气管　　E. 释放组胺，收缩支气管

33. 吗啡治疗心源性哮喘是由于(　　)
A. 扩张外周血管，降低外周阻力，减轻心脏负荷
B. 扩张支气管，保持呼吸道通畅
C. 镇静作用有利于消除病人的焦虑恐惧情绪
D. 降低呼吸中枢对 CO_2 的敏感性，缓解浅快呼吸
E. 加强心肌收缩力，改善心功能

34. 哌替啶可用于(　　)
A. 骨折剧痛　　B. 胆绞痛
C. 血压正常的心梗剧痛　　D. 麻醉前给药
E. 人工冬眠

35. 哌替啶药理作用的特点是(　　)
A. 镇痛作用比吗啡弱　　B. 无镇咳作用　　C. 不引起便秘
D. 成瘾性比吗啡轻　　E. 不延缓产程

36. 吗啡与哌替啶的共同点是(　　)
A. 提高胃肠平滑肌张力　　B. 激动阿片受体　　C. 有成瘾性
D. 可用于镇咳　　E. 均可引起便秘

37. 吗啡的药理作用有(　　)
A. 镇静　　B. 镇吐　　C. 镇痛　　D. 镇咳　　E. 抑制呼吸

38. 关于吗啡的叙述正确的是(　　)
A. 对锐痛的治疗优于持续性钝痛　　B. 消除疼痛引起的焦虑紧张
C. 显著的呼吸抑制作用　　D. 可用于支气管哮喘的治疗
E. 可用于心源性哮喘

39. 下列属于阿片受体激动药的是(　　)
A. 吗啡　　B. 芬太尼　　C. 喷他佐辛　　D. 美沙酮　　E. 纳洛酮

40. 下列属于阿片受体部分激动药的是(　　)
A. 哌替啶　　B. 芬太尼　　C. 喷他佐辛　　D. 纳布啡　　E. 纳洛酮

二、填空题

1. 吗啡治疗心源性哮喘的原因是________、________、________。
2. 哌替啶的临床用途有________、________、________和________。
3. 吗啡对中枢神经系统的药理作用主要有________、________、________和________。
4. 吗啡禁用于分娩止痛，其原因是________，________。
5. 吗啡通过________发挥镇痛作用，主要不良反应为________，急性中毒的特征性表现为________，可用________对抗。

三、中英文药名对译

1. morphine　　4. 美沙酮
2. pethidine　　5. 纳洛酮
3. codeine　　6. 喷他佐辛

四、问答题

1. 吗啡为何可用于治疗心源性哮喘而禁用于支气管哮喘?

2. 吗啡的临床用途和不良反应有哪些?

3. 请叙述吗啡的药理作用和特点。

4. 哌替啶的临床用途有哪些?

参考答案

一、选择题

1. E 2. E 3. A 4. D 5. E 6. B 7. B 8. D 9. E 10. A 11. E 12. B 13. C 14. D 15. C 16. C 17. A 18. E 19. C 20. D 21. C 22. D 23. B 24. A 25. B 26. C 27. E 28. B 29. A 30. D 31. ABCD 32. ABE 33. ABCD 34. ABCDE 35. ABCDE 36. ABC 37. ACDE 38. BCE 39. ABD 40. CD

二、填空题

1. 扩张血管,降低外周阻力,减轻心脏前、后负荷,有利于消除肺水肿;镇静,有利于消除患者紧张、焦虑、恐惧情绪;抑制呼吸,缓解喘息症状

2. 镇痛,心源性哮喘,麻醉前给药,人工冬眠

3. 镇痛,镇静、致欣快,镇咳,呼吸抑制

4. 抑制新生儿呼吸,对抗缩宫素作用延长产程

5. 激动阿片受体,成瘾性,针尖样瞳孔,纳洛酮

三、中英文药名对译

1. 吗啡	4. methadone
2. 哌替啶	5. naloxone
3. 可待因	6. pentazocine

四、问答题

1. 答:吗啡治疗心源性哮喘原因:扩张血管,降低外周阻力,减轻心脏前、后负荷,有利于消除肺水肿;镇静,有利于消除患者紧张、焦虑、恐惧情绪;降低呼吸中枢对 CO_2 敏感性,缓解急促浅表呼吸症状。

吗啡不可用于治疗支气管哮喘原因:可抑制呼吸、抑制咳嗽反射,促进组胺释放收缩支气管。

2. 答:吗啡临床用途:①镇痛;②心源性哮喘;③止泻。

吗啡不良反应:①一般不良反应包括眩晕、恶心、呕吐、呼吸抑制、便秘、排尿困难、嗜睡、心动过缓、直立性低血压等;②成瘾性;③急性中毒。

3. 答:(1)中枢神经系统:①镇痛作用,特点为选择性高,高效,作用较持久,同时伴有镇静作用。对钝痛、锐痛、内脏绞痛均有效,治疗胆绞痛、肾绞痛需合用阿托品,提高机体对痛觉的耐受性,可产生欣快感;②抑制呼吸,抑制呼吸中枢,使呼吸频率减慢及潮气量减少,主要为降低呼吸中枢对 CO_2 的敏感性;③镇咳作用,因易成瘾一般不作镇咳用;④尚有缩瞳、恶心、呕吐等其他作用。(2)消化系统:有止泻和致便秘作用,也可使胆道括约肌收缩,使胆囊压力升高。(3)心血管系统:扩张阻力血管及容量血管,引起直立性低血压。

4. 答:哌替啶临床用途:镇痛,心源性哮喘,麻醉前给药,人工冬眠。

(李晓明 刘 浩)

第二十章　抗帕金森病和阿尔茨海默病药

学习要点

一、抗帕金森病药

帕金森病(PD)主要表现为进行性锥体外系功能障碍,发病机制是黑质多巴胺能神经元发生退行性病变导致纹状体内多巴胺不足,乙酰胆碱功能相对亢进。治疗策略主要是增强多巴胺功能或降低乙酰胆碱功能。故治疗药物有拟多巴胺类药和中枢抗胆碱药两类。

(一) 拟多巴胺药

1. 左旋多巴(L-dopa)　多巴胺的前体,可通过血脑屏障(多巴胺不能通过血脑屏障进入中枢)进入脑内,在纹状体突触前由多巴胺能神经末梢内的L-芳香族氨基酸脱羧酶脱羧转化为多巴胺,补充纹状体中多巴胺的不足而发挥治疗作用。治疗各类型PD病人。

2. 卡比多巴、苄丝肼　为外周L-芳香氨基酸脱羧酶抑制剂,可防止L-dopa在外周就转化为多巴胺,使进入中枢的L-dopa增加,增强疗效,减少不良反应。此类药应与L-dopa合用才有意义。

3. 溴隐亭、普拉克索、吡贝地尔　为多巴胺受体激动剂,通过激动黑质-纹状体通路多巴胺受体发挥抗PD作用。溴隐亭小剂量还可用于回乳、肢端肥大症。

4. 司来吉兰　通过选择性抑制黑质-纹状体中的MAO-B,减少DA降解,增加其脑内浓度。

5. 恩他卡朋、托卡朋　为选择性COMT抑制剂,延长L-dopa的$t_{1/2}$,同时增加脑对L-dopa的摄取。前者主要是外周作用,后者有外周和中枢作用,为重症患者长期使用左旋多巴后疗效下降及“开-关”现象的辅助治疗。

6. 金刚烷胺　促进多巴胺神经元释放多巴胺,抑制DA再摄取,还有直接激动DA受体和较弱的抗胆碱作用。起效快,维持时间短。

(二) 中枢抗胆碱药

苯海索　阻断中枢M受体,减轻纹状体中Ach的作用;主要用于轻症患者、不能耐受L-dopa及抗精神病药所引起的锥体外系反应。

二、治疗阿尔茨海默病药

阿尔茨海默病(AD)病理生理学机制涉及大脑皮质及海马胆碱能神经损伤(胆碱能神经元、Ach合成以及M_2受体数量均减少,M_1受体与药物的亲和力下降)、β淀粉样蛋白(Aβ)毒性、炎症反应及自由基损伤。临床主要用胆碱酯酶抑制剂、M受体激动药和N-甲基-D-天冬氨酸(NMDA)受体非竞争性拮抗剂治疗。

1. 胆碱酯酶抑制剂 多奈哌齐、石杉碱甲、加兰他敏、卡巴拉丁等均已用于AD的治疗。

2. M受体激动药 占诺美林选择性阻断M_1受体，改善AD患者认知功能和动作行为。

3. NMDA受体非竞争性拮抗剂 美金刚，具有保护神经元，改善认知功能障碍，提高记忆力作用。

复习地图

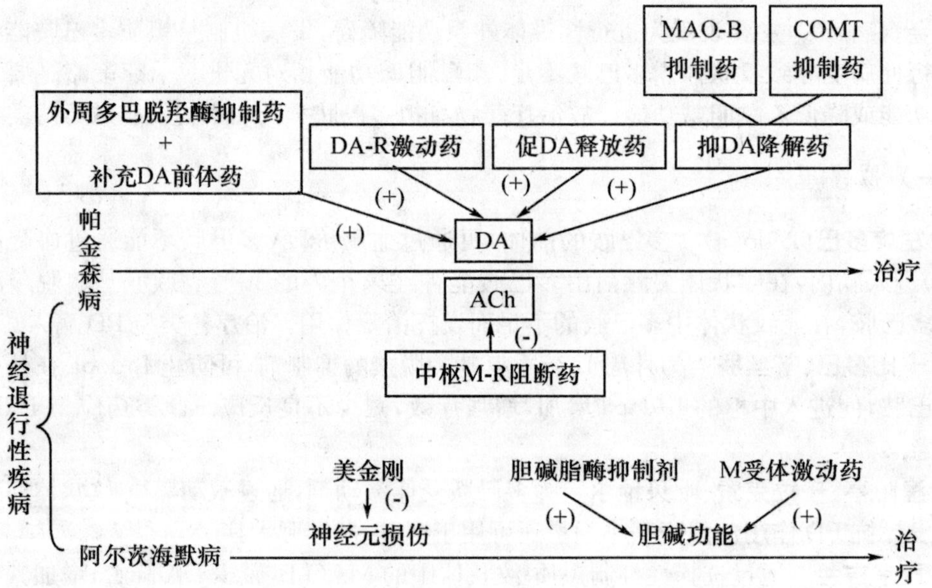

精选习题

一、选择题

A型题

1. 用于治疗阿尔茨海默病的第二代胆碱酯酶抑制剂是( )
   A. 新斯的明　B. 毛果芸香碱　C. 毒扁豆碱　D. 多奈哌齐　E. 甲拌磷
2. 能明显改善阿尔茨海默病患者认知功能的M受体激动药是( )
   A. 毛果芸香碱　B. 多奈哌齐　C. 占诺美林　D. 乙酰胆碱　E. 氯贝胆碱
3. 与左旋多巴合用治疗帕金森病可增强疗效的药物是( )
   A. 卡比多巴　B. 维生素B_6　C. 氯丙嗪　D. 阿托品　E. 地西泮
4. 苯海索治疗治疗帕金森病的机制是( )
   A. 阻断中枢的DA受体　B. 促进DA能神经末梢DA的合成
   C. 阻断中枢胆碱受体　D. 直接激动胆碱受体
   E. 阻断外周胆碱受体
5. 卡比多巴与左旋多巴合用可( )

A. 抑制外周左旋多巴脱羧，提高脑内多巴胺的浓度
B. 减慢左旋多巴肾脏排泄，提高脑内多巴胺的浓度
C. 卡比多巴直接激动多巴胺受体，增强左旋多巴的疗效
D. 抑制多巴胺的再摄取，增强左旋多巴的疗效
E. 减少左旋多巴在肝中的代谢

6. 左旋多巴不会引起的不良反应是(　　)
A. “开-关”现象　　B. 直立性低血压
C. 舞蹈样异常运动　　D. 精神错乱
E. 肝性脑病

7. 金刚烷胺治疗帕金森病的主要机制是(　　)
A. 补充纹状体多巴胺的不足
B. 促进纹状体残存的多巴胺能神经元释放多巴胺
C. 激动中枢胆碱受体
D. 强的中枢性抗胆碱作用
E. 促进 DA 能神经末梢 DA 的合成

8. 下列因能促进左旋多巴脱羧，不宜与左旋多巴合用的药物是(　　)
A. 苯海索　　B. 卡比多巴　　C. 金刚烷胺　　D. 维生素 B_6　　E. 苄丝肼

9. 卡比多巴治疗帕金森病的机制是(　　)
A. 激动中枢多巴胺受体　　B. 抑制外周左旋多巴脱羧
C. 阻断中枢胆碱受体　　D. 抑制多巴胺的再摄取
E. 阻断中枢 5-HT 受体

10. 溴隐亭治疗帕金森病的机制是(　　)
A. 激动黑质纹状体通路的多巴胺受体
B. 阻断中枢胆碱受体
C. 抑制多巴胺的再摄取
D. 补充纹状体多巴胺的不足
E. 激动结节-漏斗通路的多巴胺受体

B 型题

A. 选择性激动 M_1 受体
B. 在脑内转变为 DA，补充纹状体中 DA 之不足
C. 阻断中枢胆碱受体
D. 可减少催乳素和生长激素释放
E. 有抗病毒作用

11. 左旋多巴(　　)
12. 金刚烷胺(　　)
13. 溴隐亭(　　)
14. 苯海索(　　)
15. 占诺美林(　　)

A. 胆碱酯酶抑制剂　　B. 拟多巴胺药
C. M 胆碱受体激动药　　D. 抗胆碱药
E. N-甲基-D-天冬氨酸(NMDA)受体非竞争拮抗药

16. 美金刚属于(　　)

17. 多奈哌齐属于(　　)
18. 加兰他敏(　　)

X 型题

19. 左旋多巴抗帕金森病的作用特点有(　　)
    A. 对轻症病人疗效好　　B. 对年轻病人疗效好
    C. 对肌肉僵直者疗效差　　D. 对肌肉震颤者疗效差
    E. 起效较慢,但作用持久
20. 关于卡比多巴的叙述正确的是(　　)
    A. 不易通过血脑屏障　　B. 是芳香氨基酸脱羧酶抑制剂
    C. 可提高左旋多巴的疗效　　D. 减轻左旋多巴的外周副作用
    E. 单用也有抗帕金森病的作用
21. 现在临床用于阿尔茨海默病的治疗药物主要有(　　)
    A. 胆碱酯酶抑制剂　　B. 拟多巴胺药
    C. M 胆碱受体激动药　　D. 抗胆碱药
    E. N-甲基-D-天冬氨酸(NMDA)受体非竞争拮抗药
22. 不宜与左旋多巴合用的药物是(　　)
    A. 维生素 B_6　　B. 利舍平　　C. 卡比多巴　　D. 苄丝肼　　E. 氯丙嗪
23. 抗帕金森病的胆碱受体阻断药有(　　)
    A. 金刚烷胺　　B. 丙环定　　C. 苯海索　　D. 溴隐亭　　E. 卡比多巴
24. 关于金刚烷胺的叙述正确的是(　　)
    A. 起效快,用药数日即可获最大疗效　　B. 长期用药可见皮肤网状青斑
    C. 促进 DA 释放,抑制 DA 再摄取　　D. 直接激动 DA 受体
    E. 抗胆碱作用较强

二、填空题

1. 抗帕金森病药可分为________和________两大类。
2. 溴隐亭小剂量可用于________和________,大剂量可治疗________。
3. 左旋多巴用于治疗________,其作用机制是________,合用________通过抑制外周________,可增强左旋多巴的疗效。

三、中英文药名对译

1. levodopa　　5. 卡比多巴
2. bromocriptine　　6. 金刚烷胺
3. benzhexol　　7. 美金刚
4. donepezil　　8. 石杉碱甲

四、问答题

1. 左旋多巴治疗帕金森病的机制是什么？加用卡比多巴的意义何在？
2. 比较左旋多巴与苯海索抗帕金森病作用机制与特点。

参考答案

一、选择题

1. D　2. C　3. A　4. C　5. A　6. E　7. B　8. D　9. B　10. A　11. B　12. E　13. D　14. C　15. A

16. E　17. A　18. A　19. ABDE　20. ABCD　21. ACE　22. ABE　23. ABC　24. ABCD

二、填空题

1. 拟多巴胺类药，胆碱受体阻断药

2. 回乳，肢端肥大症，帕金森病

3. 帕金森病，在脑内转变为 DA 补充纹状体中 DA 不足，卡比多巴，芳香氨基酸脱羧酶

三、中英文药名对译

1. 左旋多巴　　5. Carbidopa

2. 溴隐亭　　6. Amantadine

3. 苯海索　　7. Memantine

4. 多奈哌齐　　8. Huperzine

四、问答题

1. 答：左旋多巴是多巴胺的前体，通过血脑屏障后，主要在纹状体突触前由多巴胺能神经末梢内的 L-芳香族氨基酸脱羧酶脱羧转化为多巴胺，补充纹状体中多巴胺的不足而发挥治疗作用。卡比多巴为 L-芳香氨基酸脱羧酶抑制剂，与 L-dopa 合用时能抑制后者在外周的脱羧，使进入中枢神经系统的 L-dopa 增加，使用量减少，而明显减少副作用。

2、答：机制：左旋多巴主要在纹状体突触前由多巴胺能神经末梢内的 L-芳香族氨基酸脱羧酶脱羧转化为多巴胺，补充纹状体中多巴胺的不足而发挥治疗作用。

苯海索阻断中枢 M 受体，减轻纹状体中 Ach 的作用。

特点：左旋多巴对轻症病人和年轻病人疗效好；对肌肉僵直和运动困难者疗效好，对肌肉震颤者疗效差；起效较慢，但作用持久。

苯海索对肌肉僵直和运动困难者疗效差，对肌肉震颤者疗效差好，有阿托品样副作用，但较弱。

（杨智承）

第二十一章　其他具有中枢作用的药物

学 习 要 点

一、中枢兴奋药

（一）主要兴奋大脑皮层的药物

咖啡因　小剂量兴奋大脑皮层，提神醒脑，减少疲劳；大剂量可兴奋延髓呼吸中枢和血管运动中枢，使呼吸兴奋，血压升高。

（二）主要兴奋延髓呼吸中枢的药物

1. 尼可刹米　可兴奋延髓呼吸中枢，提高呼吸中枢对CO_2的敏感性，主要用于中枢性呼吸衰竭，麻醉药及其他中枢抑制剂中毒引起的呼吸抑制。

2. 洛贝林（山梗菜碱）　通过刺激颈动脉窦和主动脉体化学感受器反射性兴奋呼吸中枢，主要用于新生儿窒息，一氧化碳中毒引起的窒息，中枢抑制剂中毒引起的呼吸抑制。

3. 二甲弗林　人工合成药，可直接兴奋呼吸中枢，作用强大，临床主要用于各种原因引起的中枢性呼吸衰竭，对肺性脑病效果好。

二、抗痛风药

痛风是由体内嘌呤代谢紊乱引起的一种疾病，表现为高尿酸血症，尿酸盐在关节、肾脏及结缔组织中析出结晶。临床用药目的是控制急性发作，纠正高尿酸血症，预防尿酸盐在关节、肾脏和结缔组织沉积。

1. 别嘌呤醇　抑制尿酸合成，主要用于慢性痛风。

2. 丙磺舒、苯磺吡酮、苯溴马隆　增加尿酸排泄，用于慢性痛风和高尿酸血症。

3. 秋水仙碱　抑制粒细胞浸润，用于控制急性痛风症状。

4. 解热镇痛抗炎药　如吲哚美辛、布洛芬，用于缓解痛风性关节炎的症状。

复习地图

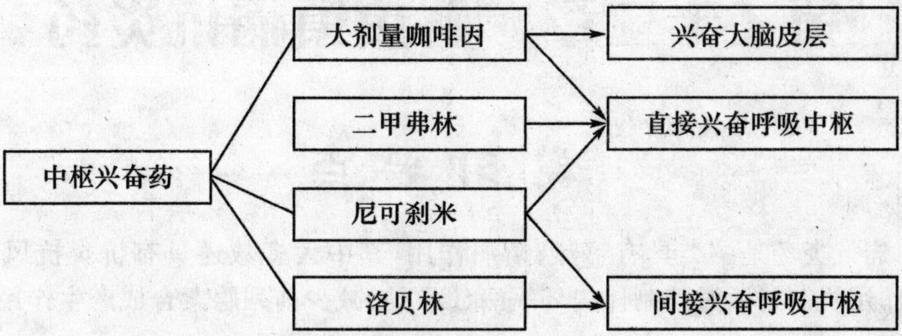

精选习题

一、选择题

A型题

1. 可用于治疗新生儿窒息引起的呼吸衰竭的药物是(　　)
   A. 洛贝林　B. 尼可刹米　C. 咖啡因　D. 可待因　E. 二甲弗林
2. 主要兴奋大脑皮层的药物是(　　)
   A. 洛贝林　B. 咖啡因　C. 尼可刹米　D. 可待因　E. 二甲弗林
3. 尼可刹米的作用部位在(　　)
   A. 直接兴奋延髓呼吸中枢　B. 脊髓　C. 大脑皮层
   D. 中脑-边缘系统　E. 下丘脑
4. 可用于痛风治疗的药物是(　　)
   A. 洛贝林　B. 咖啡因　C. 吗啡　D. 别嘌呤醇　E. 阿司匹林

参考答案

一、选择题

1. A　2. B　3. A　4. D

(李晓明　刘　浩)

第二十二章　解热镇痛抗炎药

学习要点

解热镇痛抗炎药是一类具有解热、镇痛作用，其中大多数还具有抗炎抗风湿作用的药物，其共同作用机制是通过抑制体内环氧酶（COX），减少前列腺素合成产生作用。

一、非选择性环氧酶抑制剂

1. 阿司匹林（aspirin）　与血浆蛋白结合率高，口服小剂量阿司匹林（1g 以下），其代谢按一级消除动力学消除，当阿司匹林剂量达 1g 以上时，其代谢按零级动力学消除。阿司匹林具有解热、镇痛、抗炎、抗风湿，小剂量还可抑制血小板中的环氧酶，抑制血栓素 A_2 的合成，防止血小板聚集及抗血栓形成，而大剂量抑制血管壁中的环氧酶，减少前列环素（血栓素 A_2 的生理性拮抗剂）的合成，反而促进血栓形成。临床上用于降低发热患者体温，各种炎性疼痛（如头痛、牙痛等），风湿性疾病首选以及预防血栓形成。其最常见不良反应为胃肠道反应，还可引起出血（可用维生素 K 预防和治疗），水杨酸反应，过敏反应，瑞夷（Reye）综合征等。

2. 对乙酰氨基酚（扑热息痛）　属苯胺类，抗炎、抗风湿作用极弱，解热镇痛作用与阿司匹林相当，临床主要用于感冒等引起的发热，各种钝痛（如关节痛、头痛、神经痛等）及对阿司匹林不能耐受或过敏的患者，不良反应较轻。

3. 吲哚美辛（消炎痛）　属吲哚类，最强的环氧酶抑制剂之一，具有显著的抗炎、抗风湿及解热镇痛作用，对炎性疼痛有明显的镇痛作用，主要用于其他解热镇痛药不能耐受或疗效不显著的患者。

4. 双氯芬酸　属芳基乙酸类，为强效抗炎镇痛药，适用于各种中等程度的疼痛及风湿性疾病。

5. 布洛芬、萘普生、酮洛芬、氟比洛芬　属芳基丙酸类，具有较强的抗炎、解热及镇痛作用，主要用于治疗风湿性及类风湿性疾病。

6. 吡罗昔康、美洛昔康、氯诺昔康　属烯醇酸类，可缓解疼痛和炎症，主要用于风湿性及类风湿性关节炎的治疗。

7. 保泰松　属吡唑酮类，血浆蛋白结合率高，具有很强的抗炎抗风湿作用，解热作用较弱。主要用于风湿性和类风湿性关节炎。

8. 萘丁美酮　属烷酮类，临床用于治疗类风湿性关节炎。

9. 舒林酸　属异丁芬酸类，其代谢产物具有解热、镇痛、抗炎作用，主要用于降温、镇痛和风湿性疾病治疗。

二、选择性环氧酶-2 抑制剂

解热镇痛抗炎药治疗作用的机制与抑制 COX-2 有关,非选择性的 COX 抑制剂,除抑制 COX-2 外,还可抑制 COX-1 产生不良反应,因此临床上出现了一些选择性 COX-2 抑制剂,减少药物不良反应的发生。

1. 塞来昔布、罗非昔布 选择性抑制 COX-2,治疗量时对 COX-1 无明显影响,具有解热、镇痛、抗炎抗风湿作用,主要用于风湿性、类风湿性关节炎和骨关节炎的治疗,也可用于术后镇痛、牙痛等。

2. 尼美舒利 一种新型非甾体抗炎药,具有解热、镇痛和抗炎作用,对 COX-2 选择性抑制作用较强,主要用于类风湿性关节炎和骨关节炎、腰腿痛、牙痛、痛经的治疗。

复习地图

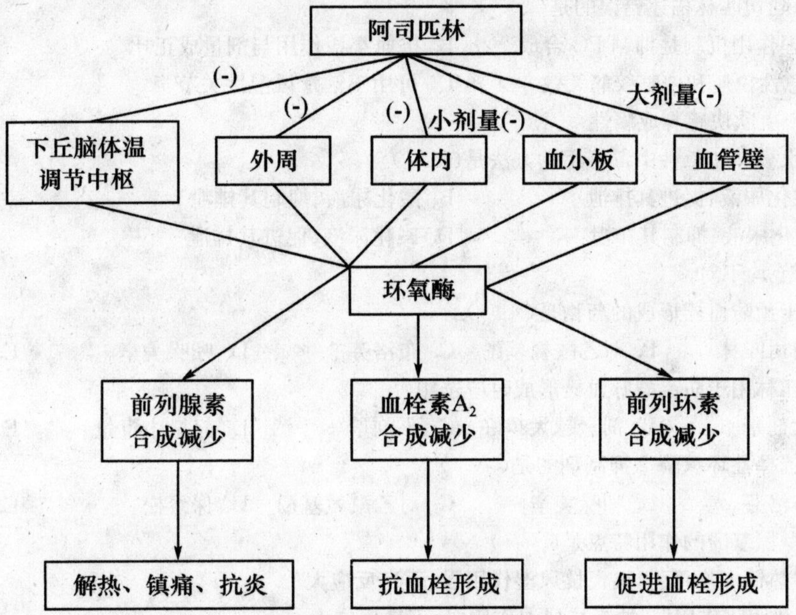

精选习题

一、选择题

A 型题

1. 下列药物无抗炎作用的是( )

A. 阿司匹林 B. 保泰松 C. 吲哚美辛 D. 对乙酰氨基酚 E. 布洛芬

2. 伴有高血压的活动性风湿性关节炎患者宜选用( )

A. 阿司匹林 B. 保泰松 C. 氢化可的松 D. 地塞米松 E. 对乙酰氨基酚

3. 有关解热镇痛药镇痛作用的描述,不正确的是( )

A. 仅有中度镇痛作用 B. 对各种严重创伤性剧痛无效

C. 对牙痛、神经痛、关节痛效果较好　D. 对胃痉挛疼痛效果较好
E. 不产生欣快感与成瘾性

4. 阿司匹林不能用于(　　)
A. 牙痛　B. 头痛　C. 关节痛　D. 胃肠绞痛　E. 痛经

5. 阿司匹林可抑制(　　)
A. 磷脂酶 A_2　B. 环氧酶　C. 过氧化物酶　D. 二氢叶酸合成酶　E. 胆碱酯酶

6. 阿司匹林可用于(　　)
A. 术后剧痛　B. 胆绞痛　C. 胃肠绞痛　D. 关节痛　E. 胃肠痉挛

7. 阿司匹林不具有的不良反应是(　　)
A. 胃肠道出血　B. 过敏反应　C. 水钠潴留　D. 水杨酸样反应　E. 凝血障碍

8. 阿司匹林预防血栓生成是由于(　　)
A. 小剂量抑制 PGI_2 生成　B. 小剂量抑制 TXA_2 生成
C. 小剂量抑制环氧酶　D. 大剂量抑制 TXA_2 生成
E. 大剂量抑制 PGI_2 生成

9. 下列对阿司匹林描述错误的是(　　)
A. 药理作用机制是抑制 PG 合成　B. 抗血小板作用与剂量成正比
C. 对急性锐痛和内脏绞痛无效　D. 可用于治疗风湿性关节炎
E. 不产生欣快感与成瘾性

10. 解救水杨酸盐急性中毒可用的方法是(　　)
A. 酸化尿液、促进其排泄　B. 酸化尿液、抑制其排泄
C. 碱化尿液、抑制其排泄　D. 碱化尿液、促进其排泄
E. 以上均不对

11. 可用于预防血栓形成的药物是(　　)
A. 阿司匹林　B. 对乙酰氨基酚　C. 布洛芬　D. 吲哚美辛　E. 保泰松

12. 阿司匹林用于防治静脉血栓形成时应选用(　　)
A. 大剂量　B. 剂量越大越好　C. 小剂量　D. 轻微中毒量　E. 任何剂量

13. 属于选择性环氧酶-2 抑制剂的是(　　)
A. 布洛芬　B. 吲哚美辛　C. 对乙酰氨基酚　D. 保泰松　E. 塞来昔布

14. 对乙酰氨基酚的作用特点是(　　)
A. 解热镇痛作用强,抗炎抗风湿作用强,不良反应大
B. 解热镇痛作用弱,抗炎抗风湿作用弱,不良反应大
C. 解热镇痛作用强,抗炎抗风湿作用弱,不良反应小
D. 解热镇痛作用弱,抗炎抗风湿作用强,不良反应小
E. 解热镇痛作用强,抗炎抗风湿作用强,不良反应小

15. 解热镇痛药的解热作用的机制是(　　)
A. 作用于中枢,抑制 PG 合成　B. 抑制内热源的生成
C. 增加缓激肽的生成　D. 作用于外周,使 PG 合成减少
E. 抑制内热源的释放

B 型题

A. 阿司匹林　B. 吲哚美辛　C. 对乙酰氨基酚　D. 保泰松　E. 尼美舒利

16. 没有抗炎作用的药物是(　　)

17. 选择性环氧酶-2 抑制剂(　　)

18. 具有很强的抗炎抗风湿作用，解热作用较弱(　　)

19. 最强的环氧酶抑制剂(　　)

20. 可用于预防血栓形成的药物是(　　)

X 型题

21. 下述关于阿司匹林正确的叙述是(　　)

A. 具有解热镇痛抗炎抗风湿作用　B. 小剂量抑制血小板聚集

C. 常于中等程度疼痛镇痛　D. 久用成瘾

E. 大剂量促进血栓形成

22. 阿司匹林解热作用的特点是(　　)

A. 使发热体温下降，不影响正常体温　B. 可使发热和正常体温下降

C. 使体温调节中枢 PG 合成减少　D. 阻断体温调节中枢 DA 受体

E. 使患者体温随环境温度改变而变化

23. 对解热镇痛抗炎药描述正确的是(　　)

A. 使发热体温下降，不影响正常体温　B. 镇痛作用部位在中枢

C. 均具有抗炎抗风湿作用　D. 临床应用广泛

E. 对内源性致热源引起的发热无解热作用

24. 阿司匹林的临床应用有(　　)

A. 血栓栓塞性疾病　B. 头痛、牙痛等慢性钝痛

C. 感冒发热　D. 风湿性关节炎

E. 出血性疾病

二、填空题

1. 解热镇痛抗炎药通过抑制________的活性而影响________的合成发挥作用。

2. 阿司匹林采用________剂量通过抑制________产生抗血栓作用，采用________剂量抑制________促进血栓形成。

3. 阿司匹林的临床用途有________、________、________、________。

三、中英文药名对译

1. aspirin　5. 布洛芬

2. paracetamol　6. 吲哚美辛

3. phenylbutazone　7. 尼美舒利

4. celecoxib

四、问答题

1. 请叙述阿司匹林的药理作用与临床用途。

2. 请比较阿司匹林和氯丙嗪在解热方面的特点。

3. 请比较阿司匹林和吗啡在镇痛方面的特点。

参考答案

一、选择题

1. D　2. A　3. D　4. D　5. B　6. D　7. C　8. B　9. B　10. D　11. A　12. C　13. E　14. C　15. A　16. C　17. E　18. D　19. B　20. A　21. ABCE　22. AC　23. AD　24. ABCD

二、填空题

1. 环氧酶,前列腺素

2. 小,血小板中的环氧酶抑制血栓素 A_2 的合成,大,血管壁中的环氧酶减少前列环素的合成

3. 降低发热患者体温,各种炎性疼痛,风湿性疾病,预防血栓形成

三、中英文药名对译

1. 阿司匹林
2. 对乙酰氨基酚
3. 保泰松
4. 塞来昔布
5. ibuprofen
6. indomethacin
7. nimesulide

四、问答题

1. 答:阿司匹林具有解热、镇痛、抗炎、抗风湿,小剂量还可抑制血小板中的环氧酶,抑制血栓素 A_2 的合成,防止血小板聚集及抗血栓形成,而大剂量抑制血管壁中的环氧酶,减少前列环素的合成,反而促进血栓形成。

临床用途:降低发热患者体温,各种炎性疼痛,风湿性疾病首选以及预防血栓形成。

2. 答:氯丙嗪:抑制体温调节中枢,使体温调节中枢失灵;降温受环境温度影响,对高温和正常体温均降低;可用于低温麻醉,人工冬眠。

阿司匹林:抑制环氧酶,使 PG 合成减少;降温不受环境温度影响,只降发热患者体温;可用于感冒发热。

3. 答:吗啡:激动阿片受体;用于剧烈锐痛;治疗内脏绞痛时合用阿托品;但可抑制呼吸,易成瘾。

阿司匹林:抑制 PG 合成;对炎性疼痛效果好,对急性锐痛或内脏绞痛无效;不抑制呼吸,不成瘾。

（李晓明 刘 浩）

第二十三章　组胺受体阻断药

学 习 要 点

组胺受体阻断药又称抗组胺药，是一类通过竞争性阻断组胺受体，产生拮抗组胺作用的药物。根据对组胺受体的选择性不同，组胺受体阻断药分为 H_1 受体阻断药和 H_2 受体阻断药。

一、H_1 受体阻断药

本类药通过阻断 H_1 受体而发挥作用，常用第一代药物有苯海拉明、异丙嗪、曲吡那敏、氯苯那敏、多塞平等，此类药中枢作用强，选择性差，易引起明显的镇静和抗胆碱作用。第二代药物有西替利嗪、美喹他嗪、阿司咪唑、阿伐斯汀、左卡巴斯汀、咪唑斯汀等，此类药大多属长效药物，无嗜睡作用，对喷嚏、清涕、鼻痒效果好，而对鼻塞效果较差。两类药均可产生抗 H_1 受体作用；多数药物可通过血脑屏障，产生中枢抑制作用，以第一代药物明显，表现为镇静、嗜睡，第二代药物阿司咪唑不易透过血脑屏障，无中枢抑制作用；阿伐斯汀、左卡巴斯汀、咪唑斯汀等无镇静、嗜睡作用。临床上主要用于皮肤黏膜变态反应性疾病，如荨麻疹、过敏性鼻炎可作为首选药，但对支气管哮喘疗效差、对过敏性休克无效；还可用于晕动病、放射病等引起的呕吐。

二、H_2 受体阻断药

H_2 受体阻断药有西咪替丁、雷尼替丁、法莫替丁、尼扎替丁等，可选择性阻断 H_2 受体，抑制胃酸分泌，主要用于治疗消化性溃疡。

复 习 地 图

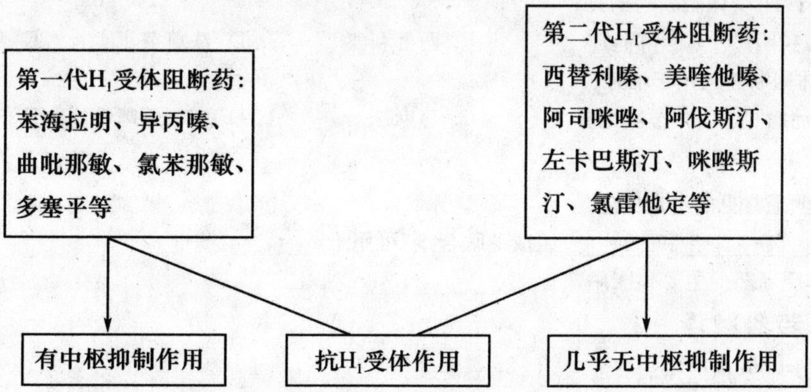

精选习题

一、选择题

A 型题

1. 下列疾病应用 H_1 受体阻断药疗效较好的是(　　)

A. 荨麻疹　B. 支气管哮喘　C. 过敏性休克　D. 接触性皮炎　E. 脚气

2. H_1 受体阻断药最常见的不良反应是(　　)

A. 烦躁　B. 镇静、嗜睡　C. 恶心呕吐　D. 过敏反应　E. 致癌

3. 苯海拉明具有抗过敏作用是因为(　　)

A. 抑制组胺释放　B. 抑制缓激肽释放

C. 抑制过敏介质释放　D. 阻断 H_1 受体，降低毛细血管通透性

E. 阻断 H_2 受体，收缩血管

4. 第一代和第二代 H_1 受体阻断药的最大区别是(　　)

A. 第二代 H_1 受体阻断药可用于过敏性休克的抢救

B. 第一代 H_1 受体阻断药疗效优于第二代

C. 第二代 H_1 受体阻断药几乎无中枢抑制作用

D. 第一代 H_1 受体阻断药可用于各种过敏性疾病

E. 第二代 H_1 受体阻断药可用于各种过敏性疾病

5. 下列属于 H_2 受体阻断药的是(　　)

A. 苯海拉明　B. 异丙嗪　C. 西替利嗪　D. 西咪替丁　E. 特非那定

X 型题

6. H_1 受体阻断药的作用有(　　)

A. 抗过敏作用　B. 抗胆碱作用　C. 抗肾上腺素作用　D. 抗晕止吐作用　E. 中枢抑制作用

7. 下列关于 H_1 受体阻断药的叙述正确的是(　　)

A. 可用于治疗妊娠呕吐　B. 代表药物有雷尼替丁

C. 最常见不良反应为中枢抑制　D. 主要用于治疗变态反应性疾病

E. 可用于治疗支气管哮喘

8. 对晕动病呕吐有效的药物是(　　)

A. 异丙嗪　B. 苯海拉明　C. 氯丙嗪　D. 东莨菪碱　E. 吗啡

9. 下列属于 H_1 受体阻断药的是(　　)

A. 苯海拉明　B. 异丙嗪　C. 西替利嗪　D. 法莫替丁　E. 特非那定

10. H_1 受体阻断药可用于治疗(　　)

A. 晕动病　B. 过敏性鼻炎　C. 荨麻疹　D. 支气管哮喘　E. 过敏性休克

二、填空题

1. 苯海拉明最常见的不良反应是________。

2. ________、________和________组成冬眠合剂，可用于________。

3. H_1 受体阻断药的主要临床用途有________、________。

三、中英文药名对译

1. diphenhydramine　3. 氯苯那敏

2. promethazine　4. 西替利嗪

参考答案

一、选择题

1. A　2. B　3. D　4. C　5. D　6. ABDE　7. ACD　8. ABD　9. ABCE　10. ABC

二、填空题

1. 中枢抑制
2. 异丙嗪，氯丙嗪，哌替啶，人工冬眠
3. 皮肤黏膜变态反应性疾病，晕动病引起的呕吐

三、中英文药名对译

1. 苯海拉明
2. 异丙嗪
3. chlorpheniramine
4. cetirizine

（李晓明　刘　浩）

第二十四章　影响其他自体活性物质的药物

学习要点

一、膜磷脂代谢产物类药物及其阻断剂

（一）膜磷脂-花生四烯酸代谢通路及其代谢产物的主要作用

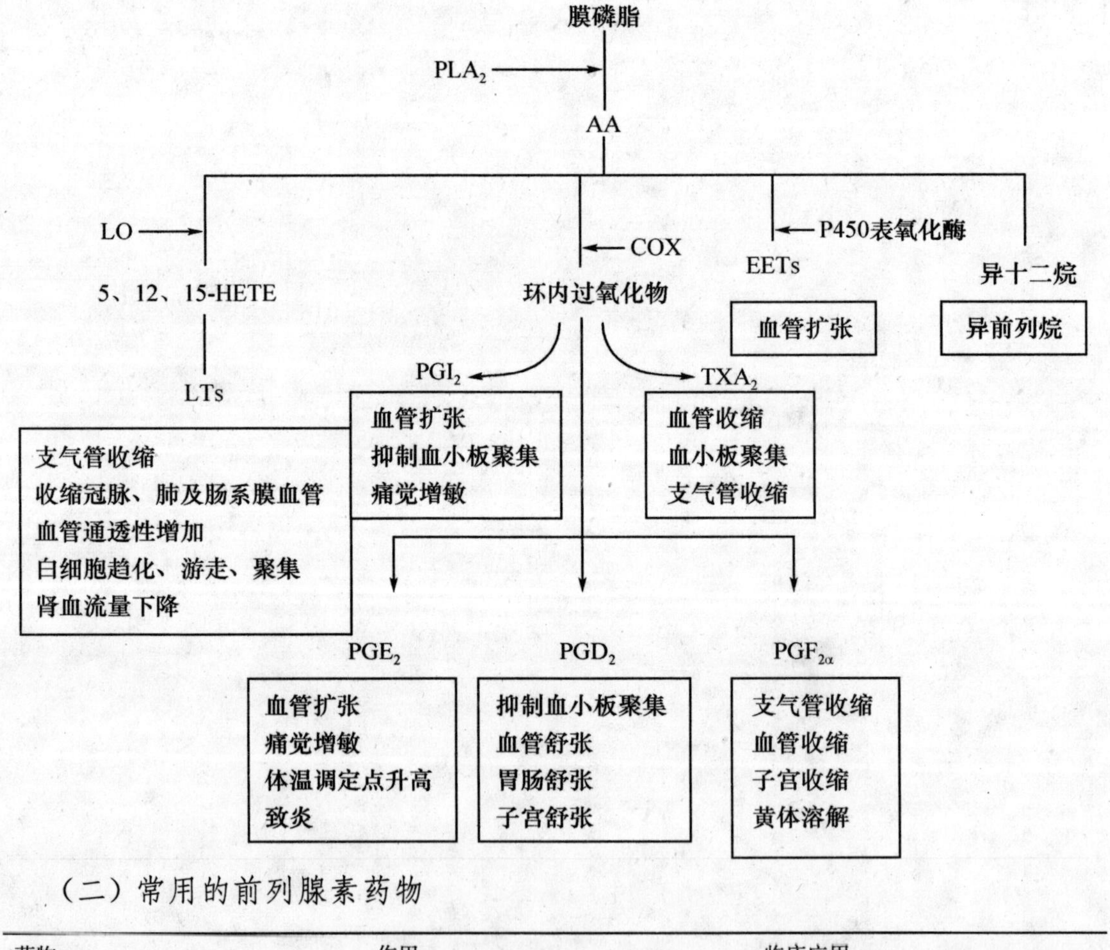

（二）常用的前列腺素药物

药物	作用	临床应用
贝前列素（beraprost）	抑制血小板聚集、黏附	慢性动脉闭塞症的溃疡，疼痛
前列地尔（alprostadil）	扩张血管，抗血小板聚集，改善微循环	动脉导管未闭、急性心肌缺血
依前列醇（epoprostenol）	扩张血管，抗血小板聚集，强抗凝	体外循环抗凝

续表

药物	作用	临床应用
米索前列醇(misoprostol)	抑制胃酸分泌,抗组胺	消化性溃疡
地诺前列酮(dinoprostone)	子宫收缩	终止妊娠
卡前列素(carboprost)	子宫收缩,活性强于 PGE_2	终止妊娠,产后顽固出血

(三)白三烯拮抗药

药物	作用	临床应用
扎鲁司特(zafirlukast)	阻断白三烯受体(LTD_4)	过敏性鼻炎、哮喘
孟鲁司特(montelukast)		过敏性鼻炎、哮喘
普鲁司特(pranlukast)		哮喘
齐留通(zileuton)	抑制选择性 5-脂氧酶(5-LO)	预防或减轻支气管哮喘发作

(四)血小板活化因子

		效应
血小板活化因子(PAF)		血管通透性增加,促血小板聚集,白细胞趋化性增强,支气管收缩
PAF 拮抗剂	银杏苦内酯 B(ginkgolide B) 海风藤酮(kadsurenone)	哮喘、脓毒血症动物模型有较好疗效

二、5-羟色胺类

(一)5-羟色胺受体激动药

药物	作用	临床应用
丁螺环酮(buspirone)、伊沙匹隆(ipsapirone)	选择性激动 5-HT_{1A}受体	焦虑症
舒马普坦(sumatriptan) 那拉普坦(naratriptan) 夫罗曲普坦(frovatriptan)	激动脑和脑脊液血管平滑肌 5-HT_{1B}和 5-HT_{1D}受体	偏头痛
芬氟拉明(fenfluramine) 右芬氟拉明(dexfenfluramine)	选择性激动 5-HT_{2c}受体 抑制食欲	肥胖症
西沙必利(cisapride) 伦扎必利(renzapride)	激动肠壁神经丛 5-HT_4受体 促进 Ach 释放	胃动力失调疾病
替加色罗(tegaserod)	部分激动 5-HT_4受体	应激性结肠综合征
氟西汀(fluoxetine) 西酞普兰(citalopram) 舍曲林(sertraline) 帕罗西汀(paroxetine) 氟伏沙明(fluvoxamine)	选择性抑制 5-HT 再摄取 间接激动 5-HT 受体	抑郁症

续表

药物	作用	临床应用
美西麦角(methysergide)	部分激动 $5\text{-}HT_2$受体	偏头痛
麦角新碱(ergometrine)	激动 $5\text{-}HT_2$、α 受体 部分激动 DA 受体	产后止血
麦角胺(ergotamine)	部分激动 $5\text{-}HT_2$受体 部分阻断 α 受体	偏头痛

(二) 5-羟色胺受体拮抗剂

药物	作用	临床应用
赛庚啶(cyproheptadine)	选择性阻断 $5\text{-}HT_2$受体	皮肤变态反应性疾病
苯噻啶(pizotifen)	阻断 H_1受体、弱抗胆碱	过敏性鼻炎、预防偏头痛
酮色林(ketanserin)	阻断 $5\text{-}HT_2$受体 兼弱阻断 α_1受体	高血压 血管痉挛性疾病
昂丹司琼(ondansetron)	选择性阻断 $5\text{-}HT_3$受体	止吐(化疗)

三、多肽类药物

分类	药物	作用	临床应用
激肽类	抑肽酶(aprotinin)	抑制激肽酶释放	急性胰腺炎、中毒性休克
	卡托普利(captopril)	抑制激肽酶Ⅱ	心功能不全、高血压等
	艾替班特(icatibant)	选择性阻断激肽 B_2受体	遗传性血管性水肿
内皮素类	磷酸阿米酮(phosphoramidone)	抑制内皮素转化酶	无临床价值
	波生坦(bosentan)	非选择性阻断 ET_A、ET_B受体	肺动脉高压
P 物质类	阿瑞匹坦(aprepitant)	阻断神经激肽 1(NK_1)受体	止吐(化疗)
利尿肽类	奈西立肽(nesiritide)	重组人 BNP,增加肾血流量	严重心力衰竭,可致肾损
	乌拉立肽(ularitide)	合成 URO,利尿,扩血管	严重心力衰竭,肝硬化水肿
	山帕曲拉(sampatrilat)	抑制内肽酶和 ACE	研发用于高血压、心力衰竭

四、影响腺苷类的药物

受体亚型	激动效应	阻断效应
A_1受体	肾动脉收缩,抑制脂肪分解、降低细胞兴奋性、抑制胰岛素、胰高血糖素释放、降低体温	
A_{2A}受体	维持觉醒,参与神经元退变、抑制免疫、舒张血管、抗血小板聚集、参与血管生成	试用于神经元退变,抑制免疫细胞过度激活
A_{2B}受体	保持血管完整性	
A_3受体	肥大细胞活化	改善肾功能

五、一氧化氮及阻断药

	作用	临床应用
NO 吸入	扩张肺血管	肺动脉高压，急性缺氧
NO 供体（硝普钠、硝酸甘油等）	释放 NO，扩张血管	高血压、心绞痛，阳痿
西地那非（sildenafil）	抑制磷酸二酯酶-5，抑制 cGMP 降解	勃起功能障碍
NOS 抑制剂	抑制 NO 生成，减轻炎症反应	关节炎

精选习题

一、选择题

A 型题

1. 选择性抑制 5-HT 再摄取的药物是（　　）
   A. 氟西汀　B. 扎鲁司特　C. 海风藤酮　D. 丁螺环酮　E. 芬氟拉明
2. 可激动 $5\text{-}HT_{1A}$ 受体的药物是（　　）
   A. 米索前列醇　B. 齐留通　C. 银杏苦内酯 B　D. 奈西立肽　E. 丁螺环酮
3. 阻断 LTD_4 受体的药物是（　　）
   A. 贝前列素　B. 西地那非　C. 扎鲁司特　D. 奈西立肽　E. 波生坦
4. 通过抑制 PDE_5 而抑制 cGMP 降解的药物是（　　）
   A. 依前列醇　B. 奈西立肽　C. 伊沙匹隆　D. 西地那非　E. 齐留通
5. 对血小板活化因子有选择性抑制作用的药物是（　　）
   A. 波生坦　B. 丁螺环酮　C. 银杏苦内酯 B　D. 波生坦　E. 奈西立肽

B 型题

A. 地诺前列酮　B. 麦角胺　C. 赛庚啶　D. 西地那非　E. 芬氟拉明

6. 可用于治疗肥胖症的药物（　　）
7. 可用于治疗阳痿的药物（　　）
8. 可用于治疗偏头痛的药物（　　）
9. 可用于治疗荨麻疹的药物（　　）
10. 可用于终止妊娠的药物是（　　）

X 型题

11. 属 5-HT 受体拮抗剂的有（　　）
    A. 酮色林　B. 麦角胺　C. 赛庚啶　D. 西地那非　E. 昂丹司琼
12. 可引起血管扩张的物质有（　　）
    A. PGE_2　B. $PGF_{2\alpha}$　C. PGI_2　D. TXA_2　E. NO
13. 可用于治疗过敏性鼻炎的药物有（　　）
    A. 苯噻啶　B. 扎鲁司特　C. 芬氟拉明　D. 昂丹司琼　E. 海风藤酮
14. 可用于化疗止吐的药物有（　　）
    A. 阿瑞匹坦　B. 麦角新碱　C. 齐留通　D. 昂丹司琼　E. 波生坦
15. 可用于预防或治疗偏头痛的药物有（　　）
    A. 舒马普坦　B. 麦角胺　C. 苯噻啶　D. 西地那非　E. 昂丹司琼

二、填空题

1. 普鲁司特可竞争性阻断________，酮色林选择性阻断________。

2. 帕罗西汀的作用机制为________和________，主要用于治疗________。

三、中英文药名对译

1. 地诺前列酮
2. 赛庚啶
3. 丁螺环酮
4. ketanserin
5. ergometrine
6. ginkgolide B

四、问答题

1. 比较贝前列素、依前列醇、米索前列醇和地诺前列酮的作用及临床应用。

2. 比较芬氟拉明、氟西汀、麦角新碱和酮色林的作用及临床应用。

参考答案

一、选择题

1. A 2. E 3. C 4. D 5. C 6. E 7. D 8. B 9. C 10. A 11. ACE 12. ACE 13. AB 14. AD 15. ABC

二、填空题

1. LTD_4受体，5-HT_2受体

2. 选择性抑制 5-HT 再摄取，间接激动 5-HT 受体，抑郁症

三、中英文药名对译

1. dinoprostone
2. cyproheptadine
3. buspirone
4. 酮色林
5. 麦角新碱
6. 银杏苦内酯 B

四、问答题

1. 答：

药物	作用	临床应用
贝前列素	抑制血小板聚集	慢性动脉闭塞症的溃疡，疼痛
依前列醇	扩张血管，抗血小板聚集，强抗凝	体外循环抗凝
米索前列醇	抑制胃酸分泌，抗组胺	消化性溃疡
地诺前列酮	子宫收缩	终止妊娠

2. 答：

药物	作用	临床应用
芬氟拉明	选择性激动 5-HT_{2c}受体抑制食欲	肥胖症
氟西汀	选择性抑制 5-HT 再摄取间接激动 5-HT 受体	抑郁症
麦角新碱	激动 5-HT_2、α 受体 部分激动 DA 受体 兴奋子宫平滑肌	产后止血
酮色林	阻断 5-HT_2受体 兼弱阻断 α 受体	高血压 血管痉挛性疾病

（何　冰）

第二十五章　呼吸系统药物

学习要点

治疗呼吸系统疾病的对症药物包括：平喘药（antiasthmatic drugs）、镇咳药（antitussives）及祛痰药（expectorants）。

一、控制哮喘药物

哮喘是由免疫和非免疫性多种因素共同参与的气道慢性炎症性疾病，以呼吸道炎症和呼吸道高反应性并存为特征。

控制哮喘的药物是一类缓解或消除哮喘以及喘息症状的药物，称为平喘药，主要适应证为哮喘和喘息性的支气管炎。它可分为三类。①支气管扩张药：包括β肾上腺素受体激动剂、茶碱类和M胆碱受体阻断剂。②抗炎平喘药（糖皮质激素类药物）。③抗过敏平喘药：色甘酸钠等。

（一）抗炎平喘药（糖皮质激素类药物）

糖皮质激素（glucocorticoids，GCs）抗炎平喘机制包括：①抗炎作用；②抗过敏作用；③抑制花生四烯酸释放；④阻止β-受体下调。

丙酸倍氯米松（beclomethasone dipropionate）是地塞米松（dexamethasone）的衍生物，其局部抗炎作用较前者强数百倍，气雾吸入，直接作用于气道发挥抗炎平喘作用。长期应用对肾上腺皮质功能无抑制作用。主要用于气管扩张药不能有效控制的慢性哮喘及对糖皮质激素依赖的哮喘患者。不宜用于哮喘急性发作和哮喘持续状态患者的抢救。长期吸入，可发生口腔真菌感染，宜多漱口。

同类药有布地奈德（budesonide）、氟替卡松（fluticasone）、曲安奈德（triamcinolone），它们均为局部强效糖皮质激素类药物。

（二）支气管扩张药

1. 肾上腺素受体激动剂　分为非选择性β肾上腺素受体激动剂，其中肾上腺素（adrenaline）、异丙肾上腺素（isoprenaline）和麻黄碱（ephedrine）是治疗哮喘的重要药物。选择性β肾上腺素受体激动剂有沙丁胺醇（salbutamol）、特布他林（terbutaline）、克仑特罗（clenbuterol）、福莫特罗（formoterol）、沙美特罗（salmeterol）、班布特罗（bambuterol）、丙卡特罗（procaterol）、氯丙那林（clorprenaline）等，对β_2受体作用强于β_1受体，对α受体无作用。本类药物通过激动气道β_2受体，激活腺苷酸环化酶而增加平滑肌细胞内cAMP浓度，使细胞内Ca^{2+}水平降低，从而松弛支气管平滑肌；抑制过敏介质释放；促进黏液分泌和纤毛运动，增强气道清除功能;促进肺泡表面活性物质的合成与分泌。主要用于支气管哮喘,也可用于肺气肿、慢性阻塞性肺病及其他呼吸系统疾病所致的支气管痉挛。可引起心悸、头痛、头晕、骨骼肌震颤及代谢异常得等不良反应。

2. 茶碱类 包括氨茶碱(aminophylline)二丙茶碱(diprophylline)与多索茶碱(doxofyline)。有较强的松弛气道平滑肌作用及抗气道炎症作用。机制为:①促进肾上腺髓质释放去甲肾上腺素,引起气道平滑肌松弛;②阻断腺苷受体,拮抗腺苷诱发的支气管平滑肌痉挛;③抑制磷酸二酯酶的活性,使气道平滑肌细胞内 cAMP 的水平提高,松弛支气管气道平滑肌;④抑制气道平滑肌细胞外钙内流和内钙释放;⑤免疫调节作用;⑥增强膈肌收缩力。同时还具有强心、利尿松弛胆道平滑肌等作用。临床主要用于①支气管哮喘及喘息型支气管炎;②慢性阻塞性肺疾病;③心源性哮喘的辅助治疗;④胆绞痛。可引起恶心、呕吐、头痛、不安、失眠、易激动等不良反应,严重时可出现心律失常、精神失常、惊厥、昏迷,甚至出现呼吸、心跳停止而引起死亡。

3. M 胆碱受体阻断药 异丙托溴铵(ipratropium bromide)为阿托品的异丙基衍生物,能选择性地阻断气道的 M 受体。抑制鸟苷酸环化酶活性,在局部发挥松弛气道平滑肌作用,对呼吸道腺体分泌及心血管系统无明显影响。主要用于防治支气管哮喘和喘息型慢性支气管炎。同类药有噻托溴铵(tiotropium bromide),为新型、高效、长效的选择性气道 M 受体阻断剂。

(三)抗过敏平喘药

1. 过敏介质阻释药 色甘酸钠(disodium cromoglycate)通过选择性稳定肺组织的肥大细胞膜,使细胞外 Ca^{2+} 内流受到抑制,阻止肥大细胞脱颗粒释放过敏介质;也可抑制非特异性支气管高反应性,减少支气管痉挛的发作。主要用于哮喘的预防性治疗。能防止变态反应或运动引起的速发和迟发性哮喘反应。也可用于过敏性鼻炎、溃疡性结肠炎及其他胃肠道过敏性疾病。

酮替芬(ketotifen)为新型过敏介质阻释药,具有抑制过敏介质释放、阻断 H_1 受体及拮抗 5-羟色胺和白三烯的作用。可用于预防各种哮喘发作,也可用于过敏性鼻炎、慢性荨麻疹及食物过敏等治疗。

曲尼司特(tranilast)抑制组胺、5-羟色胺和白三烯的释放,中枢抑制作用弱,用途同酮替芬。

2. 抗白三烯药 扎鲁司特(zafirlukast)和孟鲁司特(montelukast)为白三烯受体拮抗剂,能竞争性阻断 LTs 受体,抑制各种气道反应。不良反应有轻微头痛或胃肠反应,大剂量可致肝功能损害。齐留通(zileuton)为选择性 5-脂氧酶(5-LOX)抑制剂。

二、镇 咳 药

(一)中枢性镇咳药

1. 可待因(codeine) 对咳嗽中枢有较高选择性,镇咳剂量不抑制呼吸,成瘾性比吗啡弱。主要用于剧烈的刺激性干咳。久用也可成瘾。

2. 右美沙芬(dextromethorphan)　中枢性镇咳,强度与可待因相等或略强。无镇痛作用,无成瘾性。治疗量不抑制呼吸。

3. 喷托维林(pentoxyverine)　合成的非依赖性镇咳药,对咳嗽中枢有选择性抑制作用,并有局麻作用及阿托品样作用,适用于上呼吸道感染引起的咳嗽,青光眼患者禁用。

(二)外周性镇咳药

1. 二氧丙嗪(dioxopromethazine)　具有局麻、抗组胺、抗炎和解除平滑肌痉挛作用,能抑制呼吸道黏膜感受器和肺牵张感受器产生镇咳作用。临床用于镇咳、平喘,也可用于治疗荨麻疹和皮肤瘙痒。

2. 苯丙哌林(benproperine)　通过抑制肺及胸膜牵张感受器引起的肺-迷走神经反射,以及抑制咳嗽中枢和松弛支气管平滑肌松弛作用,产生外周及中枢镇咳作用。可用于各种干咳。

三、祛　痰　药

能使痰液变稀、黏度降低而易于咳出的药物,也可间接起到镇咳、平喘作用。

1. 溴己新(bromhexine)　直接作用于支气管腺体,促使黏液分泌,使痰的黏稠度降低,痰液变稀而易于咳出,另外还有镇咳作用。

2. 氨溴索(ambroxol)　能促进肺表面活性物质的分泌及气道液腺体分泌,促进黏痰溶解和痰液稀释,促进纤毛运动,使痰液排出。

3. 羧甲司坦(carbocisteine)　为黏痰稀释剂,调节支气管腺体分泌,促进纤毛运动,促进痰液排出。

4. 乙酰半胱氨酸(acetylcysteine)　溶解黏痰,降低痰的黏度,易咳出。

5. 美司钠(mesna)　为局部吸入或滴入的强效黏痰溶解剂。

复习地图

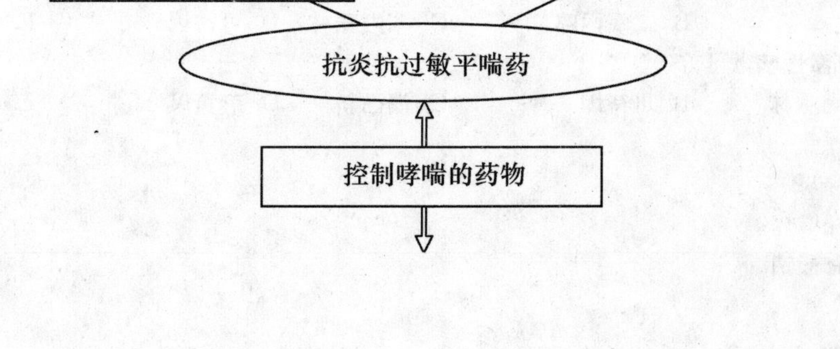

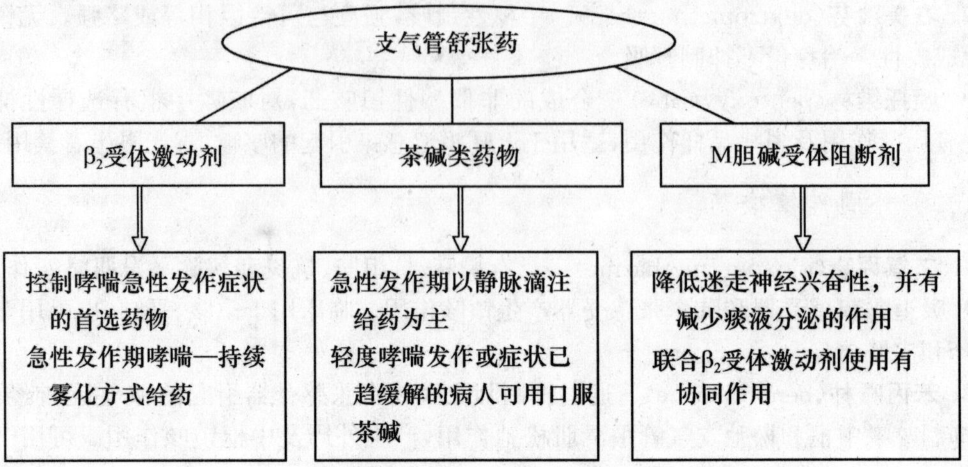

精 选 习 题

一、选择题

A 型题

1. 具有选择性激动 β_2 受体的药物是(　　)
   A. 多巴酚丁胺　B. 异丙肾上腺素　C. 麻黄碱　D. 去甲肾上腺素　E. 克仑特罗
2. 可产生平喘作用的肾上腺素受体激动剂是(　　)
   A. 异丙托溴铵　B. 特布他林　C. 色甘酸钠　D. 氨茶碱　E. 扎鲁司特
3. 能够促进 cAMP 水平升高的药物是(　　)
   A. 色甘酸钠　B. 齐留通　C. 沙丁胺醇　D. 去甲肾上腺素　E. 异丙基托溴铵
4. 能够引起心脏兴奋的平喘药是(　　)
   A. 特布他林　B. 异丙肾上腺素　C. 齐留通　D. 去甲肾上腺素　E. 克仑特罗
5. 对中枢具有兴奋作用的药物是(　　)
   A. 沙丁胺醇　B. 扎鲁司特　C. 酮替芬　D. 丙酸倍氯米松　E. 氨茶碱
6. 减少过敏介质释放的药物是(　　)
   A. 异丙肾上腺素　B. 异丙托溴铵　C. 麻黄碱　D. 肾上腺素　E. 色甘酸钠
7. 可待因主要用于(　　)
   A. 长期慢性咳嗽　B. 无痰剧咳　C. 多痰咳嗽　D. 支气管哮喘　E. 痰多不易咳出
8. 喷托维林的作用是(　　)
   A. 抑制咳嗽中枢和呼吸道感受器　B. 直接扩张支气管
   C. 促进呼吸道腺体分泌　D. 祛痰
   E. 溶痰
9. 具有成瘾性中枢性镇咳药是(　　)
   A. 右美沙芬　B. 二氧丙嗪　C. 苯丙哌林　D. 可待因　E. 喷托维林
10. 无痰刺激性咳嗽可首选(　　)
   A. 苯丙哌林　B. 可待因　C. 溴已新　D. 麻黄碱　E. 氨茶碱

B 型题

A. 氨茶碱
B. 喷托维林
C. 色甘酸钠

D. 异丙托溴铵
E. 乙酰半胱氨酸

11. 伴有冠心病的支气管哮喘发作者宜选用(　　)
12. 既具有中枢镇咳又有外周镇咳作用的镇咳药是(　　)
13. 预防过敏性哮喘最好选用(　　)
14. 禁用于青光眼患者的是(　　)
15. 能够溶解黏痰,降低痰的黏度的药物是(　　)

X 型题

16. 下列叙述正确的是(　　)
A. 祛痰药可以使痰液变稀或溶解,使痰易于咳出
B. 祛痰药可以作为镇咳药的辅助药使用
C. 祛痰药促进痰液的排出,具有间接的镇咳平喘作用
D. 祛痰药促进支气管腺体分泌,有控制继发性感染的作用
E. 祛痰药有弱的防腐消毒作用,可减轻痰液恶臭
17. 下列叙述正确的是(　　)
A. 乙酰半胱氨酸能裂解脓性痰液中的 DNA
B. 乙酰半胱氨酸不宜与青霉素混合使用
C. 乙酰半胱氨酸可与异丙肾上腺素合用,避免支气管痉挛
D. 乙酰半胱氨酸对呼吸道有刺激性
E. 乙酰半胱氨酸可引起转氨酶升高
18. 选择性激动 β_2 受体的平喘药有(　　)
A. 沙丁胺醇　B. 特布他林　C. 麻黄碱　D. 去甲肾上腺素　E. 克仑特罗
19. 具有祛痰作用的药物是(　　)
A. 异丙托溴铵　B. 乙酰半胱氨酸　C. 溴己新　D. 羧甲司坦　E. 氨茶碱
20. 主要用于预防哮喘发作的药物是(　　)
A. 沙丁胺醇　B. 酮替芬　C. 孟鲁司特　D. 丙酸倍氯米松　E. 色甘酸钠
21. 属白三烯受体拮抗剂的药物有(　　)
A. 扎鲁司特　B. 色甘酸钠　C. 孟鲁司特　D. 齐留通　E. 异丙托溴铵
22. 氨茶碱的平喘机制有(　　)
A. 抑制细胞内钙释放　B. 抑制磷酸二酯酶
C. 抑制磷脂酶 A_2　D. 阻断腺苷受体
E. 抑制鸟苷酸环化酶
23. 糖皮质激素治疗哮喘的机制有(　　)
A. 提高中枢神经系统兴奋性　B. 阻止支气管平滑肌 β_2 受体下调
C. 抗炎、抗过敏作用　D. 减少前列腺素和白三烯的合成与释放
E. 阻断 M 受体
24. 色甘酸钠预防哮喘发作的主要机制有(　　)
A. 直接松弛支气管平滑肌　B. 稳定肥大细胞膜,抑制过敏介质释放
C. 逆转哮喘患者炎症靶细胞的功能改变　D. 促进儿茶酚胺释放
E. 激动 β 受体
25. 丙酸倍氯米松治疗哮喘时的主要优点有(　　)
A. 吸收作用小　B. 不抑制肾上腺皮质功能

C. 起效迅速　　D. 具有强大的局部抗炎作用

E. 哮喘持续状态首选

二、填空题

1. 氨茶碱口服用于________、________，静脉注射用于________。

2. 异丙肾上腺素________给药，肾上腺素________给药，主要用于哮喘的急性发作；麻黄碱________给药，用于预防哮喘发作。

3. 异丙托溴铵为________，孟鲁司特为________，齐留通为________。

三、中英文药名对译

1. 羧甲司坦
2. 可待因
3. 扎鲁司特
4. 酮替芬
5. 异丙托溴铵
6. beclomethasone dipropionate
7. aminophylline
8. salbutamol
9. terbutaline
10. clenbuterol

四、问答题

1. 使用乙酰半胱胺酸祛痰的同时加用异丙肾上腺素有何意义？

2. 选择性 β_2 受体激动药为何能取代非选择性 β_2 受体激动药作为哮喘对症治疗的首选药？

参考答案

一、选择题

1. E　2. B　3. C　4. B　5. E　6. E　7. B　8. A　9. D　10. B　11. A　12. C　13. B　14. D　15. E　16. ABCD　17. ABCD　18. ABE　19. BCD　20. BCE　21. AC　22. ABD　23. BCD　24. BC　25. ABD

二、填空题

1. 慢性哮喘，预防急性发作，哮喘持续状态或急性哮喘

2. 气雾吸入，皮下注射，口服

3. 选择性 M 受体阻断剂，LTs 受体拮抗剂，5-LOX 抑制剂

三、中英文药名对译

1. carbocisteine
2. codeine
3. zafirlukast
4. ketotifen
5. ipratropium bromide
6. 丙酸倍氯米松
7. 氨茶碱
8. 沙丁胺醇
9. 特布他林
10. 克仑特罗

四、问答题

1. 答：乙酰半胱胺酸可使黏蛋白肽链的二硫键断裂及裂解脓性痰 DNA，使痰液黏度降低及液化，从而易咳出，但其对呼吸道有刺激性，可致呛咳、支气管痉挛，加用异丙肾上腺素可防止支气管痉挛。

2. 答：由于选择性 β_2 受体激动药对支气管平滑肌 β_2 受体选择性强，对心脏 β_1 受体作用较弱，较少发生心血管系统不良反应，具有稳定性好，维持时间长，可多途径给药等优点，已替代非选择性 β_2 受体激动药成为哮喘对症治疗的首选药之一。

（何　冰）

第二十六章　消化系统药物

学 习 要 点

一、治疗消化性溃疡与胃食管反流的药物

消化性溃疡包括胃和十二指肠，是一种常见病，是攻击因子（胃酸、胃蛋白酶、幽门螺杆菌）作用增强与防御因子（胃黏液、HCO_3^-的分泌、前列腺素的产生，胃黏膜屏障及胃黏膜血流）作用减弱，二者失去平衡所引起。

胃食管反流病是由于胃内容物反流引起不适症状和并发症的一种疾病。

（一）胃酸分泌抑制剂

1. 质子泵抑制剂

（1）奥美拉唑（omeprazole）　H^+-K^+-ATP 酶又称质子泵，由 α 和 β 两个亚单位组成。质子泵抑制剂与 H^+-K^+-ATP 酶的 α 亚单位结合，使酶失去活性，抑制 H^+的分泌。对基础胃酸分泌和由组胺、五肽胃泌素、试餐等各种刺激引起的胃酸分泌均有强大的抑制作用。能增加胃黏膜血流量，对胃酸总量和胃蛋白酶分泌也有抑制作用。临床用于治疗：消化性溃疡，胃食管反流病，上消化道出血，根除幽门螺杆菌、胃泌素瘤和 NSAID 诱发的胃溃疡。

（2）兰索拉唑（lansoprazole）　作用机制与奥美拉唑相似，但抑制胃酸分泌作用及抗幽门螺杆菌作用较奥美拉唑强。

其他新型同类药有泮托拉唑（pantoprazole）、雷贝拉唑（rabeprazole）及埃索美拉唑（esomeprazole）。

2. H_2受体阻断药　通过阻断胃壁细胞上的 H_2受体，抑制胃酸分泌，作用仅次于质子泵抑制剂。代表药：西咪替丁（cimetidine）、雷尼替丁（ranitidine）、法莫替丁（famotidine）、尼扎替丁（nizatidine）和罗沙替丁（roxatidine）。

3. M 胆碱受体阻断药　哌仑西平（pirenzepine）选择性阻断胃黏膜 M_1受体，抑制胃酸分泌。能明显缓解溃疡病人的症状，用于治疗胃、十二指肠溃疡。

（二）抗酸药

抗酸药均为弱碱性物质，口服后在胃内直接中和胃酸，升高胃内容物的 pH 值。由于酸度下降，胃蛋白酶活性也下降，从而解除胃酸对胃、十二指肠黏膜的侵蚀及对溃疡面的刺激。

抗酸药主要用于消化性溃疡和反流性食管炎。常用的药物有：氢氧化铝（aluminum hydroxide）、铝碳酸镁（hydrotalcite）、碳酸钙（calcium carbonate）、氧化镁（magnesium oxide）等。

（三）黏膜保护药

胃黏膜屏障包括细胞屏障和黏液 HCO_3^- 屏障。能防止胃酸、胃蛋白酶损伤胃黏膜细胞。当胃黏膜屏障功能受损时，可导致溃疡发作。胃黏膜保护药，就是通过增强胃黏膜的细胞屏障和黏液 HCO_3^- 屏障，而发挥一定的抗幽门螺杆菌和抗酸作用。

药物	机制
米索前列醇(misoprostol)	激动前列腺素 EP_3 受体，使胃酸分泌减少，增加胃黏液和 HCO_3^- 的分泌、增加局部血流
硫糖铝(sucralfate)	与胃黏膜的黏蛋白形成大分子复合物，覆盖于溃疡面，形成保护膜，防止胃酸和消化酶的侵蚀；吸附胃蛋白酶和胆汁酸，抑制其活性；细胞保护
枸橼酸铋钾(bismuth potassium citrate)	在胃黏膜形成保护膜，促 PGE 释放，抗幽门螺杆菌
胶体果胶铋(colloidal bismuth pectin)	
替普瑞酮 teprenone	促进糖蛋白合成，提高黏液中磷脂浓度，增强防御功能

其他同类药古法酯(gefarnate)和瑞巴派特(rebamipide)。

（四）抗幽门螺杆菌药

幽门螺杆菌为革兰阴性杆菌，在胃十二指肠的黏液层与黏膜细胞之间生长，可产生多种酶及细胞毒素，使黏膜损伤。它是慢性胃炎、消化性溃疡和胃腺癌等胃部疾患发生发展中的一个重要致病因子。治疗药物分为铋剂、抗生素和化学杀菌药等。临床常采用兰索拉唑和阿莫西林，阿莫西林、克拉霉素和兰索拉唑或奥美拉唑及四环素、甲硝唑和铋盐联合治疗。

二、消化道功能调节药

（一）助消化药

助消化药多为消化液中成分或促进消化液分泌的药物。它能促进食物的消化，用于消化道功能减弱、消化不良等。

药名	药理作用	临床应用
稀盐酸(dilute hydrochloric acid)	增加胃液酸度，提高胃蛋白酶活性	胃酸缺乏症、慢性萎缩性胃炎
胃蛋白酶(pepsin)	水解蛋白质、多肽	胃蛋白酶缺乏，胃消化功能减退
胰酶(pancreatin)	消化脂肪、蛋白淀粉	消化不良(胰腺炎引起)
干酵母(dried yeast)	含有 B 族维生素	食欲不振、消化不良
乳酶生(lactasin)	抑制腐败菌繁殖、防止蛋白质发酵	消化不良、腹胀、小儿消化不良性腹泻

（二）泻药

本类药分为容积性、接触性和润滑性泻药。

1. 容积性泻药 硫酸镁(magnesium sulfate)和硫酸钠(sodium sulfate)口服不吸收，在

肠内形成高渗而抑制肠内水分的吸收，增加肠腔容积，扩张肠道，刺激肠道蠕动。硫酸镁还有利胆作用。

2. 接触性泻药　酚酞(phenolphthalein)、蒽醌类(anthraquinone)、蓖麻油(castor oil)这些药物或其代谢产物与肠黏膜接触，改变其通透性，使电解质和水向肠腔扩散，蠕动增强，泻下。

3. 润滑性泻药　液状石蜡(liquid paraffin)、甘油(glycerin)通过局部润滑作用并软化大便而发挥作用。适用于老人、痔疮及肛门手术者。

(三) 止泻药

1. 地芬诺酯(diphenoxylate)、**洛哌丁胺**(loperamide)　主要功效是减少肠道运动，缓解腹泻症状。

2. 药用炭(medicinal activated charcoal)　能吸附肠内液体、毒物等，起止泻和阻止毒物吸收的作用。

三、止吐药与胃肠促动药

(一) 多巴胺受体拮抗剂

多巴胺受体拮抗剂具有阻断中枢化学感受区(CTZ)的多巴胺(D_2)受体作用，降低呕吐中枢的神经活动。有些多巴胺受体阻断药还能阻断外周胃肠道的多巴胺受体，促进胃肠排空，常作为胃肠促动药用于临床。本类药物有甲氧氯普胺(metoclopramide)、多潘立酮(domperidone)、伊托必利(itopride)、莫沙必利(mosapride)及西沙必利(cisapride)等。

(二) 5-HT_3受体拮抗剂

昂丹司琼(ondansetron)　选择性阻断中枢及迷走神经传入纤维5-HT_3受体，产生明显止吐作用。对抗肿瘤药顺铂、环磷酰胺、阿霉素等引起的呕吐，作用迅速、强大、持久。不良反应少。同类药物有托烷司琼、格雷司琼、阿扎司琼等。

四、用于胆道、肝脏疾病的药物

(一) 胆石溶解药和利胆药

1. 熊去氧胆酸(ursodeoxycholic acid)　抑制胆固醇合成酶，减少胆固醇生成，促进结石溶解。

2. 苯丙醇(phenylpropanol)　促进胆汁分泌排出小结石，无溶石作用。

(二) 治疗肝性脑病药物

本类药物主要通过降血氨，改善症状。

1. 左旋多巴(levodopa)　见第三十章 治疗退行性疾病的药物。

2. 谷氨酸(glutamic acid)　与血氨结合成无毒物质排出体外，参与脑中蛋白质和糖代谢，促进氧化过程。

3. 乳果糖（lactulose） 在肠道分解成乳酸和醋酸，H^+与NH_3结合形成NH_4^+，下泻作用利于氨的排泄。

复习简表

分类		代表药	主要作用机制
治疗消化性溃疡药	胃酸分泌抑制剂	奥美拉唑	抑制H^+-K^+-ATP酶，抑制H^+的分泌
		西咪替丁	阻断胃壁细胞上的H_2受体，抑制胃酸分泌
		哌仑西平	阻断胃黏膜上的M_1受体，抑制胃酸分泌
	抗酸药	氢氧化铝	直接中和胃酸
	黏膜保护药	米索前列醇 枸橼酸铋钾	促进胃黏液和碳酸氢盐分泌，促进PGE合成，增加胃血流量，抗幽门螺杆菌
	抗幽门螺杆菌药	阿莫西林 克拉霉素 四环素 甲硝唑	抑制细菌生长，与其他药物合用，提高治愈率
消化道功能调节药	助消化药	稀盐酸 胃蛋白酶 胰酶 干酵母 乳酶生	促进消化液分泌的药物。能促进食物的消化
	泻药	硫酸镁、硫酸钠	肠内形成高渗→(－)肠内水分吸收→肠腔容积↑→刺激肠道蠕动（容积性泻药）
		酚酞、蒽醌类、蓖麻油	与肠黏膜接触→通透性改变→电解质和水向肠腔扩散→蠕动增强↑→泻下（接触性泻药）
		液状石蜡、甘油	局部润滑作用并软化大便（润滑性泻药）
	止泻药	地芬诺酯	减少肠道运动
		药用炭	吸附肠内液体、毒物
止吐药与胃肠促动药	DA受体拮抗剂	甲氧氯普胺 多潘立酮 伊托必利	阻断中枢或外周的D_2受体，降低呕吐中枢的神经活动及促进胃排空
	$5\text{-}HT_3$受体拮抗剂	昂丹司琼	选择性阻断中枢及迷走神经传入纤维$5\text{-}HT_3$受体，产生明显止吐作用
用于胆道、肝脏疾病的药物	胆石溶解药	熊去氧胆酸	抑制胆固醇合成酶，促胆石溶解
	利胆药	苯丙醇	促进胆汁分泌排出小结石
	治疗肝性脑病药	左旋多巴 谷氨酸 乳果糖	降血氨，改善症状

精选习题

一、选择题

A 型题

1. 多潘立酮的止吐作用是通过阻断(　　)
   A. 5-HT_3受体　B. M_1受体　C. α_1受体　D. 多巴胺受体　E. H_2受体
2. 哌仑西平是一种(　　)
   A. H_1受体阻断药　B. H_2受体阻断药　C. M_1受体阻断药
   D. D_2受体阻断药　E. 胃壁细胞 H^+泵抑制剂
3. 胃壁细胞质子泵抑制剂是(　　)
   A. 哌仑西平　B. 西咪替丁　C. 昂丹司琼　D. 奥美拉唑　E. 西沙必利
4. 兰索拉唑主要用于治疗(　　)
   A. 消化不良　B. 慢性腹泻　C. 慢性便秘　D. 胃肠道平滑肌痉挛　E. 十二指肠溃疡
5. 昂丹司琼主要用于治疗(　　)
   A. 化疗、放疗引起的呕吐　B. 晕动病引起的呕吐
   C. 阿扑吗啡引起的呕吐　D. 十二指肠溃疡
   E. 胃溃疡
6. 可使血氨降低的药物是(　　)
   A. 哌仑西平　B. 西咪替丁　C. 谷氨酸　D. 奥美拉唑　E. 药用炭
7. 通过减少肠道运动达到止泻作用的药物是(　　)
   A. 熊去氧胆酸　B. 左旋多巴　C. 地芬诺酯　D. 奥美拉唑　E. 药用炭
8. 通过与肠黏膜接触,改变其通透性,使电解质和水向肠腔扩散,蠕动增强而产生泻下作用的药物是(　　)
   A. 苯丙醇　B. 乳果糖　C. 甘油　D. 硫酸钠　E. 酚酞
9. 属黏膜保护药的是(　　)
   A. 哌仑西平　B. 法莫替丁　C. 米索前列醇　D. 奥美拉唑　E. 药用炭
10. 能抑制胆固醇合成酶,促胆石溶解的药物是(　　)
    A. 熊去氧胆酸　B. 甲氧氯普胺　C. 多潘立酮　D. 伊托必利　E. 苯丙醇

B 型题

A. 苯丙醇　B. 氢氧化铝　C. 枸橼酸铋钾　D. 昂丹司琼　E. 硫酸钠

11. 促进胆汁分泌排出小结石的药物(　　)
12. 阻断 5-HT_3受体产生止吐作用的药物(　　)
13. 通过增加肠腔容积,刺激肠蠕动产生泻下作用的药物(　　)
14. 具有中和胃酸,并有对溃疡面有保护作用的药物(　　)
15. 在溃疡面形成保护膜,并有抗幽门螺杆菌作用的药物(　　)

X 型题

16. 硫酸镁具有的作用是(　　)
    A. 降低血压　B. 中枢兴奋　C. 骨骼肌松弛　D. 导泻　E. 利胆
17. 属 H_2受体阻断药的是(　　)
    A. 西咪替丁　B. 雷尼替丁　C. 氢氧化铝　D. 碳酸氢钠　E. 苯海拉明
18. 保护胃黏膜的治疗消化性溃疡的药有(　　)
    A. 雷尼替丁　B. 氢氧化铝　C. 硫糖铝　D. 哌仑西平　E. 米索前列醇

19. 消化不良可选用(　　)

A. 胃蛋白酶　　B. 乳酶生　　C. 干酵母　　D. 胰酶　　E. 稀盐酸

20. 具有止泻作用的药物有(　　)

A. 酚酞　　B. 药用炭　　C. 地芬诺酯　　D. 洛哌丁胺　　E. 伊托必利

二、填空题

1. 甲氧氯普胺通过阻断________,昂丹司琼通过阻断________,产生止吐作用。
2. 液状石蜡为________药,酚酞为________药。
3. 谷氨酸与________结合成无毒物质排出体外,改善肝性脑病症状。

三、中英文药名对译

1. metoclopramide
2. magnesium sulfate
3. famotidine
4. mosapride
5. pirenzepine
5. 多潘立酮
6. 枸橼酸铋钾
7. 兰索拉唑
8. 昂丹司琼
10. 地芬诺酯

四、问答题

1. 试述抑制胃酸分泌药的分类及代表药,并简述其作用机制。
2. 试述消化性溃疡临床上常采用联合用药的治疗方式,并简述其机制。

参考答案

一、选择题

1. D　2. C　3. D　4. E　5. A　6. C　7. C　8. E　9. C　10. A　11. A　12. D　13. E　14. B　15. C. 16. ACDE　17. AB　18. BCE　19. ABCDE　20. BCD

二、填空题

1. D_2 受体,5-HT_3受体
2. 润滑性泻,接触性泻
3. 血氨

三、中英文药名对译

1. 甲氧氯普胺
2. 硫酸镁
3. 法莫替丁
4. 莫沙必利
5. 哌仑西平
5. domperidone
6. bismuth potassium citrate
7. lansoprazole
8. ondansetron
10. diphenoxylate

四、问答题

1. 答:(1)质子泵抑制剂:代表药是奥美拉唑,通过与胃壁细胞上的 H^+-K^+-ATP 酶的 α 亚单位结合,使酶失去活性,抑制 H^+ 的分泌。(2)H_2受体阻断药:代表药是西咪替丁,通过阻断胃壁细胞上的 H_2受体,抑制胃酸分泌。(3)M 胆碱受体阻断药:代表药是哌仑西平,选择性阻断胃黏膜 M_1受体,抑制胃酸分泌。

2. 答:临床常采用兰索拉唑+阿莫西林,阿莫西林、克拉霉素+兰索拉唑或奥美拉唑及四环素、甲硝唑+铋盐联合治疗。幽门螺杆菌可产生多种酶及细胞毒素,使黏膜损伤。它是慢性胃炎、消化性溃疡和胃腺癌等胃部疾患发生发展中的一个重要致病因子。阿莫西林、克拉霉素、四环素、甲硝唑+铋盐对幽门螺杆菌有杀菌或抑菌作用,与抑制胃酸分泌的药物合用从多个环节达到改善或治愈溃疡的目的。

(何　冰)

第二十七章　肾上腺皮质激素类药物

学习要点

肾上腺皮质由球状带分泌盐皮质激素（mineralocorticoid），包括醛固酮（aldosterone）和去氧皮质酮（desoxycortone，desoxycorticosterone）等；由束状带合成和分泌糖皮质激素（glucocorticoid），包括氢化可的松（hydrocortisone）和可的松（cortisone）等；由网状带分泌性激素（sex hormone）。

一、糖皮质激素类药物

（一）药动学特点

口服容易吸收，混悬剂肌注后吸收慢。局部给药也可吸收，长时间大面积给药可引起全身作用。

糖皮质激素吸收后约有 90%与血浆蛋白结合，其中 80%与球蛋白（CBG）结合，少量与白蛋白结合。

糖皮质激素主要在肝脏生物转化，首先是 $C_{4\sim5}$ 间的双键加氢还原，随后 C_3 位的酮基可转化为羟基，继而与葡萄糖醛酸或硫酸结合成水溶性代谢物从尿中排出。可的松、泼尼松在肝转化为氢化可的松、泼尼松龙而生效。

（二）作用机制

糖皮质激素的大部分作用是通过与细胞质中的糖皮质激素受体（GR）结合，经过复杂的信号转导，增加或减少靶基因的表达来实现的。

（三）药理作用

1. 抗炎作用和机制

糖皮质激素有强大的抗炎作用，能对抗各种原因引起的炎症。在炎症的急性阶段，可降低毛细血管通透性，减轻渗出和水肿，同时减少炎症因子的释放，抑制白细胞浸润和吞噬等反应，从而改善炎症早期出现的红、肿、热、痛等临床症状；在炎症后期，可抑制毛细血管和成纤维细胞的增生，抑制胶原蛋白、黏多糖的合成及肉芽组织增生，从而防止炎症后期的粘连和瘢痕形成，减轻炎症的后遗症。

炎症反应是机体的一种防御功能，炎症后期的反应也是组织修复的重要过程，故糖皮质激素在抑制炎症、减轻症状的同时，也降低了机体的防御和修复功能，可导致感染扩散和延缓创口愈合。

机制

（1）对炎症抑制蛋白和某些靶酶的影响　①增加炎症抑制蛋白脂皮素 1 的生成，抑制磷脂酶 A_2，抑制花生四烯酸代谢，前列腺素和白三烯生成减少；②抑制一氧化氮合成酶和环氧合酶-2 的表达，使 NO 和 PGE_2 生成减少；③诱导血管紧张素转化酶的生成，降解缓激肽。

（2）影响细胞因子和黏附因子　抑制细胞因子的产生及黏附因子的表达，影响其生物学效应的发挥。

（3）诱导炎细胞凋亡　诱导单核细胞、巨噬细胞、血小板等的凋亡。

2. 免疫抑制与抗过敏作用

（1）免疫抑制作用　①抑制巨噬细胞对抗原吞噬、处理；②阻碍淋巴母细胞转化，破坏淋巴细胞；③干扰淋巴细胞的分裂增殖，阻断单核细胞和巨噬细胞的募集，抑制淋巴因子引起的炎症反应；④小剂量抑制细胞免疫，大剂量抑制体液免疫，抑制抗原抗体反应后有害物质的释放。

（2）抗过敏作用　减少过敏介质的产生。

3. 抗休克作用　超大剂量的糖皮质激素已广泛用于各种严重休克。其作用与下列因素有关：①抑制某些炎症因子产生；②稳定溶酶体膜，阻止蛋白水解酶的释放，减少心肌抑制因子（MDF）的形成；③增强心肌收缩力，扩张痉挛血管，改善微循环。

4. 抗毒作用　提高机体对细菌内毒素的耐受力。

5. 对物质代谢的影响

（1）糖代谢　血糖升高（外周组织对葡萄糖的摄取和利用下降，糖异生增多），同时糖原合成增加。

（2）蛋白质代谢　负氮平衡（肝外组织蛋白质分解增加，尿中氮排出增多）；大量应用使蛋白质合成减少，生长慢、消瘦、创伤不愈、皮肤变薄。

（3）脂肪代谢　激活四肢皮下脂酶，脂肪分解并重新向心分布（水牛背、满月脸）。

（4）核酸代谢　糖皮质激素对各种代谢的影响，主要是通过影响敏感组织中的核酸代谢来实现的。

（5）水和电解质代谢　保钠排钾，抑制钙磷吸收，骨质疏松。

6. 允许作用　对某些组织细胞无直接作用，但可给其他激素发挥作用创造有利条件。

7. 其他作用

（1）血液与造血系统　①降低外周血单核细胞、淋巴细胞、嗜酸性、嗜碱性粒细胞数，使其向淋巴组织重分布；②刺激骨髓造血功能，红细胞、血红蛋白增多，刺激中性粒细胞增多，但降低其游走、吞噬等功能；③大剂量使血小板增加，纤维蛋白原浓度升高，缩短凝血时间。

（2）中枢神经系统　兴奋性增加，欣快、激动、失眠，偶诱发精神失常，大剂量致儿童惊厥。

（3）骨骼和骨骼肌　长期大量应用使骨盐不易沉着，骨质形成发生障碍而导致骨质疏松症。

（4）消化系统　促进胃酸和胃蛋白酶的分泌。

（5）退热和增强应激能力作用。

（四）临床应用

1. 严重感染或预防炎症后遗症

（1）急性严重感染　前提：应用足量有效的抗生素控制感染，用于中毒性感染或伴有休克者，利用其抗炎及增强机体对应激的耐受力等，迅速缓解症状，度过危险期。病毒感染一般不用，因其减弱防御功能，有使病毒扩散的危险。

（2）防止某些炎症的后遗症　防止脑膜、胸膜、心包、关节及眼部的炎症损害，抑制瘢痕的形成。

2. 自身免疫性疾病、器官移植排斥反应和过敏性疾病　自身免疫性疾病综合疗法，不宜单用；过敏性疾病作为辅助治疗。

3. 抗休克治疗　对感染中毒性休克，须与足量有效的抗菌药物合用，糖皮质激素的剂量要大，用药要早，短时间突击使用，产生效果时即可停用。对过敏性休克，糖皮质激素是次选药，常与肾上腺素合用。对于心源性休克和低血容量休克要结合病因治疗。

4. 替代疗法　主要用于急、慢性肾上腺皮质功能不全、脑垂体前叶功能减退及肾上腺次全切除术后作糖皮质激素的补充治疗。

5. 局部应用

(1) 皮肤病　接触性皮炎、湿疹、牛皮癣、神经性皮炎。

(2) 眼部疾病　前眼色素层炎、外眼炎症性疾病、眼部瘢痕性类天疱疮、内眼术后炎症。

6. 血液病　急性淋巴细胞性白血病、淋巴瘤、再生障碍性贫血、粒细胞减少症、血小板减少症和过敏性紫癜。

7. 其他

(1) 脑水肿　减轻寄生虫或新生物所致水肿。

(2) 急性脊髓损伤　大剂量静注可减轻神经功能损害。

(五) 不良反应

1. 长期大量应用引起的不良反应

(1) 医源性肾上腺皮质功能亢进症　长期大量应用糖皮质激素可引起物质代谢和水盐代谢紊乱，出现水肿、低血钾、高血压、糖尿、皮肤变薄、满月脸、水牛背、向心性肥胖、多毛、痤疮、肌无力和肌萎缩等症状，一般不需特殊治疗，停药后可自行消退。

(2) 诱发或加重感染　本类药物可降低机体防御功能，长期应用常可诱发感染或加重感染，可使体内潜在的感染灶扩散或静止感染灶复燃。必要时需与有效抗菌药合用，特别注意对潜在结核病灶的防治。

(3) 心血管系统并发症　长期应用糖皮质激素，由于可导致钠、水潴留和血脂升高，可诱发高血压和动脉粥样硬化。

(4) 消化系统并发症　能刺激胃酸、胃蛋白酶的分泌并抑制胃黏液分泌，降低胃黏膜的抵抗力，故可诱发或加剧消化性溃疡，糖皮质激素也能掩盖溃疡的初期症状，以致出现突发出血和穿孔等严重并发症。

(5) 肌肉萎缩、骨质疏松伤口愈合迟缓。

(6) 其他　白内障和青光眼 糖皮质激素能诱发白内障，全身或局部给药均可发生。糖皮质激素还能使眼内压升高，诱发青光眼或使青光眼恶化。

2. 停药反应

(1) 医源性肾上腺皮质功能不全　长期应用超生理剂量糖皮质激素的患者，由于外源性糖皮质激素反馈性抑制腺垂体促皮质激素（ACTH）的分泌，使内源性皮质激素释放减少及肾上腺皮质萎缩，需及时补充糖皮质激素。

(2) 反跳现象　糖皮质激素突然停药或减量过快可出现反跳现象，致原病复发或恶化，其原因是病人对糖皮质激素产生了依赖性，或糖皮质激素用量不足病情尚未控制所致。

3. 禁忌证　①肾上腺皮质功能亢进症；②当感染缺乏有效对因治疗药物时，如水痘和真菌感染等；③病毒感染，如单纯疱疹性角膜炎 、角膜溃疡及接种牛痘 ；④活动性消化性溃疡；⑤新近做过胃肠吻合术、骨折、创伤修复期；⑥中度以上糖尿病；⑦严重高血压（由系统性红斑狼疮等引起者例外）；⑧妊娠初期和产褥期。

二、盐皮质激素类药物

去氧皮质酮(deoxycorticosterone)

(1) 以醛固酮为主,主要受血浆电解质组成和肾素-血管紧张素系统调节。

(2) 促进肾远曲小管和集合管对 Na^+、Cl^- 和水的重吸收,使 K^+、H^+ 排出增加。保钠排钾,潴留水、Na^+。

(3) 治疗慢性肾上腺皮质功能减退症(艾迪生病),替代疗法。

(4) 长期使用易引起水、钠潴留,高血压,心脏扩大和低钾血症。

三、促皮质素及皮质激素抑制剂

1. 促皮质素(ACTH) 在下丘脑CRH作用下,由腺垂体嗜碱性粒细胞分泌;ACTH能促进肾上腺皮质束状带增生肥大,促进肾上腺皮质分泌(主要是糖皮质激素);口服失效,只能注射应用;功效的产生需依赖肾上腺皮质功能完好性;用于长期皮质激素治疗后的撤停或诊断肾上腺皮质功能水平。

2. 皮质激素抑制剂 主要用于治疗肾上腺皮质功能亢进综合征。

(1) 氨鲁米特(aminoglutethimide) 抑制具有激素活性类固醇合成,主要用于肾上腺肿瘤和 ACTH 过度分泌时氢化可的松的增多。治疗量无明显副作用。

(2) 酮康唑(ketoconazole) 抗真菌药,大剂量时非选择性低抑制肾上腺和性腺中类固醇的合成。主要用于肾上腺皮质功能亢进综合征和前列腺癌。

复习地图

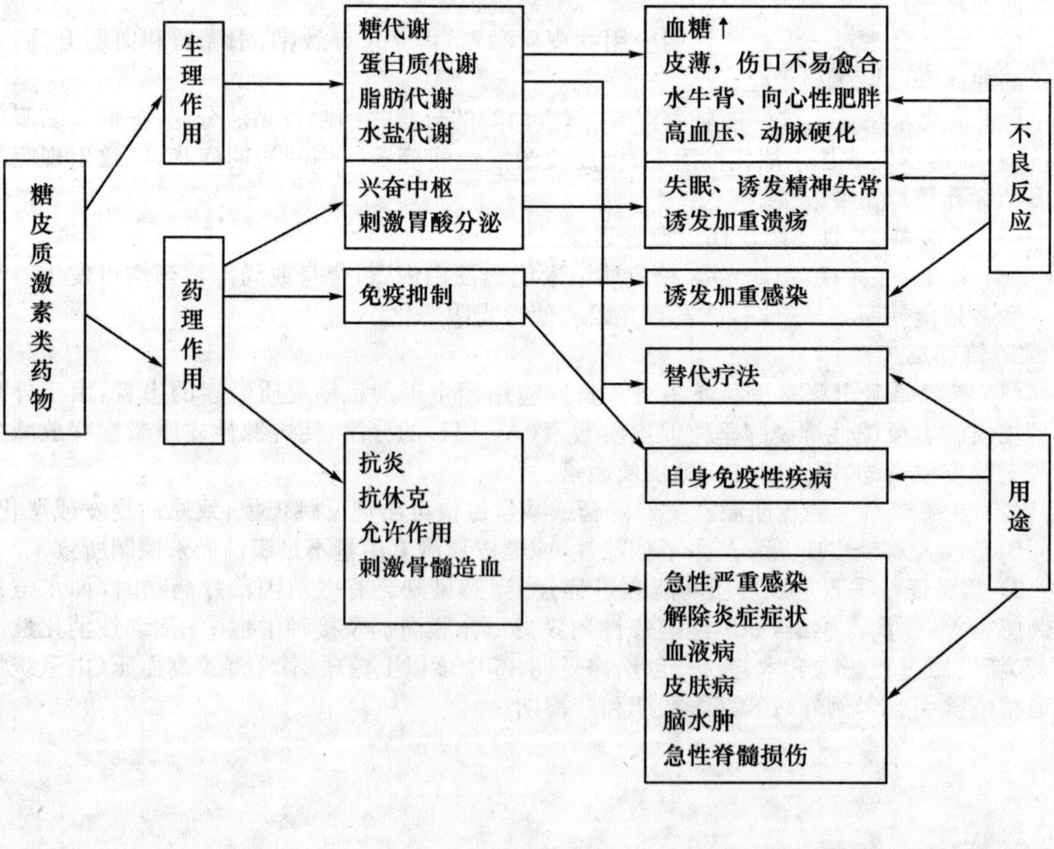

精选习题

一、选择题

A 型题

1. 糖皮质激素对炎症后期的作用主要在于(　　)
   A. 减少炎症介质前列腺素的合成,促进炎症消退
   B. 稳定溶酶体膜,减少蛋白水解酶的释放
   C. 促进炎症区的血管收缩,降低血管通透性,减轻肿胀
   D. 增强机体防御功能,促进炎症消退
   E. 抑制肉芽组织生长,防止粘连和瘢痕形成,减轻后遗症
2. 糖皮质激素对血液和造血系统的作用是(　　)
   A. 增加中性粒细胞游走、吞噬等功能
   B. 使红细胞与血红蛋白增加
   C. 使中性粒细胞减少
   D. 使血小板减少
   E. 使淋巴细胞增加
3. 早晨一次给予糖皮质激素的治疗方法是根据(　　)
   A. 口服吸收更加完全
   B. 体内代谢灭活缓慢,有效血药浓度稳定
   C. 与靶细胞受体结合牢固,作用持久
   D. 与体内糖皮质激素分泌的昼夜节律一致
   E. 存在肝肠循环,有效血浓度持久
4. 糖皮质激素类药物禁用于(　　)
   A. 中毒性菌痢　B. 中毒性肺炎　C. 暴发型流脑　D. 消化性溃疡病　E. 重症伤寒
5. 长期应用糖皮质激素可引起(　　)
   A. 高血钙　B. 高血钾　C. 高血镁　D. 高血磷　E. 高血糖
6. 糖皮质激素抗毒作用的机制是(　　)
   A. 提高机体对内毒素的耐受力　B. 中和细菌内毒素
   C. 中和细菌外毒素　D. 稳定溶酶体膜
   E. 直接对抗毒素对机体的损害
7. 糖皮质激素免疫抑制作用的特点是(　　)
   A. 防止粘连和瘢痕形成　B. 增强机体防御功能
   C. 刺激骨髓造血功能　D. 抑制免疫反应的多个环节
   E. 缓解炎症的全身及局部症状
8. 与肾上腺糖皮质激素作用有关的是(　　)
   A. 增加抗体生成　B. 抑菌作用　C. 中和细菌内毒素
   D. 抗炎作用　E. 增加细胞吞噬功能
9. 预防糖皮质激素诱发和加重感染的主要措施是(　　)
   A. 在治疗的同时使用足够量的抗菌药物
   B. 一次大剂量使用糖皮质激素
   C. 逐渐减少糖皮质激素用药剂量

D. 少量使用抗菌药物

E. 少量使用抗病毒药物

10. 服用糖皮质激素突然停药可引起(　　)

A. 药源性肾上腺皮质萎缩和功能不全　　B. 药源性肾上腺皮质功能亢进

C. 白内障　　D. 青光眼

E. 消化性溃疡

B 型题

A. 去氧皮质酮　B. 酮康唑　C. 促皮质素　D. 倍他米松　E. 氟氢可的松

11. 外用的糖皮质激素类药是(　　)

12. 抗炎作用最强而水盐代谢作用最弱的药物是(　　)

13. 在下丘脑 CRH 作用下,由腺垂体嗜碱性粒细胞分泌的是(　　)

14. 具有抗真菌作用,又能抑制肾上腺和性腺中类固醇的合成的药物是(　　)

X 型题

15. 下列对糖皮质激素作用的描述正确的是(　　)

A. 具有强大的抗炎作用

B. 能对抗各种原因(如化学、物理、生物、免疫等)引起的炎症反应

C. 能降低中性粒细胞游走、吞噬、消化及糖酵解功能

D. 具有抗休克作用

E. 可对抗细菌内毒素而缓解中毒性休克的症状

16. 可用糖皮质激素治疗的疾病是(　　)

A. 严重支气管哮喘发作　　B. 急性淋巴细胞白血病

C. 癫痫　　D. 风湿性心脏病

E. 类风湿性关节炎

17. 糖皮质激素的不良反应包括(　　)

A. 医源性肾上腺皮质功能亢进综合征

B. 诱发或加重感染

C. 诱发或加重支气管哮喘

D. 诱发或加重溃疡病

E. 骨质疏松、肌肉萎缩

18. 糖皮质激素用于治疗严重感染的目的包括(　　)

A. 缓解急性炎症症状　　B. 提高机体对内毒素的耐受力

C. 抑制病原体生长　　D. 中和细菌毒素

E. 防止某些感染造成的后遗症

19. 糖皮质激素和抗生素合用治疗严重感染的目的是(　　)

A. 既可缓解感染症状,又能杀灭或抑制病原菌

B. 增强抗生素的抗菌作用

C. 提高机体的防御能力

D. 拮抗抗生素的某些不良反应

E. 增加机体对感染的耐受力并防止感染加重

20. 下列一般不宜选用糖皮质激素的情况是(　　)

A. 中毒性菌痢　　B. 骨折创伤修复期

C. 支气管哮喘　　D. 活动性消化性溃疡

E. 严重精神病

21. 需要长期应用糖皮质激素治疗时，为了维持疗效或避免不良反应，应在(　　)

A. 控制症状后，尽量采用最小有效剂量

B. 维持疗效期间，可采用隔日疗法

C. 停药过程中，要逐步减量停药

D. 停药数月内，如遇应激情况，应及时再次给予足量本类药物

E. 开始治疗时应先采用小剂量替代疗法

22. 糖皮质激素的作用有(　　)

A. 抗炎　　B. 抗免疫　　C. 抗休克　　D. 抗外毒素　　E. 中枢兴奋

23. 糖皮质激素对代谢的影响有(　　)

A. 促进糖原异生、减少葡萄糖的分解利用，使血糖增高

B. 增加脂肪分解和使脂肪重新分布

C. 长期使用可产生负氮平衡

D. 长期大量使用可致水钠潴留，失钾、钙磷代谢异常

E. 诱导淋巴细胞合成某些特殊的 mRNA

24. 有关糖皮质激素正确的是(　　)

A. 糖皮质激素用于严重感染时，必需和足量有效抗生素合用

B. 糖皮质激素的抗毒作用，为提高病人对外毒素的耐受力

C. 青霉素性过敏性休克可用糖皮质激素

D. 不良反应有血糖升高、低血钾、诱发溃疡、诱发癫痫、精神失常等

E. 溃疡病、癫痫、精神病、骨折等病人禁用

二、填空题

1. 糖皮质激素的“四抗”作用是指________、________、________和________；“三多”作用是指________、________和________增多

2. 糖皮质激素治疗感染性休克时，必须与________合用，采用________疗法，原因是________。

3. 久用糖皮质激素产生的停药反应，包括________、________。

三、中英文药名对译

1. 氢化可的松　　5. prednisolone

2. 曲安西龙　　6. dexamethasone

3. 倍他米松　　7. fludrocortisone

4. 去氧皮质酮　　8. aminoglutethimide

四、问答题

1. 试述糖皮质激素用于治疗休克的依据是什么？

2. 试述糖皮质激素抗炎作用特点。

参考答案

一、选择题

1. E　2. B　3. D　4. D　5. E　6. A　7. D　8. D　9. A　10. A　11. E　12. D　13. C　14. B　15. ABCDE　16. ABDE　17. ABDE　18. ABE　19. AE　20. BDE　21. ABCD　22. ABCE　23. ABCDE　24. ACDE

二、填空题

1. 抗炎,抗免疫,抗休克,抗毒,胃酸分泌,红细胞,血糖

2. 抗菌药物,大剂量突击疗法,迅速改善症状,稳定病情

3. 医源性肾上腺皮质功能不全,反跳现象

三、中英文药名对译

1. hydrocortisone
2. triamcinolone
3. betamethasone
4. deoxycorticosterone
5. 泼尼松龙
6. 地塞米松
7. 氢氟可的松
8. 氨鲁米特

四、问答题

1. 答:糖皮质激素用于治疗休克的依据是①抑制某些炎症因子产生;②稳定溶酶体膜,阻止蛋白水解酶的释放,减少心肌抑制因子的形成;③增强心肌收缩力,扩张痉挛血管,改善微循环。

2. 答:糖皮质激素抗炎特点:作用强大,能对抗各种原因引起的炎症。在炎症的急性阶段,可降低毛细血管通透性,减轻渗出和水肿,同时减少炎症因子的释放,抑制白细胞浸润和吞噬等反应,从而改善炎症早期出现的红、肿、热、痛等临床症状;在炎症后期,可抑制毛细血管和成纤维细胞的增生,抑制胶原蛋白、黏多糖的合成及肉芽组织增生,从而防止炎症后期的粘连和瘢痕形成,减轻炎症的后遗症。抗炎同时降低机体的防御功能。

(何　冰)

第二十八章　胰岛素及降血糖药

学 习 要 点

糖尿病是一种在遗传和环境因素长期共同作用下，由胰岛素分泌绝对或相对不足引起的代谢紊乱性疾病。糖尿病主要分为1型和2型。1型：胰岛素依赖性糖尿病，由自身免疫机制引起β细胞破坏，胰岛素分泌绝对不足。2型：非胰岛素依赖性糖尿病，胰岛β细胞功能低下，胰岛素相对缺乏与胰岛素抵抗。

一、胰 岛 素

胰岛素(insulin)由胰岛β细胞分泌，为51个氨基酸的小分子蛋白质。药用品多由猪、牛胰岛提取，也可通过基因工程重组技术获得。

（一）药动学

口服无效，皮下注射吸收快。代谢快，$t_{1/2}$约5～6分钟，作用可维持数小时，严重肝、肾功能不良者影响其灭活。

（二）药理作用

1. 糖代谢　促进组织对糖的转运与摄取，加速糖的氧化，加速糖原合成，抑制糖原异生和分解，而降低血糖。

2. 脂肪代谢　促进脂肪合成并抑制其分解，从而减少游离脂肪酸和酮体生成。

3. 蛋白质代谢　可增加氨基酸的转运，促进蛋白质的合成，同时又抑制蛋白质的分解。

4. 长时间作用　影响基因转录增加或降低一些酶的合成。

5. 其他　可加速心率，加强心肌收缩力和减少肾血流量。

（三）作用机制

胰岛素作用于胰岛素受体α亚单位，使β亚单位自身磷酸化，进而激活TPK，导致细胞内其他活性蛋白的一系列磷酸化，产生降血糖效应。

（四）临床应用

1. 糖尿病　对各型糖尿病均有效。主要用于以下情况：①1型糖尿病；②经饮食和口服降血糖药治疗未能控制的2型糖尿病；③各种急性或严重并发症(酮症酸中毒、非酮症性高渗性昏迷)；④合并重症感染、消耗性疾病、高热、妊娠、创伤及手术的各型糖尿病；⑤经饮食和口服降血糖药治疗未能控制的其他糖尿病。

2. 其他(细胞内缺钾) 临床上将葡萄糖(glucose)、胰岛素、氯化钾(KCl)联合组成GIK,可促进钾内流,纠正细胞内缺钾,提供能量,防治心肌梗死时的心律失常。

(五) 不良反应

1. 低血糖反应 最为常见,原因是胰岛素过量或未按时进食。表现为心悸、出汗、重者休克。补糖可防治。

2. 过敏反应 多数为胰岛素剂型的抗原性所致,过敏反应一般轻微而短暂,如荨麻疹、血管神经性水肿,偶见过敏性休克。必要时用 H_1 受体阻断药治疗,或换用高纯度胰岛素或人胰岛素。

3. 胰岛素抵抗 应用超过常用浓度的胰岛素后只能发挥低于正常的生物效应,即发生胰岛素抵抗。急性耐受性可由创伤、感染、手术、情绪激动等引起,处理方法是清除诱因。慢性耐受性可能与体内产生抗胰岛素抗体、胰岛素受体数量减少与胰岛素亲和力降低,靶细胞膜上葡萄糖转运系统失灵有关。

4. 其他 脂肪萎缩,体重增加及屈光不正等。

二、口服降血糖药

(一) 促胰岛素分泌药

1. 磺酰脲类 甲苯磺丁脲(tolbutamide, D_{860})、氯磺丙脲(chlorpropamide);格列本脲(glibenclamide)、格列吡嗪(glipizide)、格列齐特(gliclazide)、格列波脲(glibornuride)、格列喹酮(gliquidone)、格列苯脲(glimepiride)等。口服后吸收较好,对正常人及胰岛功能尚存的糖尿病病人均有降血糖作用,但对严重糖尿病病人或完全切除胰腺的糖尿病病人则无效。作用机制:①通过刺激胰岛β细胞释放胰岛素,药物与其受体结合后,可阻滞ATP敏感的钾通道而阻滞钾外流,使细胞膜去极化,开放电压依赖性钙通道,胞内钙浓度增加,触发胰岛素的释放;②增强胰岛素与靶组织及受体的结合能力;③减慢肝脏对胰岛素的消除;④抑制胰高血糖素分泌。临床上单用于胰岛功能尚未完全丧失且经饮食控制无效的糖尿病病人,也可用于胰岛素耐受患者。常见的不良反应为胃肠道反应,肝损伤,粒细胞减少,低血糖等。

2. 氯茴苯酸类 瑞格列奈(repaglinide)、那格列奈(nateglinide)降血糖作用机制与磺酰脲类相似,口服吸收迅速,肝内代谢,$t_{1/2}$为1小时,允许多次餐前用药。

(二) 双胍类(biguanides)

主要有二甲双胍(metformin)和苯乙双胍(phenformin),苯乙双胍不良反应发生率较高,易引起乳酸性酸中毒。二甲双胍对不论有无胰岛β细胞功能的糖尿病患者均有降血糖作用,对正常人血糖无影响。主要通过降低食物吸收及糖原异生、促进组织摄取葡萄糖、抑制胰高血糖素的释放等,发挥降血糖作用。临床主要用于肥胖性2型糖尿病患者。常见不良反应有恶心、呕吐、腹泻,口中有金属味等。严重的不良反应为诱发乳酸性酸中毒。

（三）噻唑烷二酮类（thiazolidinediones）

噻唑烷二酮类包括罗格列酮（rosiglitazone）、环格列酮（ciglitazone）、吡格列酮（pioglitazone）、恩格列酮（englitazone）、曲格列酮（troglitazone）等。它们主要通过改善胰岛素抵抗性，降低血中高血糖和甘油三酯水平，增加肌肉及脂肪组织对胰岛素的敏感性而发挥降血糖作用，改善胰岛β细胞功能。主要用于治疗胰岛素抵抗和2型糖尿病。不良反应少，低血糖发生率低。副作用主要有嗜睡、水肿、头痛、胃肠道刺激症状等。

（四）α-葡萄糖苷酶抑制剂

α-葡萄糖苷酶抑制剂主要有阿卡波糖（acarbose）、伏格列波糖（voglibose）、米格列醇（miglitol）等。它们主要是通过竞争性抑制小肠中α-葡萄糖苷酶，阻止寡糖分解为单糖，减少淀粉、糊精和双糖的吸收延缓，而使餐后血糖降低。临床用于各型糖尿病，常与口服降糖药或胰岛素合用。由于吸收很少，几乎无全身不良反应。主要引起胃肠道症状，表现有腹胀、嗳气、肛门排气增多，甚有腹泻或便秘，多不影响治疗。

（五）醛糖还原酶抑制剂

依帕司他（epalrestat）　改善机体聚醇代谢通路异常，从而预防或延缓糖尿病并发症。

三、其他新型降血糖药

1. 胰高血糖素样肽（glucagons-like peptide GLP-1）　促胰岛素分泌，不易引起严重低血糖反应。在体内易被水解，半衰期短，限制其临床应用。

2. 依克那肽（exenatide）　激动GLP-1受体，具有葡萄糖依赖性的促胰岛素分泌，恢复2型糖尿病患者第一时相分泌，抑制胰高血糖素分泌，减慢胃排空及降低食欲而发挥降血糖作用。

3. 西他列汀（sitagliptin）　抑制DPP-4活性，减少GLP-1降解，从而发挥降血糖效应。用于2型糖尿病。

4. 普兰林肽（pramlintide）　胰淀粉样多肽，具有显著的降血糖作用。

复习简表

		胰岛素	磺酰脲类	双胍类
降血糖作用	正常人	++	+	−
	糖尿病人	+++	++	++
	胰岛功能丧失	+	−	+
降血糖机制		直接补充胰岛素	刺激胰岛β细胞，释放胰岛素	减少肠道糖的吸收，促进糖的利用
低血糖反应		++	+	+

精选习题

一、选择题

A 型题

1. 磺酰脲类降糖药的作用机制是(　　)
   A. 加速胰岛素合成　B. 抑制胰岛素降解
   C. 提高胰岛β细胞功能　D. 刺激胰岛β细胞释放胰岛素
   E. 促进胰岛素与受体结合
2. 一次给药降血糖作用持续时间最长的药物是(　　)
   A. 甲苯磺丁脲　B. 格列本脲　C. 格列吡嗪　D. 珠蛋白锌胰岛素　E. 氯磺丙脲
3. 有严重肝功能不良者不宜用的降血糖药是(　　)
   A. 二甲双胍　B. 氯磺丙脲　C. 胰岛素　D. 罗格列酮　E. 阿卡波糖
4. 可造成乳酸血症的降血糖药是(　　)
   A. 格列吡嗪　B. 罗格列酮　C. 苯乙双胍　D. 甲苯磺丁脲　E. 阿卡波糖
5. 不需首选胰岛素治疗的糖尿病是(　　)
   A. 妊娠期糖尿病　B. 幼年重型糖尿病　C. 酮症酸中毒
   D. 合并严重感染的糖尿病　E. 轻中型糖尿病
6. 双胍类降血糖药适合于治疗(　　)
   A. 糖尿病酮症酸中毒　B. 青年糖尿病
   C. 成年肥胖型糖尿病　D. 幼年糖尿病
   E. 非酮症酸高渗性昏迷
7. 主要用于治疗胰岛素抵抗的药物是(　　)
   A. 二甲双胍　B. 氯磺丙脲　C. 依帕司他　D. 罗格列酮　E. 阿卡波糖
8. 胰岛素的不良反应有(　　)
   A. 骨髓抑制　B. 酮症酸中毒　C. 高血糖高渗性昏迷
   D. 低血糖昏迷　E. 乳酸血症
9. 胰岛素与磺酰脲类的共同不良反应是(　　)
   A. 过敏反应　B. 粒细胞缺乏　C. 低血糖症　D. 胃肠反应　E. 黄疸
10. 可用于预防和延缓糖尿病并发症的药物是(　　)
    A. 阿卡波糖　B. 依帕司他　C. 胰岛素　D. 二甲双胍　E. 罗格列酮

B 型题

A. 吡格列酮　B. 阿卡波糖　C. 普兰林肽　D. 依克那肽　E. 西他列汀

11. 通过抑制α-葡萄糖苷酶产生降血糖作用的药物是(　　)
12. 通过改善胰岛素抵抗性,增强胰岛素的敏感性而发挥降血糖作用的药物是(　　)
13. 通过抑制 DPP-4 活性,减少 GLP-1 降解,从而发挥降血糖效应的药物是(　　)
14. 属淀粉类似物的药物是(　　)
15. 能激动 GLP-1 受体的药物是(　　)

X 型题

16. 关于胰岛素正确的是(　　)
    A. 主要用于胰岛素依赖性糖尿病
    B. 通常采用皮下注射给药

C. 促进钾离子外流，降低细胞内钾离子浓度

D. 是一种酸性蛋白质

E. 可诱发低血糖性休克

17. 胰岛素的特点有（ ）

A. 对胰岛素缺乏的各型糖尿病均有效　B. 对正常人无降糖作用

C. 过量可致低血糖反应　D. 反复应用可出现耐受性

E. 产生低血糖反应时可用鱼精蛋白对抗

18. 胰岛功能完全丧失的糖尿病人可选用（ ）

A. 二甲双胍　B. 格列本脲　C. 胰岛素　D. 罗格列酮　E. 阿卡波糖

19. 可促进胰岛素分泌的药物有（ ）

A. 依克那肽　B. 格列本脲　C. 瑞格列奈　D. 二甲双胍　E. 罗格列酮

20. 属胰岛素增敏剂的药物有（ ）

A. 吡格列酮　B. 格列本脲　C. 依帕司他　D. 罗格列酮　E. 瑞格列奈

二、填空题

1. 胰岛素的不良反应包括________，________，________和其他。

2. 口服降糖药可以分为________，________，________，________和________。

3. 幼年型糖尿病首选________，其主要不良反应是________。

三、中英文药名对译

1. 甲苯磺丁脲
2. 二甲双胍
3. 瑞格列奈
4. 阿卡波糖
5. insulin
6. epalrestat
7. glibenclamide
8. rosiglitazone

四、问答题

1. 比较胰岛素、磺酰脲类和双胍类的降血糖作用特点及其机制。

2. 试述胰岛素治疗糖尿病的主要适应证。

参考答案

一、选择题

1. D　2. D　3. B　4. C　5. E　6. C　7. D　8. D　9. C　10. B　11. B　12. A　13. E　14. C　15. D　16. ABDE　17. ACD　18. ACE　19. ABC　20AD

二、填空题

1. 低血糖反应，过敏反应，胰岛素抵抗

2. 促胰岛素分泌剂，双胍类，噻唑烷二酮类，α-葡萄糖苷酶抑制剂，醛糖还原酶抑制剂

3. 胰岛素，低血糖反应

三、中英文药名对译

1. tolbutamide
2. metformin
3. repaglinide
4. acarbose
5. 胰岛素
6. 依帕司他
7. 格列本脲
8. 罗格列酮

四、问答题

1. 答：

		胰岛素	磺酰脲类	双胍类
降血糖作用	正常人	＋＋	＋	－
	糖尿病人	＋＋＋	＋＋	＋＋
	胰岛功能丧失	＋	－	＋
降血糖机制		直接补充胰岛素	刺激胰岛β细胞，释放胰岛素	减少肠道糖的吸收，促进糖的利用

2. 答：适应证：①1 型糖尿病；②经饮食和口服降血糖药治疗未能控制的 2 型糖尿病；③各种急性或严重并发症（酮症酸中毒、非酮症性高渗性昏迷）；④合并重症感染、消耗性疾病、高热、妊娠、创伤及手术的各型糖尿病；⑤经饮食和口服降血糖药治疗未能控制的其他糖尿病。

（何　冰）

第二十九章　甲状腺激素与抗甲状腺药物

学习要点

一、甲状腺激素

临床所用的甲状腺激素包括从家畜甲状腺体得到的甲状腺粉(含 T_3 和 T_4，以 T_4 为主)及人工合成的左甲状腺激素(levothyroxine，T_4)和碘赛罗宁(liothronine，T_3)，主要用于甲状腺功能低下，如呆小症(克汀病)、黏液性水肿的替代补充疗法，也用作甲状腺功能亢进患者的鉴别诊断(T_3 抑制试验)等。过量可引起甲状腺功能亢进的症状，在老人和心脏病患者可诱发心绞痛、心肌梗死。

二、抗甲状腺药物

目前常用的抗甲状腺药物有硫脲类、碘化物、放射性碘及β受体阻断药。

1. 硫脲类　硫氧嘧啶类包括甲硫氧嘧啶，丙硫氧嘧啶(propylthiouracil，PTU)；咪唑类包括甲巯咪唑(thiamazole，他巴唑)，卡比马唑(carbimazole，甲亢平)。它们主要通过抑制过氧化物酶而抑制 T_3 和 T_4 的合成，一般用药 2～3 周甲状腺功能亢进症状开始缓解，1～3 个月基础代谢率 BMR 恢复正常，疗程一般为 1～2 年。硫脲类有轻度的免疫抑制作用，有一定的对因治疗效果。丙硫氧嘧啶可抑制外周组织 T_4 转化为 T_3，可作为重症甲状腺功能亢进、甲状腺功能亢进危象时的首选药。甲状腺次全切除手术前服用硫脲类药物，可防止发生甲状腺危象。粒细胞缺乏症为硫脲类药物严重的不良反应。

2. 碘化物　包括碘化钾(potassium iodide)、碘酸钾(potassium iodate)、复方碘溶液(liquor iodine Co，卢戈液)。大剂量碘剂(每日用量超过 6mg)主要通过抑制甲状腺球蛋白水解酶，抑制甲状腺激素的释放而发挥抗甲状腺作用，也可抑制过氧化物酶，使 T_4、T_3 合成减少，还能抑制垂体分泌促甲状腺激素。大剂量碘剂作用快而强，可短时间用于甲状腺功能亢进术前准备和甲状腺危象的抢救。

3. 放射性碘　^{131}I 可浓集于甲状腺并产生β射线(占 99%)，使甲状腺滤泡上皮细胞破坏、萎缩、分泌减少，治疗不宜手术、术后复发、其他药物无效或者药物过敏的甲状腺功能亢进患者。^{131}I 产生的γ射线(占 1%)可在体外测得，用于甲状腺摄碘功能的测定。

4. β受体阻断药　普萘洛尔、阿替洛尔、美托洛尔、氧烯洛尔等较为常用。通过阻断β受体，减轻甲状腺功能亢进患者的交感-肾上腺系统兴奋症状；还可抑制甲状腺激素分泌及外周组织 T_4 脱碘成为 T_3。

复习简表

药物		作用及应用
甲状腺激素(T_4,T_3)		维持机体正常代谢和生长发育,主要用于甲状腺功能减退症的替代治疗
抗甲状腺药	硫脲类	抑制甲状腺激素的合成,适用于轻度甲状腺功能亢进和不宜手术或^{131}I治疗患者
	碘和碘化物	小剂量碘剂可促进甲状腺激素的合成,大剂量碘剂产生抗甲状腺作用
	放射性碘(^{131}I)	破坏甲状腺滤泡上皮,治疗不宜手术、术后复发或其他药物无效及过敏者的甲状腺功能亢进
	β受体阻断药	主要通过阻断β受体,控制甲状腺功能亢进症状

精选习题

一、选择题

A 型题

1. 硫脲类抗甲状腺药最严重的不良反应是(　　)
A. 血小板减少性紫癜　B. 再生障碍性贫血　C. 出血
D. 粒细胞缺乏症　E. 溶血性贫血

2. 丙硫氧嘧啶的作用机制是(　　)
A. 抑制甲状腺对碘的摄取　B. 抑制甲状腺素的生物合成　C. 抑制甲状腺激素的释放
D. 抑制 TSH 分泌　E. 以上都不是

3. 甲状腺素过量时,下列现象不可能出现的是(　　)
A. 心绞痛　B. 心律失常　C. 情绪激动　D. 便秘　E. 体重减轻

4. 甲状腺功能亢进术前准备正确给药应是(　　)
A. 先给硫脲类,术前 2 周再给碘化物　B. 先给碘化物,术前再给硫脲类
C. 只给硫脲类　D. 只给碘化物
E. 以上都不是

5. 用于甲状腺手术前准备,可使腺体缩小、变硬、血管减少而利于手术的药物是(　　)
A. 丙硫氧嘧啶　B. 他巴唑　C. ^{131}I　D. 大剂量碘化物　E. 甲亢平

6. 下列情况慎用碘化物的是(　　)
A. 甲状腺功能亢进术前准备　B. 甲状腺危象　C. 单纯性甲状腺肿
D. 妊娠　E. 粒细胞缺乏

7. 甲状腺功能亢进的内科治疗主要用(　　)
A. 大剂量碘剂　B. 小剂量碘剂　C. 硫脲类　D. 甲状腺素　E. 以上都不是

8. 甲状腺激素不用于(　　)
A. 单纯性甲状腺肿　B. 甲状腺的术前准备　C. 呆小病
D. 黏液性水肿　E. 甲状腺功能减退症

9. 宜选用大剂量碘剂治疗的是(　　)
A. 结节性甲状腺肿　B. 黏液性水肿
C. 弥漫性甲状腺肿　D. 甲状腺危象

E. 以上都不是

10. 治疗黏液性水肿的药物是(　　)

A. 丙硫氧嘧啶　B. 甲状腺素　C. 碘化钾　D. 甲巯咪唑　E. 普萘洛尔

B 型题

A. 可导致甲状腺功能低下　B. 可引起血管神经性水肿

C. 可发生粒细胞缺乏症　D. 可诱发心绞痛或心肌梗死

E. 可导致肝功能损害

11. 甲状腺素(　　)

12. 甲巯咪唑(　　)

13. 放射性碘(　　)

14. 大剂量碘剂(　　)

X 型题

15. 对碘和碘化物的叙述，下列正确的是(　　)

A. 小剂量碘用于单纯性甲状腺肿　B. 大剂量碘用于甲状腺危象

C. 对碘过敏者禁用　D. 大剂量碘可用于甲状腺功能亢进术前准备

E. 孕妇、哺乳期妇女慎用

16. 能抑制 5'-脱碘酶，减少 T_3 生成的药物有(　　)

A. 丙硫氧嘧啶　B. 普萘洛尔　C. 阿替洛尔　D. ^{131}I　E. 美托洛尔

17. 硫脲类药物对甲状腺功能亢进患者可产生的有益作用包括(　　)

A. 抑制 T_3、T_4 合成　B. 抑制 T_4 脱碘，降低 T_3 水平　C. 抑制免疫反应

D. 缩小甲状腺腺体　E. 避免术中发生甲状腺危象

18. 根据中华人民共和国药典规定，下列甲状腺功能亢进患者不宜应用 ^{131}I 治疗的是(　　)

A. 未满 20 岁　B. 孕妇　C. 哺乳妇女

D. 肾功能不良　E. 不宜手术且用硫脲类无效者

二、填空题

1. 可抑制周围组织内 T_4 脱碘生成 T_3 的硫脲类抗甲状腺药物是________。
2. 硫脲类抗甲状腺药的主要药理作用是抑制________酶而抑制甲状腺激素的合成。
3. 硫脲类抗甲状腺药临床主要用于________和________，也辅助大剂量碘剂用于抢救________。
4. 硫脲类抗甲状腺药最常见的不良反应是________，最严重的不良反应是________。

三、中英文药名对译

1. potassium iodide
2. metoprolol
3. thiamazole
4. levothyroxine
5. 丙硫氧嘧啶
6. 卡比马唑
7. 碘赛罗宁
8. 复方碘溶液

四、问答题

1. 不同剂量的碘剂对甲状腺功能可分别产生哪些作用?
2. 为什么碘剂不能单独用于治疗甲状腺功能亢进?

参考答案

一、选择题

1. D　2. B　3. D　4. A　5. D　6. D　7. C　8. B　9. D　10. B　11. D　12. C　13. A　14. B　15. ABCDE　16 . ABCE　17. ABCE　18. ABCD

二、填空题

1. 丙硫氧嘧啶
2. 过氧化物
3. 甲状腺功能亢进内科治疗，甲状腺功能亢进术前准备，甲状腺功能亢进危象
4. 过敏反应，急性粒细胞缺乏

三、中英文药名对译

1. 碘化钾
2. 美托洛尔
3. 他巴唑
4. 左甲状腺激素
5. propylthiouracil，PTU
6. carbimazole
7. liothronine
8. liquor iodine Co

四、问答题

1. 答：碘是甲状腺激素合成的原料，当碘摄入量不足时，甲状腺激素合成减少，反馈性地促使垂体分泌促甲状腺激素增多，刺激甲状腺组织增生性肥大，称为单纯性甲状腺肿(地方性甲状腺肿)。小剂量碘剂可促进甲状腺激素的合成，用于治疗单纯性甲状腺肿。大剂量碘剂(每日用量超过 6mg)则可发挥抗甲状腺作用：①大剂量碘剂抑制甲状腺球蛋白水解酶，阻止甲状腺激素和甲状腺球蛋白解离，抑制甲状腺激素释放；②大剂量碘剂通过抑制过氧化物酶，减少 T_4、T_3合成；③大剂量碘剂能抑制垂体分泌促甲状腺激素，使甲状腺缩小，用于甲状腺功能亢进术前准备。

2. 答：大剂量碘剂的抗甲状腺作用主要是通过抑制蛋白水解酶，抑制 T_3、T_4 释放。作用快而强，用药后 1～2d 起效，10～15d 达最大效应。若继续用药反使碘的摄取受抑制，胞内碘离子浓度下降，而失去抗甲状腺效应，甲状腺功能亢进的症状又可复发。因此，碘剂不能单独用于甲状腺功能亢进的内科治疗。

(周　源)

第三十章　垂体激素与下丘脑释放激素

学习要点

一、垂体激素

垂体由腺垂体(即垂体前叶和中叶)和神经垂体(垂体后叶)两部分组成。垂体后叶素(pituitrin)制剂主要成分为催产素和加压素。催产素选择性兴奋子宫平滑肌,主要用于催产、引产、产后子宫收缩不良和产后止血。加压素(vasopressin)又称抗利尿激素(ADH),作用于肾脏集合管上皮细胞受体,促进水重吸收,具有抗利尿作用,可治疗尿崩症;加压素较高浓度还能收缩血管止血,大量肺咯血时用作止血剂。

二、下丘脑释放激素

下丘脑是内分泌系统的最高级中枢。下丘脑释放激素、垂体激素和靶腺分泌的激素之间,逐级控制,相互制约,形成反馈环路,其中垂体激素起着承上启下的作用。下丘脑与垂体间的联系:下丘脑(促××激素释放激素)→垂体(促××激素)→内分泌腺(激素)。

人工合成的下丘脑促垂体释放激素为肽类激素,包括生长激素释放激素、促甲状腺激素释放激素(thyrotrophin releasing hormone,TRH)、促性腺激素释放激素(gonadotropin-releasing hormone,GnRH)和促肾上腺皮质激素释放激素(corticotrophin releasing hormone,CRH)。

曲普瑞林(triptorelin)为合成的促性腺激素释放激素类似物,需注射给药,通过刺激垂体合成、释放促性腺激素(包括促黄体生成素 LH、促卵泡成熟激素 FSH),影响性腺的正常分泌功能,主要用于治疗与性激素分泌紊乱相关的疾病,如前列腺癌、子宫内膜异位症、不孕症等。禁用于非激素依赖性的前列腺癌。同类药物有亮丙瑞林(leuprorelin)、戈那瑞林(gonadorelin)、戈舍瑞林(goserelin)等。

复习简表

下丘脑释放的调节激素	腺垂体(垂体前叶和中叶)分泌的激素
生长激素释放激素	生长激素
生长激素释放抑制激素	
促甲状腺激素释放激素	促甲状腺素
促性腺激素释放激素	促性腺激素:黄体生成素 LH,促卵泡激素 FSH
促肾上腺皮质激素释放激素	促肾上腺皮质激素(adrenocorticotropic hormone,ACTH)
催乳激素释放激素	催乳素

精选习题

一、选择题

A 型题

1. 切除某动物的垂体后，其血液中(　　)
   A. 生长激素减少，甲状腺激素也减少　　B. 生长激素减少，甲状腺激素增加
   C. 生长激素增加，甲状腺激素也增加　　D. 生长激素增加，甲状腺激素减少
   E. 生长激素和甲状腺激素无变化
2. 关于垂体后叶素的药理作用，下列叙述不正确的是(　　)
   A. 需注射给药发挥作用　　B. 选择性兴奋子宫平滑肌
   C. 增加肾脏集合管对水的重吸收　　D. 可收缩肺血管
   E. 升高血压
3. 属于垂体激素的是(　　)
   A. 生长激素释放激素　　B. 生长激素释放抑制激素
   C. 抗利尿激素　　D. 促性腺激素释放激素
   E. 催乳素释放激素
4. 曲普瑞林为合成的促性腺激素释放激素类似物，其常用的给药方法是(　　)
   A. 口服　　B. 静脉注射　　C. 皮下注射　　D. 气雾吸入　　E. 皮肤给药
5. 曲普瑞林的禁忌证是(　　)
   A. 性早熟　　B. 女性不孕症
   C. 子宫内膜异位症　　D. 未进行其他激素治疗的转移性前列腺癌
   E. 非激素依赖的前列腺癌

X 型题

6. 垂体后叶素的药理作用特点是(　　)
   A. 垂体后叶素制剂内含催产素和加压素
   B. 对子宫平滑肌的选择性低
   C. 兴奋子宫平滑肌的作用与子宫生理状态无关
   D. 肺咯血时候可迅速收缩血管而止血
   E. 所含加压素有抗利尿作用

二、填空题

下图为人体甲状腺活动调节示意图。请回答：

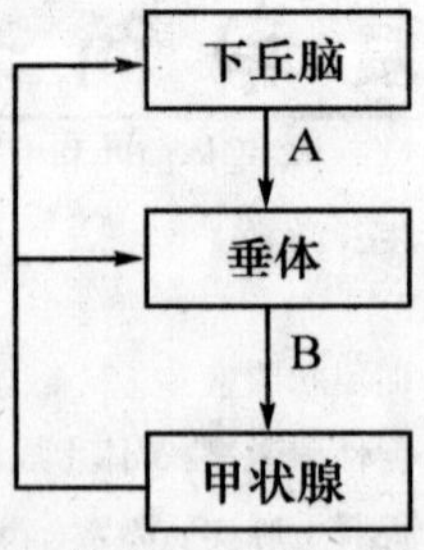

1. 图中 C 表示________，它对下丘脑和垂体起________作用。

2. 图中B表示________,其主要生理作用是________。
3. 图中A表示________,其作用是________。

三、中英文药名对译

1. gonadotropin-releasing hormone,GnRH
2. corticotrophin releasing hormone,CRH
3. thyrotrophin releasing hormone,TRH
4. 曲普瑞林
5. 垂体后叶素
6. 加压素

参考答案

一、选择题

1. A　2. B　3. C　4. C　5. E　6. ABDE

二、填空题

1. 甲状腺激素,负反馈抑制
2. 促甲状腺激素,促进甲状腺增生,加强甲状腺合成、分泌甲状腺激素
3. 促甲状腺激素释放激素,促进垂体前叶生成和释放促甲状腺激素

三、中英文药名对译

1. 促性腺激素释放激素
2. 促肾上腺皮质激素释放激素
3. 促甲状腺激素释放激素
4. triptorelin
5. pituitrin
6. vasopressin

（周　源）

第三十一章 性激素及作用于女性生殖系统的药物

学习要点

一、雌激素和孕激素类药

卵巢分泌雌激素(雌二醇)和孕激素(黄体酮即孕酮)。雌激素能促进卵巢中卵子成熟和卵泡生长;促进生殖器官的生长;激发和维持第二性征。孕激素与雌激素一起建立和调节月经周期;孕激素在妊娠时能抑制子宫运动,使乳房准备哺乳。天然雌激素首关消除明显,需注射用药。

临床用雌激素类药物主要为人工合成的可口服、高效、长效甾体衍生物,如雌二醇的衍生物炔雌醇、炔雌醚和戊酸雌二醇,雌三醇衍生物尼尔雌醇(nilestriol)和非甾体类同型物己烯雌酚(diethylstilbestrol)。雌激素类药物也可从皮肤、黏膜吸收。雌激素类药主要用于替代治疗绝经期综合征、卵巢功能不全及闭经、功能性子宫出血、乳房胀痛及回乳;大剂量雌激素类药物反馈抑制垂体分泌促性腺激素,治疗乳腺癌和前列腺癌。

临床用孕激素类药物均为人工合成衍生物,如甲地孕酮(ethisterone)和炔诺酮(norethisterone)具有助孕、保胎,促进乳腺腺泡发育,抑制卵巢排卵等作用,用于治疗先兆性流产、习惯性流产、功能性子宫出血、子宫内膜异位、子宫内膜癌以及闭经等。

二、雄激素类药和同化激素类药

睾丸分泌的雄激素主要是睾酮。睾酮促进精子发生;促使附属生殖器官生长,维持男性的第二性征。人工合成的甲睾酮(methyltestosterone)等作为男性雄激素替代疗法治疗无睾症、男性性功能低下,也可用于妇科功能性子宫出血、晚期乳腺癌及卵巢癌,发挥抗雌激素作用,还有刺激骨髓造血作用,用于再生障碍性贫血。苯丙酸诺龙(nandrolone phenylpropionate)、司坦唑醇(stanozolol)有显著的蛋白质同化作用,用于各种消耗性疾病、术后恢复期等。

三、女性用避孕药

避孕药(contraceptive drugs)一般指口服避孕药,女性口服避孕药多为雌激素与孕激素的复方制剂,避孕原理主要是通过抑制排卵,并改变子宫颈黏液,使精子不易穿透,或使子宫腺体减少肝糖的制造,让囊胚不易存活,或是改变子宫和输卵管的活动方式,阻碍受精卵的运送,使精卵无法结合形成受精卵。根据生理周期选择短效、长效口服避孕药,探亲避孕药等。

四、子宫平滑肌兴奋药

子宫平滑肌兴奋药由于药物种类不同,用药剂量不同,以及子宫生理状态的不同,可引起子宫节律性或强直性收缩,分别用于催产、引产、产后止血或产后子宫复原。临床应用须严格掌握适应证。

垂体后叶素、缩宫素(oxytocin,pitocin,催产素)能直接兴奋子宫平滑肌,增加子宫收缩力和收缩频率。小剂量时模拟正常分娩,加强子宫(特别是妊娠末期子宫)底部的节律性收缩,可促使胎儿顺利娩出。大剂量缩宫素使子宫产生持续强直性收缩,有利于产后止血,因不利于胎儿娩出故大剂量缩宫素限制用于催产。

麦角新碱(ergometrine)和甲基麦角新碱(methylergometrine)与缩宫素不同,剂量稍大即引起包括子宫体和子宫颈在内的子宫平滑肌强直性收缩,妊娠后期子宫对其敏感性增强,因此,不宜用于催产和引产。

地诺前列酮(dinoprostone,PGE2)、地诺前列素(dinoprost,PGF2α)有显著兴奋子宫作用,各期妊娠子宫均敏感,适用于足月引产和妊娠中期引产。

精 选 习 题

一、选择题

A 型题

1. 雌激素的临床用途是( )
   A. 先兆性流产　B. 功能性子宫出血　C. 习惯性流产
   D. 再生障碍性贫血　E. 消耗性疾病
2. 卵巢功能不全应选用( )
   A. 甲地孕酮　B. 炔诺酮　C. 己烯雌酚　D. 司坦唑醇　E. 甲睾酮
3. 黄体酮治疗先兆流产,须注射或舌下给药,原因是( )
   A. 口服首关消除明显　B. 口服吸收慢
   C. 口服吸收快,排泄也快　D. 口服有胃肠刺激性
   E. 口服易被胃酸破坏
4. 为促进大手术后的患者体内蛋白质合成,应选择的同化激素是( )
   A. 黄体酮　B. 甲睾酮　C. 炔诺酮　D. 苯丙酸诺龙　E. 丙酸睾酮
5. 无睾症患者的治疗药物是( )
   A. 炔雌醇　B. 炔雌醚　C. 甲睾酮　D. 炔诺酮　E. 米非司酮
6. 抑制排卵的长效避孕药较常见不良反应是( )
   A. 闭经　B. 类早孕反应　C. 子宫内膜癌　D. 乳腺癌　E. 阴道癌
7. 孕激素避孕的主要环节是( )
   A. 抑制排卵　B. 抑制孕卵着床　C. 杀灭精子
   D. 引起子宫兴奋收缩　E. 影响胎盘供血
8. 抗着床避孕药的主要优势为( )

A. 可代替抑制排卵的避孕药　　B. 作用时间长，每月服用1次
C. 不受月经周期的影响　　D. 同居半个月以内服药1次即可
E. 以上都不是

9. 探亲避孕药的正确服药时间应该是(　　)
A. 必须在每月排卵前　　B. 必须在排卵后
C. 必须在排卵期间　　D. 月经周期的任何一天
E. 必须在月经来潮的第7天

10. 治疗再生障碍性贫血药物是(　　)
A. 雌激素类药物　　B. 雄激素类药物
C. 孕激素类药物　　D. 同化激素类药物
E. 前列腺素类药物

B型题

A. 妊娠中期引产　　B. 探亲避孕
C. 绝经期综合征　　D. 再生障碍性贫血
E. 老年性骨质疏松

11. 炔诺酮可用于(　　)
12. 司坦唑醇可用于(　　)
13. 丙酸睾酮可用于(　　)
14. 己烯雌酚可用于(　　)
15. 地诺前列酮可用于(　　)

X型题

16. 关于性激素的叙述，下列正确的是(　　)
A. 包括雌激素、雄激素和孕激素　　B. 只能由性腺合成、分泌
C. 口服避孕药多数是性激素制剂　　D. 性激素均为甾体化合物
E. 性激素受体均在细胞膜上

17. 雄激素类药物临床主要用于(　　)
A. 睾丸功能不全　　B. 功能性子宫出血
C. 贫血　　D. 痤疮
E. 晚期乳腺癌

二、填空题

1. 小剂量缩宫素加强子宫________平滑肌的节律性收缩，同时松弛子宫________部，促使胎儿顺利娩出。大剂量则使子宫平滑肌发生持续________收缩。

2. 同化激素的作用主要是明显促进蛋白质________代谢，同时减少其________代谢，形成________氮平衡。

三、中英文药名对译

1. 尼尔雌醇　　5. diethylstilbestrol
2. 甲地孕酮　　6. norethisterone
3. 苯丙酸诺龙　　7. stanozolol
4. 地诺前列素 $PGF_{2\alpha}$　　8. methylergometrine

四、问答题

1. 不同剂量的缩宫素对子宫平滑肌功能可分别产生哪些作用?

2. 为什么麦角新碱不能单独用于催产？

参考答案

一、选择题

1. B　2. C　3. A　4. D　5. C　6. B　7. B　8. C　9. D　10. B　11. B　12. E　13. D　14. C　15. A　16 . AC　17. ABCE

二、填空题

1. 底部或体部，颈部，强直性
2. 合成，分解，正

三、中英文药名对译

1. nilestriol	5. 己烯雌酚
2. ethisterone	6. 炔诺酮
3. nandrolone phenylpropionate	7. 司坦唑醇
4. dinoprost，$PGF_{2\alpha}$	8. 甲基麦角新碱

四、问答题

1. 缩宫素小剂量(2～5U)加强子宫底部平滑肌的节律性收缩，同时松弛子宫颈，促使胎儿顺利娩出。大剂量(5～10U)则使子宫平滑肌发生持续的强直性收缩，有利于产后止血。

2. 麦角新碱(ergometrine)和甲基麦角新碱(methylergometrine)与缩宫素不同，剂量稍大即引起包括子宫体和子宫颈在内的子宫平滑肌强直性收缩，妊娠后期子宫对其敏感性增强，因此，不宜用于催产和引产。

（周　源）

第三十二章　作用于男性生殖系统的药物

学习要点

一、抗前列腺增生药

抗前列腺增生药只适用于无手术指征的良性前列腺增生患者，主要包括 α_1-肾上腺素受体阻断药特拉唑嗪（terazosin）、阿夫唑嗪（alfuzosin）、坦洛新（tamsulosin）；5α 还原酶抑制剂非那雄胺（finasteride）、依立雄胺（epristeride）；非类固醇的雄激素受体阻断药氟他胺（flutamide）、舍尼通（cernilton）。

特拉唑嗪与其他 α-肾上腺素受体阻断剂一样，可引起眩晕（与过度的直立性低血压有关）。非那雄胺特异性抑制Ⅱ型 5α-还原酶，降低血液和前列腺等组织中二氢睾酮水平。前列腺的生长发育和良性增生依赖于二氢睾酮，非那雄胺通过降低血液和前列腺组织中的二氢睾酮水平而抑制前列腺增生、改善良性前列腺增生的相关临床症状。氟他胺主要用于未经治疗或激素治疗无效或复发的前列腺癌患者，也可拮抗雄激素对前列腺的促增生作用。

二、勃起功能障碍（ED）的治疗药物

勃起功能障碍（ED）的治疗药物包括：平滑肌松弛药罂粟碱、硝酸甘油、血管活性肽以及前列腺素 E_1，可以使阴茎海绵体平滑肌松弛而勃起；α-肾上腺素能受体抑制剂酚妥拉明（phentolamine）、育亨宾（yohimbine），使得阴茎海绵体血管扩张；阴茎海绵体磷酸二酯酶 5（PDE-5）抑制剂西地那非（sidenafil），抑制 PDE-5 酶后 cGMP 降解减少而浓度增加，使阴茎海绵体松弛，血管扩张。中枢神经系统激动剂阿扑吗啡激动下丘脑多巴胺受体，启动阴茎勃起功能。补充雄激素睾酮治疗内分泌缺陷性的勃起功能障碍。

复习地图

抗前列腺增生药物
- α_1-受体阻断药：特拉唑嗪、阿夫唑嗪
- 5α-还原酶抑制剂：非那雄胺、依立雄胺
- 雄激素受体阻断药：氟他胺、舍尼通

ED治疗药
- 西地那非、伐地那非、他达拉非等

精选习题

一、选择题

A 型题

1. 能缓解交感神经递质对前列腺平滑肌的兴奋作用，减少膀胱出口梗阻的药物是(　　)

A. α_1-受体阻断药　B. α_2-受体阻断药　C. β_1-受体阻断药　D. β_2-受体阻断药　E. M-受体阻断药

2. 属于 5α-还原酶抑制剂的抗前列腺增生药是(　　)

A. 非那雄胺　B. 西地那非　C. 同化激素　D. 特拉唑嗪　E. 非那西汀

3. 抗前列腺增生药氟他胺属于(　　)

A. α_1-受体阻断药　B. 5α-还原酶抑制剂　C. 同化激素类药　D. 雄激素受体阻断药　E. α_2-受体阻断药

4. 治疗 ED 的药物是(　　)

A. 西地那非　B. 非那雄胺　C. 同化激素　D. 特拉唑嗪　E. 氟他胺

B 型题

A. 周围促动型 ED 治疗药　B. 中枢促动型 ED 治疗药　C. 周围启动型 ED 治疗药　D. 中枢启动型 ED 治疗药　E. 前列腺增生治疗药

5. 西地那非属于(　　)
6. 十一烷酸睾酮属于(　　)
7. 前列腺素 E_1 属于(　　)
8. 阿扑吗啡属于(　　)
9. 特拉唑嗪属于(　　)

X 型题

10. 特拉唑嗪(　　)

A. 阻断 α_1-受体　B. 使膀胱颈、前列腺及包膜平滑肌松弛　C. 使尿道阻力、压力降低　D. 使膀胱阻力降低　E. 可缓解前列腺增生症状

11. 西地那非(　　)

A. 商品名又称“伟哥”　B. 抑制 PDE-5，提高 cGMP 浓度，海绵体血管松弛　C. 可用于 ED 治疗　D. 可发生心肌梗死、心脏性猝死　E. 可缓解前列腺增生症状

二、填空题

1. 用于缓解前列腺增生症状的 5α-还原酶抑制剂有________、________。
2. 西地那非对心血管的不良反应包括________、________、________、________。

三、中英文药名(术语)对译

1. sildenafil
2. Erectile dysfunction
3. 特拉唑嗪
4. 非那雄胺

四、问答题

1. 西地那非的不良反应有哪些？

参考答案

一、选择题

1. A 2. A 3. D 4. A 5. A 6. B 7. C 8. D 9. E 10. ABCDE 11. ABCD

二、填空题

1. 非那雄胺，依立雄胺

2. 心肌梗死，心脏性猝死，心律失常，低血压和脑出血

三、中英文药名(术语)对译

1. 西地那非　　3. terazosin

2. 勃起功能障碍　　4. finasteride

四、问答题

1. 答：西地那非不良反应发生率＞2%的有呼吸道感染、背痛、流感样症状、关节痛、消化不良和视觉异常。发生率＜2%的涉及系统较多。上市后报道不良反应包括：①心血管系统，有发生心肌梗死、心脏性猝死、心律失常、低血压和脑出血等；②泌尿生殖系统，勃起时间长、异常勃起、血尿等；③神经系统，焦虑、癫痫发作等；④特殊感觉及眼症状，复视、短暂性视觉丧失或视力下降、视觉蓝绿模糊、光感增强、结膜炎、眼出血、眼肿胀和压迫感、眼内压升高等。

（周　源　谭毓治）

第三十三章　影响其他代谢的药物

学习要点

一、调节钙、磷酸盐代谢药物

调节钙、磷酸盐代谢药物包括骨吸收抑制药物、骨形成促进药物和骨矿化促进药物三类，临床主要用于治疗骨质疏松症。

骨质疏松症依据病因可分为原发性骨质疏松症、继发性骨质疏松症和特发性骨质疏松症。原发性骨质疏松症又包括Ⅰ型（妇女绝经后）和Ⅱ型（老年性），治疗一般采用联合用药方案，临床用于治疗骨质疏松症的药物主要有以下3类。①骨吸收抑制剂：双膦酸盐如阿仑膦酸钠（alendronate sodium）、雌激素或选择性雌激素受体调节剂、降钙素（calcitonin）。②骨形成刺激剂：甲状旁腺素、雄激素及同化激素类制剂苯丙酸诺龙（nandrolone phenylpropionate）。③促进骨矿化剂：钙制剂如碳酸钙（calcium bicarbonate）、维生素D。

双膦酸盐类药物是近二十年发展起来的一类新药，对老年性骨质疏松的防治在国外已引起重视，其用于临床有如下特点：①不仅能抑制骨吸收，还能增加骨量，使丧失的骨组织恢复；②能促进骨小梁的重建；③短期用药，长期显效。双膦酸盐还用于恶性肿瘤及其骨转移引起的高钙血症的治疗。双膦酸盐的主要不良反应包括：胃肠道反应，肌肉骨骼疼痛，头痛，快速注射第一代药物依替膦酸钠（etidronate disodium）可致急性肾衰竭，而快速注射氯屈膦酸钠还可致白血病。

老年性骨质疏松常采用"三联药物"治疗，即联合使用钙制剂、维生素D和骨吸收抑制剂（双膦酸盐）。绝经后骨质疏松适合激素替代治疗（HRT）：联合应用钙制剂、维生素D和雌激素如尼尔雌醇（nilestriol）或雌激素受体调节剂依普黄酮（ipriflavone）等。

二、降低体重的药物

降低体重的药物临床主要用于治疗肥胖症。

1. 中枢性食欲抑制剂　氟西汀为高选择性5-羟色胺再摄取抑制剂，抑制摄食中枢，而增加饱腹感。不良反应有焦虑、失眠、震颤等。老年人、高血压、糖尿病患者慎用。严重心脏病、脑卒中患者禁用。血压偏高者应先采取有效降压措施后方可使用。

2. 抑制胃肠道脂肪吸收药　奥利司他是一种肠道脂肪酶的选择性抑制剂，通过阻断食物中的脂肪在肠内消化吸收，使得摄入的脂肪中约1/3不能被吸收而从肠道排出，不抑制食欲。适用于饮食控制和运动均未能控制体重的肥胖症。主要副作用是胃肠道反应，并可减少脂溶性维生素的吸收。

复习简表

妇女绝经后骨质疏松与老年性骨质疏松症的主要特点

类型	Ⅰ型　妇女绝经后骨质疏松	Ⅱ型　老年性骨质疏松
年龄,性别	50～70,女性	70以上,男/女1∶2
丢失骨质种类	主要为松质骨	松质骨、皮质骨
骨丢失率	早期加速	较缓慢
易骨折处	锥体为主	锥体、股骨上端
治疗药物	钙剂＋维生素D＋雌激素或雌激素受体调节剂	钙剂＋维生素D＋骨吸收抑制剂双膦酸盐

精选习题

一、选择题

A型题

1. 老年性骨质疏松症的主要诱发因素是(　　)
A. 增龄衰老　B. 体内雌激素减少　C. 体内激素不平衡
D. 体内激素增加　E. 肿瘤的发生

2. 激素替代治疗妇女绝经后骨质疏松症的主要不良反应是(　　)
A. 有增重的倾向　B. 有脑卒中的危险　C. 有静脉出血的危险
D. 有脱发的危险倾向　E. 有增加子宫内膜病变的危险性

3. 根据人体生物钟的规律,补充钙制剂的适宜时间是(　　)
A. 餐中给药　B. 餐前给药　C. 清晨顿服
D. 清晨和睡前各服药一次　E. 餐后给药

4. 临床应用双膦酸盐后,罕见的不良反应是(　　)
A. 中毒性皮肤病　B. 肌肉骨骼疼痛、头痛　C. 急性肾衰竭
D. 白血病　E. 食管不良反应(食管炎、食管溃疡和食管糜烂)

5. 鲑鱼降钙素的最主要不良反应是(　　)
A. 眩晕　B. 高钙血症　C. 过敏反应　D. 高钙血症　E. 变性型骨炎

6. 骨质疏松症典型的临床表现不包括(　　)
A. 腰背酸痛　B. 脊柱变形　C. 脆性骨折　D. 股骨头坏死　E. 驼背

7. 属于原发性骨质疏松症的是(　　)
A. 青壮年骨质疏松症　B. 老年骨质疏松症　C. 孕妇骨质疏松症
D. 哺乳期骨质疏松　E. 营养缺乏性骨质疏松症

8. 属于骨吸收抑制剂的是(　　)
A. 双膦酸盐　B. 氟化物　C. 合成类固醇激素　D. 甲状旁腺激素　E. 维生素D

9. 对骨量显著下降且有明显骨痛或骨关节炎的老年骨质疏松症患者,最好选用(　　)
A. 双膦酸盐和降钙素　B. 阿仑膦酸钠　C. 降钙素
D. 维生素D　E. 葡萄糖酸钙

10. 对女性绝经后骨质疏松患者,尤其是绝经早期伴更年期症状者,最好的治疗方案为(　　)

A. 雌激素替代疗法　　B. 骨吸收抑制剂　　C. 骨形成促进剂
D. 钙剂　　E. 维生素 D

X 型题

11. 以下有关“双膦酸盐类应用注意事项”的叙述，正确的是(　　)
A. 宜餐前服药　　B. 不能与其他双膦酸盐类合用
C. 可配伍非甾体抗炎药　　D. 可合用氨基糖苷类抗生素
E. 可配伍维生素 D

12. 可能减少小肠对维生素 D 吸收的药物包括(　　)
A. 硫糖铝(胃黏膜保护剂)　　B. 液状石蜡(泻药)
C. 巴比妥类(镇静催眠药)　　D. 考来烯胺(降脂药)
E. 地塞米松(肾上腺糖皮质激素)

13. 下列抗骨质疏松药物中，属于骨吸收抑制剂的是(　　)
A. 帕米膦酸　B. 尼尔雌醇　C. 阿仑膦酸钠　D. 依普黄酮　E. 降钙素

14. 下列抗骨质疏松药物中，有骨形成促进作用的是(　　)
A. 他莫昔芬　B. PTH　C. 缓释氟化钠　D. 特立帕肽　E. 雷尼酸锶

二、填空题

1. 根据病因可将骨质疏松症分为三类：______骨质疏松症、______骨质疏松症和______骨质疏松症。

2. 老年性骨质疏松症常联合使用的药物是______、______和______。

3. 绝经后骨质疏松症常联合使用的药物是______、______和______。

三、中英文药名对译

1. nandrolone phenylpropionate
2. alendronate Sodium
3. nilestriol
4. 依普黄酮
5. 降钙素
6. 碳酸钙

四、名词解释

1. 骨质疏松症(osteoporosis)
2. 体重指数(body mass index, BMI)

五、问答题

1. 骨质疏松症治疗药物的分类及各类代表药物有哪些？
2. 双膦酸盐作为骨吸收抑制剂的药理作用和机制是什么？

参考答案

一、选择题

1. A　2. E　3. D　4. A　5. A　6. D　7. B　8. A　9. A　10. A　11. ABE　12. ABD　13. ABCDE　14. BCDE

二、填空题

1. 原发性，继发性，特发性
2. 钙制剂，维生素 D，双膦酸盐
3. 钙制剂，维生素 D，雌激素或雌激素受体调节剂

三、中英文药名对译

1. 苯丙酸诺龙
2. 阿仑膦酸钠
3. 尼尔雌醇
4. ipriflavone
5. calcitonin
6. calcium bicarbonate

四、名词解释

1. 骨质疏松症是类骨质与矿物质比例正常情况下的骨量减少。特征是骨的组织减少，骨骼脆弱，容易骨折。

2. 体重指数＝体重(kg)÷身高(m)^2，单位为 kg/m^2。这个指标与身体脂肪量密切相关。健康人为 20～25，25～30 为超重，大于 30 为肥胖。

五、问答题

1. 答：治疗骨质疏松症的药物分为三类。①骨吸收抑制剂：抑制破骨细胞活性从而抑制骨吸收的药物，如双膦酸盐、雌激素、依普黄酮、降钙素等。②骨形成促进剂：促进成骨细胞活性从而刺激骨形成的药物，如氟化物、合成类固醇激素、甲状旁腺激素等。③骨矿化物：如钙制剂和维生素 D 类等。

2. 答：双膦酸盐基本结构为 P-C-P，与焦膦酸盐(P-O-P)结构相似，是抗过度骨溶解的新型药物。该类药物抑制破骨细胞对骨的吸收，且对膦酸钙具有高亲和性，吸附在骨羟磷灰石结晶表面，阻止钙盐“逸出”。该类药物对成骨细胞亦有抑制作用，可抑制骨形成和骨矿化。其作用特点为：①具有直接抑制破骨细胞形成和骨吸收作用；②与钙的亲和力较高而被骨选择性摄取；③对水解反应稳定，能长期滞留于骨内；④间歇使用能诱发持续的骨质增长，逆转骨质疏松。

（周　源　杨智承）

第三十四章　作用于血液系统的药物

学习要点

一、抗凝血药

1. 肝素(heparin)　为带大量负电荷的酸性大分子。通过显著增强抗凝血酶 III(AT III)对凝血酶 IIa 和凝血因子 Xa，IXa，XIa，XIIa 的灭活而产生迅速、强大的体内、外抗凝作用，常用静脉给药方式，临床广泛用于处理心肌梗死、急性动静脉血栓形成、心血管手术、心导管检查、血液透析、体外循环等抗凝和 DIC(弥散性血管内凝血)的早期抗凝等。肝素的生物半衰期随剂量的增加而延长，过量易致出血，严重出血者可用硫酸鱼精蛋白对抗。

2. 低分子肝素(low molecular weight heparin，LMWH)　替地肝素(tedelparin)、伊诺肝素(enoxaparin)是普通肝素分离或降解后分离得到，与肝素相比，它们可选择性对抗 Xa/IIa 活性且不易引起血小板减少，出血危险减少；骨质疏松症发生率低，皮下注射吸收好。

3.(基因重组)**水蛭素**(rDNA-hirudin)　为多肽类凝血酶抑制剂，需注射给药，抗凝时较少引起出血，有抗原性。达比加群(dabigatran)为合成的非肽类凝血酶抑制剂，可口服、强效，与低分子肝素有相似抗凝效应，无须特殊凝血功能监测。

4. 华法林(warfarin)　为香豆素类抗凝药代表，竞争性抑制维生素 K 依赖的凝血因子(II，VII，IX，X)合成反应，但不能直接影响凝血因子活性，无体外抗凝作用。口服有效但起效慢，血浆蛋白结合率高达 99%，维持时间长，剂量不易控制。过量导致出血应给予维生素 K 对抗。用于防治血栓栓塞性疾病。

二、抗血小板药

1. 阿司匹林(aspirin)　通过抑制参与血栓素 A_2 生成过程中的环氧合酶而抑制血小板聚集功能，作为溶栓疗法的辅助抗栓治疗，用于心肌梗死、脑梗死、深静脉血栓性形成和肺梗死等。

2. 双嘧达莫(dipyridamole，潘生丁)　为磷酸二酯酶抑制剂，通过抑制 cAMP 的降解而抑制血小板聚集，单用作用弱，多与阿司匹林、华法林等合用。

3. 依前列醇(epoprostenol，PGI_2)　为人工合成的前列腺素类，激活腺苷环化酶，增加 cAMP 生成，抑制血小板聚集，兼有扩张血管作用。静脉点滴的半衰期 2～3 分钟。

三、纤维蛋白溶解药

1. 尿激酶(urokinase)　从人肾细胞培养液提取的天然溶栓药，静脉给药，直接激活纤溶酶原产生溶栓作用,用于急性血栓栓塞的处理。

2. 组织型纤溶酶原激活药(tissue type plasminogen activator, t-PA) 选择性纤维蛋白溶栓药,静脉给药治疗血栓栓塞性疾病,使用越早效果越好。

四、促凝血药

1. 维生素 K(vitamin K) 凝血因子 II, VII, IX, X 的前体在肝细胞发生活化反应必需的羧化酶的辅酶,用于维生素 K 缺乏引起的出血,如阻塞性黄疸、胆瘘、慢性腹泻、胃肠广泛手术后患者发生的出血;长期口服广谱抗生素导致维生素 K 来源减少所致出血、新生儿出血,过量香豆素类和水杨酸类等所致出血等。

2. 氨甲苯酸(aminomethylbenzoic acid) 结构类似赖氨酸,可竞争性阻断纤溶酶原与纤维蛋白结合而抑制纤维蛋白凝块的裂解而止血,用于纤溶系统亢进引起的出血,如子宫、前列腺、尿道、肺、肝、胰、脑、肾上腺、甲状腺等脏器外伤或手术后出血。过量可致血栓或心肌梗死。氨甲环酸(tranexamic acid)作用更强。

五、血容量扩充药

右旋糖酐(dextran) 可提高血浆胶体渗透压,扩充血容量,维持血压。作用强度与维持时间随分子量减小而逐渐减弱、缩短。低分子(右旋糖酐 40)和小分子(右旋糖酐 10)还能阻止血小板和红细胞聚集,降低血液黏滞性,并对凝血酶有抑制作用,因而能防止血栓形成和改善微循环。它还有渗透性利尿作用。各类右旋糖酐主要用于低血容量休克,包括急性失血、创伤和烧伤性休克。右旋糖酐 40 抗休克效应更好。低、小分子右旋糖酐也用于 DIC,血栓形成性疾病,如脑血栓形成、心肌梗死、心绞痛、血管闭塞性脉管炎、视网膜动静脉血栓等。极少数患者可出现过敏性休克。故首次用药应严密观察 5～10 分钟,发现症状,立即停药,及时抢救。

复习口诀

1. 肝素抗凝快又强,体内体外一个样,防治血栓栓塞病,鱼精蛋白抗过量。
2. 香豆素类华法林,体内抗凝慢且长,可以口服是优点,维生素 K 来拮抗。
3. 凝血酶原缺乏症,维生素 K 来纠正;Ⅱ、Ⅶ、Ⅸ、Ⅹ合成多,肝功不良减效果。
4. 纤溶亢进出血症,氨甲苯酸可纠正;氨甲环酸作用强,血栓形成要提防。

精选习题

一、选择题

A 型题

1. 下列分子理化特性与肝素的强大抗凝作用有关的是( )

A. 分子量大　　B. 脂溶性高

C. 极性大　　D. 分子中带有大量的正电荷

E. 分子中带有大量的负电荷

2. 肝素体内抗凝最常用的给药途径为(　　)
A. 口服　　B. 肌内注射　　C. 皮下注射
D. 静脉注射　　E. 舌下含服
3. 肝素的抗凝作用机制主要是(　　)
A. 络合钙离子
B. 抑制血小板聚集
C. 加速抗凝血酶Ⅲ对凝血酶以及凝血因子Ⅸa、Ⅹa、Ⅺa的灭活
D. 激活纤溶酶
E. 影响凝血因子Ⅱ、Ⅶ、Ⅸ、和Ⅹ的活化
4. 抗凝作用最强、最快的药物是(　　)
A. 肝素　　B. 双嘧达莫　　C. 华法林
D. 达比加群　　E. 尿激酶
5. 肝素最常见的不良反应是(　　)
A. 变态反应　　B. 消化性溃疡　　C. 血压升高
D. 自发性骨折　　E. 自发性出血
6. 香豆素类的抗凝机制是(　　)
A. 抑制血小板聚集　　B. 激活纤溶酶
C. 促进抗凝血酶Ⅲ的作用　　D. 阻止凝血因子Ⅱ、Ⅶ、Ⅸ、Ⅹ谷氨酸残基的羧化
E. 促进凝血因子Ⅱ、Ⅸ、Ⅹ、Ⅺ和Ⅻ谷氨酸残基的羧化
7. 抗凝作用慢而持久的药物是(　　)
A. 肝素　　B. 华法林　　C. 尿激酶
D. 阿司匹林　　E. 前列环素
8. 可降低双香豆素抗凝作用的药物是(　　)
A. 广谱抗生素　　B. 阿司匹林　　C. 苯巴比妥
D. 尿激酶　　E. 西咪替丁
9. 双嘧达莫的抗凝作用机制是(　　)
A. 抑制凝血酶　　B. 抑制纤溶酶
C. 激活纤溶酶　　D. 抑制磷酸二酯酶,使cAMP降解减少
E. 抑制腺苷环化酶,使cAMP生成减少
10. 噻氯匹定的抗凝作用机制主要是(　　)
A. 拮抗维生素K的作用　　B. 增强抗凝血酶Ⅲ的活性　　C. 抑制环加氧酶
D. 激活纤溶酶　　E. 抑制血小板聚集
11. 依赖维生素K参与合成的凝血因子有(　　)
A. 凝血酶原　　B. 凝血酶和凝血因子Ⅸ、Ⅹ、Ⅺ和Ⅻ
C. 凝血酶和凝血因子Ⅶ、Ⅸ、Ⅹ　　D. 凝血因子Ⅹ　　E. 凝血酶
12. 氨甲环酸的作用机制是(　　)
A. 激活纤溶酶原　　B. 阻止纤溶酶原的激活　　C. 抗血小板聚集
D. 灭活凝血酶　　E. 活化凝血酶
13. 氨甲苯酸的最佳适应证是(　　)
A. 肝素过量出血　　B. 创伤出血　　C. 新生儿出血
D. 香豆素过量所致的出血　　E. 纤溶亢进所致的出血

B 型题

A. 阻止维生素 K 的利用　　B. 抑制血小板聚集　　C. 激活纤溶酶
D. 增强抗凝血酶Ⅲ的作用　　E. 抑制环氧合酶

14. heparin(肝素)的抗凝机制(　　)
15. warfarin(华法林)的抗凝机制(　　)
16. 尿激酶的作用机制是(　　)
17. 阿司匹林的抗凝作用机制是(　　)

A. 阿司匹林　　B. 四环素类　　C. 苯巴比妥
D. 保泰松　　E. 异烟肼

18. 通过竞争结合血浆蛋白,明显增加香豆素类血浆浓度的药物是(　　)
19. 诱导肝药酶,增加香豆素类代谢而降低其抗凝作用的药物是(　　)
20. 减少维生素 K 的生成而加强香豆素类抗凝作用的药物是(　　)

A. 去甲肾上腺素　　B. 硫酸鱼精蛋白　　C. 氨甲苯酸
D. 水蛭素　　E. 维生素 K

21. 适用于治疗早产儿、新生儿出血患者的药物(　　)
22. 适用于前列腺、甲状腺及肾上腺手术出血的药物(　　)
23. 适用于上消化道大出血的药物(　　)

A. 激活纤溶酶　　B. 抑制纤溶酶　　C. 阻止维生素 K 的反复利用
D. 主要灭活凝血因子Ⅹa 的活性　　E. 抑制血小板聚集

24. 依诺肝素(低分子量肝素)(　　)
25. 双嘧达莫(潘生丁)(　　)

X 型题

26. 下列因素与肝素的抗凝作用有关的是(　　)

A. 药物脂溶性　　B. 药物分子带大量负电荷　　C. 药物分子长度
D. 抗凝血酶Ⅲ($AT_{Ⅲ}$)活性　　E. 药物剂量

27. 抗血小板药物的作用环节包括(　　)

A. 抑制环氧酶　　B. 抑制凝血酶　　C. 抑制磷酸二酯酶
D. 阻止 ADP 介导的血小板活化　　E. 阻断血小板糖蛋白Ⅱb/Ⅲa 受体

28. 低分子肝素的特点包括(　　)

A. 分子量小于 6.5kDa　　B. 对凝血酶影响小　　C. 选择对抗凝血因子Ⅹa 的活性
D. 半衰期比肝素长　　E. 不易引起血小板减少症

29. 右旋糖酐的特点有(　　)

A. 分子量较大　　B. 毒性低　　C. 有渗透性利尿作用
D. 能显著提高血浆晶体渗透压　　E. 能抑制血小板聚集

二、中英文药名对译

1. heparin
2. warfarin
3. urokinase
4. epoprostenol, PGI_2
5. 氨甲环酸
6. 伊诺肝素
7. 双嘧达莫
8. 达比加群

三、问答题

1. 尿激酶如何发挥抗凝作用?其适应证及主要不良反应该如何处理?

2. 试比较肝素与香豆素类的异同点。

3. 维生素 K 可用于哪些情况的出血？为什么？

参考答案

一、选择题

1. E　2. D　3. C　4. A　5. E　6. D　7. B　8. C　9. D　10. E　11. C　12. B　13. E　14. D　15. A　16. C　17. E　18. D　19. C　20. B　21. E　22. C　23. A　24. D　25. E　26. BCDE　27. ABCDE　28. ABCDE　29. ABCE

二、中英文药名对译

1. 肝素	5. tranexamic acid
2. 华法林	6. enoxaparin
3. 尿激酶	7. dipyridamole
4. 依前列醇	8. dabigatran

四、问答题

1. 答：尿激酶可激活纤溶酶原，使纤溶酶原转变为纤溶酶，从而水解纤维蛋白而抗凝。

对形成过久的血栓无溶解作用，临床主要用于治疗急性血栓栓塞性疾病。主要不良反应为过量可引起严重出血，用抗纤溶的氨甲环酸等对抗。

2. 答：比较如下表所示。

	肝素	香豆素类
来源	动物（肠、肺脏）	植物
分子量	大分子（MW：5～30kDa）	小分子（MW：华法林 308.33 $C_{19}H_{16}O_4$）
抗凝机制	提高 At-Ⅲ灭活凝血因子Ⅱa、Ⅸa、Ⅹa、Ⅺa、Ⅻa 的能力。	竞争抑制维生素 K，干扰凝血因子Ⅱ、Ⅶ、Ⅸ、Ⅹ合成的羧化反应。
显效	快，I.V 后 10 分钟内	慢，口服 12～24 小时显效
维持	时间短，半衰期 1～5 小时	长，华法林半衰期 10～60 小时
应用	体内、体外均有效	只在体内有效（血栓栓塞）
不良反应	自发性出血，过敏反应	自发性出血
对抗药	鱼精蛋白	维生素 K

3. 答：维生素 K 主要用于维生素 K 缺乏的出血性疾病。例如：阻塞性黄疸和胆瘘患者，因胆汁不能进入肠道，影响了天然维生素的吸收；新生儿、早产儿，肠道缺乏产生维生素 K 的细菌；长期口服广谱抗生素，抑制维生素 K 产生菌的生长繁殖；以及双香豆素类药物中毒时，因其化学结构相似，而与维生素 K 发生竞争对抗，故可导致凝血酶原过低而出血。

（周　源）

第三十五章　抗贫血药与生血药

学习要点

一、抗贫血药

贫血常见有三种类型：缺铁性贫血、巨幼红细胞性贫血、再生障碍性贫血。抗贫血药主要有以下3种。

1. 铁剂　硫酸亚铁、葡萄糖酸亚铁、富马酸亚铁、琥珀酸亚铁、枸橼酸铁铵、右旋糖酐铁等，形成血红蛋白。胃酸、维生素C、果糖、半胱氨酸促进吸收，高磷、高钙、鞣酸、四环素、考来烯胺、抗酸药抑制吸收。用于缺铁性贫血。过量可致急性中毒。

2. 叶酸　转变为四氢叶酸，参与DNA合成。作为补充疗法用于巨幼红细胞性贫血，与维生素 B_{12} 合用效果更好。

3. 维生素 B_{12}　促进四氢叶酸的利用及细胞分裂，维持有鞘神经纤维功能。用于治疗恶性贫血和其他巨幼红细胞性贫血。

二、造血生长因子

1. 促红细胞生成素　与骨髓红祖细胞表面EPO受体结合，刺激红祖细胞的增殖与分化，促进网织红细胞从骨髓释放。用于各种原因所致的贫血。

2. 促白细胞生成药

(1) 非格司亭　主要用于严重中性粒细胞减少症。

(2) 沙格司亭　主要用于骨髓移植、肿瘤化疗、某些骨髓造血不良、再生障碍性贫血或艾滋病有关粒细胞缺乏症。

3. 促血小板生成药

(1) 白介素-11　主要用于血小板减少症。

(2) 重组促血小板生成素　主要用于实体瘤化疗药物引起的血小板减少。

(3) 艾曲波帕　主要用于慢性特发性血小板减少症。

三、促进血液成分生成的辅助性药物

1. 氨肽素　主要用于原发性血小板减少性紫癜、再生障碍性贫血、白细胞减少症。

2. 维生素 B_4　主要用于放疗、化疗、苯中毒等引起的粒细胞减少症。

3. 肌苷　主要用于白细胞减少症及血小板减少症。

4. 利可君　主要用于放疗、化疗引起的白细胞减少症及血小板减少症。

5. 鲨肝醇　主要用于白细胞减少症。

复习地图

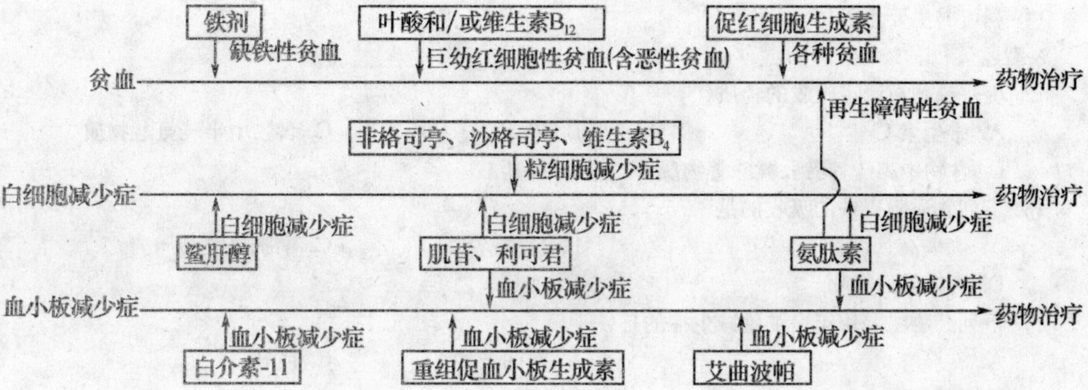

精选习题

一、选择题

A 型题

1. 服用铁剂时注意事项的描述中不恰当的是(　　)

A. 禁与四环素同服　　B. 宜与维生素 C 同服　　C. 禁用茶水(含鞣酸)服

D. 禁与稀盐酸同服　　E. 宜饭后服

2. 治疗慢性失血所致的贫血宜选用(　　)

A. 右旋糖酐铁　　B. 硫酸亚铁　　C. 叶酸

D. 维生素 B_{12}　　E. 硫酸亚铁＋维生素 B_{12}

3. 硫酸亚铁适合用于治疗(　　)

A. 缺铁性贫血(小细胞低色素性贫血)　　B. 巨幼红细胞性贫血　　C. 恶性贫血

D. 再生障碍性贫血　　E. 以上都不适用

4. 主要用于治疗急性铁中毒的药物是(　　)

A. 二巯丁二钠　　B. 依地酸钙钠　　C. 解磷定

D. 去铁胺　　E. 青霉胺

5. 叶酸的主要用途是(　　)

A. 高铁血红蛋白血症　　B. 血小板减少性紫癜　　C. 缺铁性贫血

D. 恶性贫血　　E. 巨幼红细胞性贫血

6. 叶酸主要用于(　　)

A. 妊娠期巨幼红细胞性贫血　　B. 缺铁性贫血

C. 氨甲蝶呤所致巨幼红细胞性贫血　　D. 溶血性贫血　　E. 再生障碍性贫血

B 型题

A. 中性粒细胞减少症　　B. 血小板减少症　　C. 巨幼红细胞性贫血

D. 白细胞减少症和血小板减少症　E. 原发性血小板减少性紫癜、再生障碍性贫血、白细胞减少症

7. 肌苷主要用于(　　)
8. 沙格司亭主要用于(　　)
9. 白介素-11 主要用于(　　)
10. 氨肽素主要用于(　　)
11. 利可君主要用于(　　)

X 型题

12. 促进铁剂在肠道吸收的物质(　　)
A. 维生素 C　B. 果糖　C. 食物中半胱氨酸物质
D. 食物中高磷、高钙、鞣酸等物质　E. 稀盐酸
13. 下列物质阻碍铁的吸收的是(　　)
A. 高磷高钙饮食　B. 抗酸药　C. 半胱氨酸
D. 含鞣酸的食物　E. 四环素
14. 下列药物主要用于白细胞减少症的是(　　)
A. 鲨肝醇　B. 艾曲波帕　C. 肌苷
D. 利可君　E. 氨肽素

二、填空题

1. 铁剂用于治疗缺铁性贫血,用药 10～15 日网织红细胞达高峰,________周血红蛋白接近正常,血红蛋白正常后,减半继续服用________个月,可使体内铁储存恢复正常。

2. 对于萎缩性胃炎引起的恶性贫血,大剂量叶酸可以纠正________,但不能改善神经症状,故还应用________治疗,且给药途径是________。

三、中英文药名对译

1. ferrous gluconate　4. 硫酸亚铁
2. filgrastim　5. 叶酸
3. EPO　6. 维生素 B_{12}

四、问答题

1. 影响铁在消化道吸收的因素有哪些？临床应用的铁剂有哪些？口服铁剂的主要不良反应是什么？

参考答案

一、选择题

1. D　2. B　3. A　4. D　5. E　6. A　7. D　8. A　9. B　10. E　11. D　12. ABCE　13. ABDE　14. ACDE

二、填空题

1. 4 ～8 ,2 ～3
2. 异常血象,维生素 B_{12},肌内注射

三、中英文药名对译

1. 葡萄糖酸亚铁　4. ferrous sulfate
2. 非格司亭　5. folic acid
3. 促红细胞生成素　6. vitamin B_{12}

四、问答题

1. 答:(1)促进铁吸收的因素:胃酸有助于铁盐溶解,形成亚铁离子,可促进铁的吸收;维生素C及食物中其他还原物质如果糖、半胱氨酸等可促使 Fe^{3+} 还原成 Fe^{2+},也能促进铁吸收。抑制铁吸收的因素:食物中高钙、高磷、茶叶中鞣酸等可促使铁盐沉淀,有碍铁吸收;四环素可与铁络合,不利于铁吸收。

(2)常用药为硫酸亚铁,枸橼酸铁铵糖浆剂用于儿科。右旋糖酐铁仅供注射用,可用于严重缺铁性贫血而又不能口服者。

(3)不良反应:常见腹部不适、腹痛、腹泻、呕吐等,也可发生便秘,口服过量铁剂可引起急性中毒,表现为恶心、呕吐、休克、血性腹泻、惊厥,甚至死亡。

（韦锦斌）

第三十六章 抗菌药物概论

学习要点

化学治疗(化疗)是指对细菌和其他微生物、寄生虫及肿瘤细胞所致疾病的药物治疗。狭义的化疗概念专指对肿瘤的药物治疗。化学治疗药物包括:抗病原微生物药物(抗菌药物、抗真菌药物、抗病毒药物、抗寄生虫药物)和抗肿瘤药物。

一、常用术语

1. 化疗指数(CI) 化疗药物导致动物的半数致死量(LD_{50})和治疗感染动物的半数有效量(ED_{50})之比(LD_{50}/ED_{50})或5%致死量(LD_5)与95%有效量(ED_{95})的比值(LD_5/ED_{95})。

2. 抗菌药物 具有抑制或杀灭病原菌能力的化学物质。

3. 抗生素 指某些微生物在其生活过程中产生的具有抗病原体作用和其他活性的一类物质。

4. 抗菌谱 抗菌药物的抗菌范围,包括窄谱和广谱。

5. 抗菌活性 药物抑制或杀灭病原菌的能力。

6. 抗生素/抗菌后效应(PAE) 将细菌暴露于高于最低抑菌浓度(MIC)的某种抗菌药物后,再去除抗菌药物后的一定时间内,细菌繁殖不能恢复正常的现象。

7. 抑菌药 仅能抑制细菌生长繁殖而无杀灭作用的药物。

8. 杀菌药 既能抑制病原菌生长繁殖,且又有杀灭作用的药物。

二、抗菌药物的作用机制

1. 抑制细菌细胞壁合成 青霉素与头孢菌素类。

2. 增加胞膜的通透性 两性霉素B、多黏菌素和制霉菌素等。

3. 抑制核酸的复制与修复

(1) 抗叶酸代谢 磺胺类等。

(2) 抑制RNA合成 利福平等。

(3) 抑制DNA合成 喹诺酮类。

4. 抑制蛋白质合成 大环内酯类、林可霉素类、氨基糖苷类、四环素类、氯霉素类等。

三、细菌耐药性的产生及其机制

细菌的耐药性/抗药性是指在常规治疗剂量下,细菌对该药的敏感性降低甚至消失,导致药物对耐药菌的疗效降低或无效。

1. 细菌耐药性的种类 耐药性可分为天然耐药性/固有耐药和获得耐药性。

2. 细菌产生耐药性的机制

(1) 产生灭活酶 包括水解酶和合成酶(钝化酶)。

(2) 药物靶点改变或被保护

(3) 药物积聚减少 包括细菌外膜通透性降低和主动外排系统增强。

(4) 其他 改变代谢途径、牵引机制、形成细菌生物被膜等。

3. 耐药基因的转移方式 耐药基因的转移方式包括垂直和水平转移两种方式。

四、抗菌药物合理应用原则

1. 抗菌药物治疗性应用的基本原则

(1) 诊断为细菌感染者,方有指征应用抗菌药物。

(2) 根据病原种类及细菌药敏试验结果、抗菌药物的特点和患者的情况选用抗菌药物。

2. 抗菌药物预防性应用的基本原则

(1) 儿科和内科 病毒性疾病、昏迷、休克、中毒、心力衰竭、应用肾上腺皮质激素等患者通常不宜常规预防性用药。

(2) 外科 清洁手术通常不需预防性用药,清洁-污染手术或污染手术需预防用药。

3. 抗菌药物在特殊病理、生理状况患者中应用的基本原则 主要根据患者的肝肾功能和老年人、儿童特点用药。

4. 抗菌药物的联合应用

(1) 抗菌药物联合应用的指征

①原菌尚未查明的严重感染,包括免疫缺陷者的严重感染。

②单一抗菌药物不能控制的需氧菌及厌氧菌混合感染,两种或两种以上病原菌感染。

③单一抗菌药物不能有效控制的感染性心内膜炎或脓毒症等重症感染。

④需长程治疗,而且病原菌易对某些抗菌药物产生耐药的感染。联合用药通常采用两种药物联合,仅结核的治疗需要三种及三种以上药物联合用药。

⑤为减少药物的毒副反应,采用联合用药。

(2) 联合用药可能产生结果 联合用药可能产生无关、协同、相加、拮抗四种效果。

5. 抗菌药物的分类

(1) 繁殖期杀菌剂 如β-内酰胺类、万古霉素类等。

(2) 静止期杀菌剂 如氨基糖苷类、多黏菌素等。

(3) 速效抑菌剂 如四环素类、氯霉素类、大环内酯类等。

(4) 慢效抑菌剂 如磺胺类等。

一类、二类合用常可获得协同(增强)作用,一类、三类合用可能出现拮抗作用,二类、三类合用可获得增强或相加作用。一类、四类可以合用。

复习地图

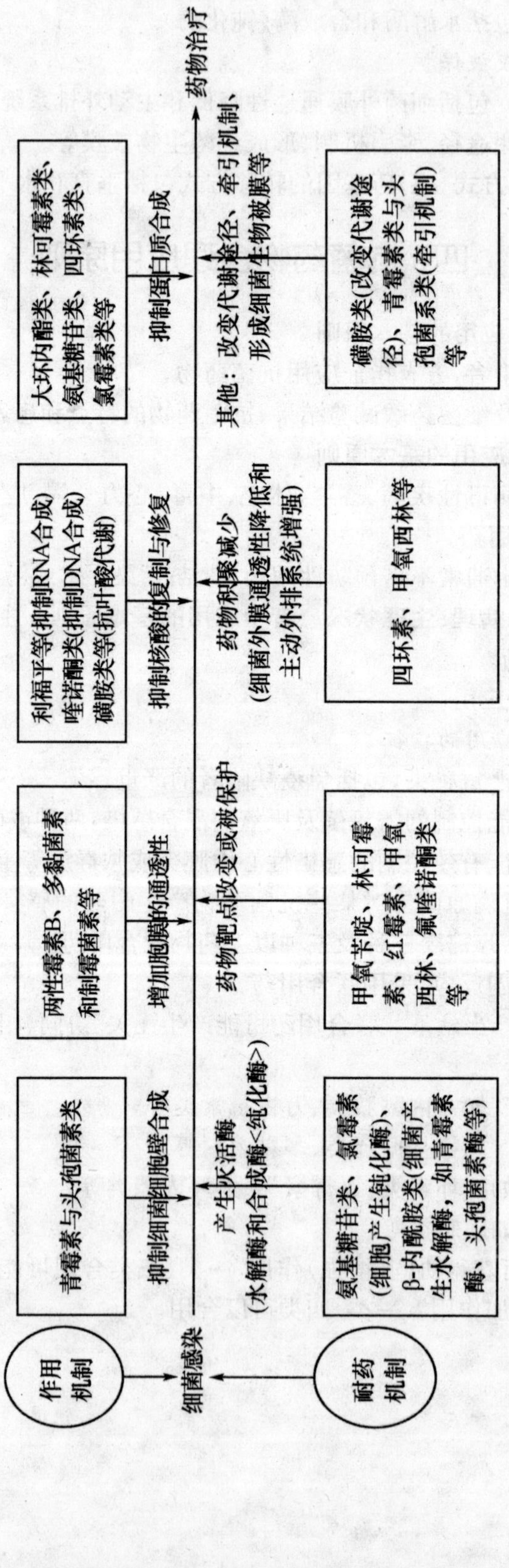
作用机制
耐药机制
细菌感染
药物治疗
青霉素与头孢菌素类
抑制细菌细胞壁合成
两性霉素B、多黏菌素和制霉菌素等
增加胞膜的通透性
利福平等(抑制RNA合成)
喹诺酮类(抑制DNA合成)
磺胺类等(抗叶酸代谢)
抑制核酸的复制与修复
大环内酯类、林可霉素类、氨基糖苷类、四环素类、氯霉素类等
抑制蛋白质合成
产生灭活酶
(水解酶和合成酶<钝化酶>)
氨基糖苷类、氯霉素(细胞产生钝化酶)、β-内酰胺类(细菌产生水解酶，如青霉素酶、头孢菌素酶等)
药物靶点改变或被保护
甲氧苄啶、林可霉素、红霉素、甲氧西林、氟喹诺酮类等
药物积聚减少
(细菌外膜通透性降低和主动外排系统增强)
四环素、甲氧西林等
其他：改变代谢途径、牵引机制、形成细菌生物被膜等
磺胺类(改变代谢途径)、青霉素类与头孢菌素类(牵引机制)等

精选习题

一、选择题

A 型题

1. 下列有关化疗指数的描述错误的是(　　)

A. 是 LD_{50}/ED_{50} 之比　B. 是 LD_5/ED_{95} 之比　C. 表示化疗药物的安全性

D. 化疗指数高者用药较安全　E. 化疗指数越大毒性越低

2. 下列关于抗菌药物预防性应用的描述,错误的是(　　)

A. 清洁手术通常不需预防性用药

B. 清洁-污染手术或污染手术需预防用药

C. 普通感冒、麻疹、水痘等病毒性疾病通常不宜常规预防性用药

D. 应用肾上腺皮质激素患者通常不宜常规预防性用药

E. 免疫缺陷者宜常规预防性用药

3. 通过作用于核蛋白体 30S 亚基抑制细菌蛋白合成的药物是(　　)

A. 四环素　B. 大环内酯类　C. 林可霉素

D. 喹诺酮类　E. 利福平

B 型题

A. 阻碍胞壁黏肽合成的胞浆外阶段的交叉联结过程而杀菌

B. 影响细菌蛋白质合成的全过程而杀菌

C. 增加胞浆膜通透性而杀菌

D. 与细菌核蛋白体 30S 亚基结合抑制蛋白质合成而抑菌

E. 与细菌核蛋白体 50S 亚基结合抑制蛋白质合成而抑菌

4. 大环内酯类(　　)
5. 氨基糖苷类(　　)
6. 青霉素类(　　)
7. 多黏菌素类(　　)
8. 氯霉素类(　　)

A. 连续用药机体对药物的敏感性降低,需加大剂量才能保持疗效

B. 是评价化疗药物安全性的重要指标

C. 药物抑制或杀灭病原菌的能力

D. 抗菌药物的抗菌范围

E. 细菌对该药的敏感性降低甚至消失

9. 细菌耐药性(　　)
10. 抗菌谱(　　)
11. 抗菌活性(　　)
12. 化疗指数(　　)

X 型题

13. 下列属于抗菌药物联合应用指征的是(　　)

A. 原菌尚未查明的严重感染,包括免疫缺陷者的严重感染

B. 单一抗菌药物不能控制的需氧菌及厌氧菌混合感染,两种或两种以上病原菌感染

C. 单一抗菌药物不能有效控制的感染性心内膜炎或脓毒症等重症感染

D. 需长程治疗，而且病原菌易对某些抗菌药物产生耐药的感染

E. 为减少药物的毒副反应，采用联合用药

14. 通过抑制蛋白质合成而发挥抗菌作用的药物有(　　)

A. 大环内酯类　　B. 氨基糖苷类　　C. 四环素类

D. 氯霉素类　　E. 林可霉素类

15. 细菌产生耐药性的机制包括(　　)

A. 产生灭活酶　　B. 药物靶点改变或被保护　　C. 形成细菌生物被膜

D. 药物积聚减少　　E. 改变代谢途径

16. 下列联合用药合理的是(　　)

A. 链霉素＋青霉素　　B. β-内酰胺类＋氨基糖苷类　　C. 氨苄西林＋庆大霉素

D. 四环素＋青霉素　　E. 青霉素＋氯霉素

二、填空题

1. 两种或两种以上抗菌药物联合用药可能产生________、________、________、________四种结果。

2. 细菌对抗菌药物产生的灭活酶包括________、________两种。

3. 抗菌药物作用机制包括________、________、________、________等四种。

三、中英文术语对译

1. CI

2. MIC

3. MRSA

4. PAE

5. β-lactamase

6. 抗菌药物

7. 抗生素

8. 抗菌谱

9. 抑菌药

10. 杀菌药

四、问答题

1. 抗菌药物的作用机制有哪些？

2. 试述细菌耐药性的产生机制？

参考答案

一、选择题

1. E　2. E　3. A　4. E　5. B　6. A　7. C　8. E　9. E　10. D　11. C　12. B　13. ABCDE　14. ABCDE　15. ABCDE　16. ABC

二、填空题

1. 无关，协同，相加，拮抗

2. 水解酶，合成酶(钝化酶)

3. 抑制细菌细胞壁合成，增加胞浆膜的通透性，抑制核酸的复制与修复，抑制蛋白质合成

三、中英文术语对译

1. 化疗指数

2. 最低抑菌浓度

3. 耐甲氧西林金黄色葡萄球菌

4. 抗生素/抗菌后效应

5. β-内酰胺类酶

6. antimicrobial agents

7. antibiotics

8. antimicrobial spectrum

9. bacteriostatic drugs

10. bactericidal drugs

四、问答题

1. 答：抗菌药物的作用机制有以下几方面。

(1) 抑制细菌细胞壁合成：青霉素与头孢菌素类。

(2) 增加胞膜的通透性：两性霉素 B、多黏菌素和制霉菌素等。

(3) 抑制核酸的复制与修复：① 抗叶酸代谢，磺胺类等；② 抑制 RNA 合成，利福平等；③ 抑制 DNA 合成，喹诺酮类。

(4) 抑制蛋白质合成：大环内酯类、林可霉素类、氨基糖苷类、四环素类、氯霉素类等。

2. 答：细菌耐药性的产生机制有以下几方面。

(1) 产生灭活酶：包括水解酶和合成酶(钝化酶)。

(2) 药物靶点改变或被保护。

(3) 药物积聚减少：包括细菌外膜通透性降低和主动外排系统增强。

(4) 其他：改变代谢途径、牵引机制、形成细菌生物被膜等。

（韦锦斌）

第三十七章 人工合成抗菌药物

学习要点

一、喹诺酮类抗菌药

（一）各代喹诺酮类药概述

1. 第一代 萘啶酸，抗菌谱窄，口服吸收差，副作用多，现已淘汰。

2. 第二代 吡哌酸，抗菌谱由 G^- 扩大到部分 G^+ 菌，对 G^- 杆菌作用较强，血药浓度低，主要用于敏感菌所致的肠道和尿路感染，现已少用。

3. 第三代 因含氟原子称为氟喹诺酮类。药物有：诺氟沙星（氟哌酸）、培氟沙星（甲氟哌酸）、氧氟沙星（氟嗪酸）、环丙沙星（环丙氟哌酸）、伊诺沙星（氟啶酸）、氟罗沙星（多氟哌酸）、左氧氟沙星、洛美沙星等。血药浓度提高，抗菌谱扩大到 G^+ 球菌、衣原体、支原体、军团菌及分枝杆菌，抗菌活性也明显增强。

4. 第四代 新氟喹诺酮类。药物有：莫西沙星、吉米沙星、克林沙星、加替沙星、格帕沙星、曲伐沙星等。既保留第 3 代抗 G^- 菌活性，又明显增强抗 G^+ 菌的活性。

（二）氟喹诺酮类共同特点

1. 广谱杀菌 对 G^+ 需氧菌、G^- 杆菌包括铜绿假单孢菌在内、金黄色葡萄球菌、产酶金黄色葡萄球菌有良好的抗菌作用，某些品种对结核杆菌、支原体、衣原体及厌氧菌也有作用。

2. 药动学 多数品种吸收迅速而完全，体内分布广，组织体液浓度高，少数产品在肝代谢和经粪便排泄，大部分经肾排泄。可螯合铁、镁、锌等二价和三价阳离子，避免与含有这些离子的食物和药物同服。

3. 耐药性 细菌对本类药与其他抗菌药物间无交叉耐药性。

4. 临床应用广泛 适用于敏感菌所致的呼吸道、尿路、骨、关节、皮肤软组织等感染，前列腺炎、淋病及 G^- 杆菌所致各种感染。

5. 不良反应 少，轻微，常见胃肠道反应、皮疹、瘙痒等。可能引起软骨组织损害，故不宜用于孕妇、乳妇和未成年人。

（三）抗菌作用机制

喹诺酮类主要抑制 DNA 螺旋酶（回旋酶）和拓扑异构酶Ⅳ，使细菌生长受抑制，最终导致细菌死亡。

（四）常用喹诺酮类药物的主要特点

1. 诺氟沙星 血药浓度低，肾脏和前列腺中的药物浓度高于血药浓度。主要用于胃肠道、泌尿生殖道敏感菌的感染。

2. 环丙沙星 目前是本类药物体外抗菌最强的药物，主要用于敏感菌引起的胃肠道、泌尿道、呼吸道、骨关节及皮肤组织感染，第二线治疗伤寒及抗 TB 药，用该药会增加腱炎及腱断裂等不良反应。

3. 氧氟沙星 突出特点是在脑脊液浓度高。应用于敏感菌引起的泌尿道、呼吸道、胆道、皮肤软组织、耳鼻喉、眼科感染等，第二线治疗伤寒及抗 TB 药，用该药会增加腱炎及腱断裂。

4. 左氧氟沙星 最突出特点是不良反应远低于氧氟沙星，是目前已上市氟喹诺酮类中最小者，主要为胃肠道反应，但有发生腱炎及腱断裂的报道。

二、磺 胺 类

（一）分类

1. 肠道易吸收类 短效类：SIZ；中效类：SD、SMZ；长效类：SMD

2. 肠道难吸收类 SASP、SG、PST、SST

3. 外用磺胺类 SA-Na、SD-Ag、SML

（二）体内过程

主要介绍肠道易吸收类的体内过程。

1. 吸收 口服吸收快而完全。

2. 分布 分布较广。

3. 代谢 主要在肝中乙酰化。

4. 排泄 以原形或乙酰化物从肾排出。

（三）抗菌谱

广谱抑菌，对多数 G^+、G^- 菌有效。

敏感菌：溶血性链球菌、肺炎球菌、脑膜炎球菌、淋球菌、鼠疫杆菌。

较敏感菌：G^- 杆菌：肠埃希菌、痢疾杆菌、变形杆菌、肺炎杆菌、布鲁杆菌、流感杆菌、伤寒杆菌（SMZ）、铜绿假单孢菌（SML、SD-Ag）、沙眼衣原体、疟原虫。

无效菌：G^+ 性杆菌、立克次体、螺旋体、支原体。

（四）作用机制

磺胺类的化学结构与对氨基苯甲酸（PABA）相似，因此可与 PABA 竞争二氢叶酸合成酶而妨碍二氢叶酸的合成，从而影响核酸和蛋白质的合成，抑制了细菌的生长和繁殖。

（五）抗菌特点

(1) 此类药为慢性抑菌剂。

(2) 易受脓液坏死组织和普鲁卡因的代谢产物(内含大量 PABA)的影响，从而使疗效降低。

(3) 哺乳动物可利用外源性叶酸，故磺胺类对人毒性较小。

（六）临床应用

1. 全身性感染 选口服易吸收磺胺类用于敏感菌所致感染。

2. 肠道感染 选口服不易吸收的磺胺类用于敏感菌所致感染。

3. 局部应用 选外用磺胺药用于敏感菌所致感染。

（七）不良反应及防治措施

1. 肾脏损害 磺胺类药物原形或其乙酰化物溶解度低，在尿液呈酸性时，更易在肾小管析出结晶，引起腰痛、血尿、尿少、尿闭等症状，导致肾脏损害。以 SD、SMZ 较为多见，SIZ 较少见。预防措施：①大量使用时，应多饮水，同服等量 $NaHCO_3$ 以碱化尿液；②采取联合用药；③避免长期用药，用药达 1 周以上者，需定期查尿常规；④老年、肾功能不全、脱水、少尿及休克病人慎用或不用。

2. 过敏反应 常见为发热、皮疹、哮喘。偶见剥落性皮炎、血管神经性水肿。轻者停药或用抗组胺药，重者宜用糖皮质激素。

3. 造血系统 偶见粒细胞缺乏症，还可有溶血性贫血、新生儿黄疸等。故先天性葡萄糖-6-磷酸脱氢酶(G-6-PD)缺乏者、孕妇、早产儿、新生儿不宜用，用药过程中定期检查血象。

4. 其他反应 恶心、呕吐、眩晕、头痛等。可出现新生儿胆红素脑病，故磺胺类不宜作为新生儿、两岁以下的婴儿及临产前的孕妇用药。

（八）耐药性

较易产生，而且磺胺类之间有交叉抗药性。产生的机制主要是与细菌改变代谢途径有关等。

（九）各种磺胺药的应用特点

1. 磺胺异噁唑(SIZ) 其特点是口服吸收较快，排泄也快，乙酰化率低，尿中药物浓度高，且溶解度较大，不易析出结晶。适用于泌尿道感染。

2. 磺胺嘧啶(SD) 磺胺类中血浆蛋白结合率最低和血脑屏障透过率最高的药物，脑脊液浓度高，用于治疗流行性脑脊髓膜炎，轻症可口服，重症用其钠盐注射，曾经是首选药。也适用于治疗泌尿道感染等。

3. 磺胺甲基异噁唑(SMZ、新诺明、磺胺甲噁唑) 常与甲氧苄啶(TMP)制成复方新诺明，原因是两者药代动力学特性相似，又能双重阻断四氢叶酸合成发挥协同抗菌作用，抗菌范围较广，且对伤寒杆菌等有效，常用于泌尿道感染、呼吸道感染等。

4. 长效磺胺药　常用的有磺胺间甲氧嘧啶(SMM)、磺胺对甲氧嘧啶(SMD)。体内维持时间较长，抗菌力较弱，适用于轻症感染。

5. 肠道难吸收类　常见的有磺胺脒(SG)、琥珀酰磺胺噻唑(SST)、肽磺胺噻唑(PST)。其特点是口服难吸收，肠道浓度高、适用于菌痢、肠炎的治疗及肠道术前用药。

6. 外用磺胺药　常见的有磺胺醋酰钠(SA-Na)、磺胺嘧啶银(SD-Ag)、磺胺米隆(SML)。

(1) SA 的钠盐水溶液近中性，刺激小，可用其高浓度水溶液滴眼治疗结膜炎、沙眼等。

(2) SD-Ag 对铜绿假单孢菌作用强，且具有收敛作用，刺激性小，适用于烧伤创面感染。

(3) SML 不受氨苯甲酸的影响，在坏死脓液中仍有效，适用于创伤、烧伤创面感染。

三、其他合成抗菌药物

1. 甲氧苄啶(TMP)　又称磺胺增效剂，其抗菌谱与磺胺类相似而略强，但单用易产生抗药性，故很少单独使用。

(1) 增效作用机制　TMP 主要是抑制二氢叶酸还原酶，阻断叶酸合成，从而影响细菌的生长繁殖，而磺胺类药能抑制二氢叶酸合成酶，故两者合用，分别阻断叶酸代谢的不同环节，呈双重阻断作用，作用增强数倍至数十倍，且降低抗药性并减少用药剂量。临床上最常用与 SMZ 合用，两者除了双重阻断作用外，半衰期也大致相同，利于血药浓度保持一致。另外，TMP 还可与抗生素如庆大霉素、四环素等合用，也有增效作用。

(2) 临床应用　常与 SMZ 或 SD 合用，治疗呼吸道、泌尿生殖道、胃肠道感染，也可用于伤寒杆菌和其他沙门菌属感染。

(3) 不良反应　一般副作用较少。长期应用可引起巨幼红细胞性贫血、粒细胞减少、血小板减少。可用甲酰四氢叶酸防治。

2. 硝基呋喃类药

(1) 呋喃妥因　主要用于尿路感染，酸化尿液可增强其抗菌作用。

(2) 呋喃唑酮　又名痢特灵，主治肠炎、菌痢，也用于幽门螺杆菌引起的溃疡病。

3. 硝基咪唑类(甲硝唑、替硝唑、尼莫唑等)

复习地图

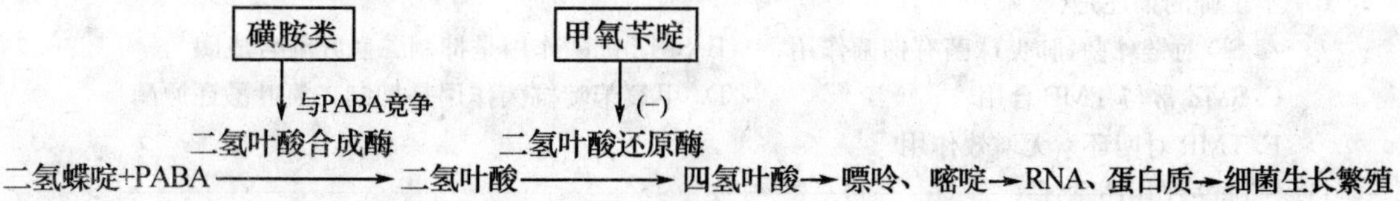

精选习题

一、选择题

A 型题

1. 关于甲氧苄啶的描述，不正确者是(　　)
   A. 抗菌谱与磺胺药相似　B. 常与磺胺药合用
   C. 不宜与四环素合用　D. 抗菌机制是抑制细菌二氢叶酸还原酶活性
   E. 长期使用可引起粒细胞、血小板减少
2. 血浆蛋白结合率低，易透过各种组织的磺胺药是(　　)
   A. 磺胺脒　B. 磺胺嘧啶　C. 磺胺甲基异噁唑
   D. 磺胺异噁唑　E. 多辛磺胺
3. 喹诺酮类药物抗菌作用机制是(　　)
   A. 抑制敏感菌二氢叶酸还原酶　B. 抑制敏感菌二氢叶酸合成酶　C. 改变细菌胞浆膜通透性
   D. 抑制细菌 DNA 螺旋酶　E. 以上都不是
4. 流行性脑脊髓膜炎流行时可选预防药是(　　)
   A. 磺胺嘧啶口服　B. 青霉素 G 注射　C. 青霉素 G 鞘内注射
   D. 氯霉素口服　E. 四环素静脉滴注
5. 对 SMZ 不敏感者(　　)
   A. 大肠杆菌　B. 伤寒杆菌　C. 肺炎球菌
   D. 立克次体　E. 变形杆菌
6. 磺胺类药物不良反应不包括(　　)
   A. 造血系统受损　B. 过敏反应　C. 神经系统反应
   D. 促维生素 B_1 和维生素 B_6 排泄　E. 肾损害
7. 下述不属于氟喹诺酮类的是(　　)
   A. 是新一代的喹诺酮类　B. 抑制菌体转肽酶，阻止 DNA 复制
   C. 口服方便　D. 抗菌谱广
   E. 属杀菌药
8. 磺胺类药物中，首选 SD 治疗流行性脑脊髓膜炎的原因是(　　)
   A. 其抗脑膜炎双球菌作用较强　B. 血浆蛋白结合率高，脑脊液内浓度高
   C. 毒性小，维持时间长　D. 血浆蛋白结合率低，血游离型药物浓度高
   E. A+B+C
9. 预防 SD 所致肾损害，应该(　　)
   A. 大量喝水　B. 服用等量 $NaHCO_3$　C. 采用静脉滴注
   D. 与维生素 B_6 合用　E. A+B
10. 不正确的描述是(　　)
    A. SD 对链球菌、肺炎球菌有抑菌作用　B. SMZ 抗菌作用是抑制二氢叶酸合成酶
    C. SMZ 常与 TMP 合用　D. 甲氧苄啶抗菌作用是抑制二氢叶酸还原酶
    E. TMP 对四环素无增效作用
11. SD 抗菌作用机制是(　　)
    A. 干扰细菌二氢叶酸还原酶　B. 干扰细菌二氢叶酸合成酶　C. 干扰细菌蛋白质合成
    D. 干扰细菌细胞壁合成　E. 细菌胞浆膜通透性增加

12. 服用磺胺类药物时，加服碳酸氢钠的目的是(　　)

A. 增强抗菌疗效　B. 加快药物吸收速度　C. 防止过敏反应

D. 防止药物排泄过快而影响疗效　E. 防止肾损害

13. 复方新诺明是指(　　)

A. SD＋TMP　B. SIZ＋SD　C. SMZ＋TMP

D. SIZ＋SMZ　E. SD＋SMZ

14. 竞争性对抗磺胺作用的物质是(　　)

A. GABA　B. PABA　C. PAS

D. PAM-CI　E. Penicillin G

15. 流行性脑脊髓膜炎患者已发生休克，且尿少，应选用(　　)

A. 青霉素　B. SD　C. SMZ＋TMP

D. 庆大霉素　E. SIZ

16. 对磺胺药不敏感者有(　　)

A. 肺炎球菌　B. 脑膜炎球菌　C. 伤寒杆菌

D. 沙眼衣原体　E. 螺旋体、立克次体

17. 关于呋喃妥因叙述下列错误的是(　　)

A. 主要用于泌尿道感染　B. 主要用于呼吸道感染　C. 血药浓度低

D. 口服吸收快而完全　E. 酸化尿液可增强其抗菌作用

18. TMP 常与下列药制成复方制剂的是(　　)

A. SDM　B. SG　C. SMZ

D. SD　E. SN

19. 体外抗菌活性最强的喹诺酮类药是(　　)

A. 依诺沙星　B. 氧氟沙星　C. 环丙沙星

D. 吡哌酸　E. 诺氟沙星

20. 氟喹诺酮类对下列病原体无效的是(　　)

A. 淋球菌　B. 流感病毒　C. 铜绿假单孢菌

D. 大肠杆菌　E. 金葡菌

21. 新生儿使用磺胺类药物可使血浆游离胆红素浓度增加，甚至出现新生儿胆红素脑病，这是因为磺胺可(　　)

A. 与胆红素竞争结合血浆蛋白结合部位　B. 抑制肝药酶

C. 促使胎儿红细胞溶解　D. 降低血脑屏障功能

E. 减少胆红素排泄

B 型题

A. 主治肠炎、菌痢

B. 主治肠道和泌尿生殖道敏感菌感染

C. 体外抗菌活性是目前已上市氟喹诺酮类中最强者

D. 不良反应是目前已上市氟喹诺酮类中最小者

E. 主治结核性脑膜炎

22. 呋喃唑酮(　　)

23. 左氧氟沙星(　　)

24. 诺氟沙星(　　)

25. 环丙沙星(　　)

X型题

26. 对铜绿假单孢菌有效的喹诺酮类(　　)
    A. 氟罗沙星　B. 环丙氟沙星　C. 氧氟沙星
    D. 伊诺沙星　E. 萘啶酸
27. 为避免磺胺对肾损害,应采取的措施包括(　　)
    A. 大量饮水　B. 与维生素C同服　C. 同服氢氯噻嗪
    D. 同服TMP　E. 同服碳酸氢钠
28. 氟喹诺酮类药适用于(　　)
    A. 呼吸道感染　B. 淋病　C. 尿路感染
    D. 骨、关节感染　E. 皮肤疖、痈等
29. 氟喹诺酮类的特点有(　　)
    A. 抗菌谱广　B. 口服难吸收　C. 与其他抗菌药物间无交叉耐药性
    D. 可能损伤软骨组织　E. 增加细菌胞浆膜通透性杀菌
30. 磺胺类药物的特点有(　　)
    A. 有广谱杀菌作用　B. 在酸性尿液中易结晶导致肾损害
    C. 抑制二氢叶酸还原酶　D. 抑制二氢叶酸合成酶
    E. 与TMP合用作用增强
31. SMZ与TMP合用可用于治疗(　　)
    A. 伤寒　B. 呼吸道细菌感染　C. 泌尿道细菌感染
    D. 肠道细菌感染　E. 结核病

二、填空题

1. 喹诺酮类药物能抑制细菌________、________,从而阻碍细菌的生长繁殖,导致细菌死亡。
2. 磺胺类药的基本化学结构与________相似,能与________竞争________,阻碍________合成,从而影响核酸生成,细菌生长受到抑制。
3. 能用于流行性脑脊髓膜炎的磺胺药是________,其药理作用基础是________。
4. 长期大量应用TMP可致叶酸缺乏,引起________,可用________治疗。
5. 呋喃唑酮主要用于治疗________、________。
6. 磺胺药注射液不宜与________药物配伍,以免形成结晶引起静脉炎。
7. 细菌对磺胺药产生抗药性的机制是________________。
8. 常用的外用磺胺药有________、________、________。
9. 氟喹诺酮类可螯合________、________、________等二价和三价阳离子,避免与含有这些离子的食物和药物同服。

三、中英文药名对译

1. SD　　4. 诺氟沙星
2. SMZ　　5. 环丙沙星
3. TMP　　6. 左氧氟沙星

四、问答题

1. 试述喹诺酮类抗菌作用机制。
2. 氟喹诺酮类有哪些药理学共同特点?
3. 试述磺胺类药物的基本结构与抗菌作用机制。
4. 试述磺胺类药与甲氧苄啶(TMP)合用的意义与机制,为什么通常是SMZ与后者合用?

5. 磺胺类常见的不良反应及防治措施有哪些？

参考答案

一、选择题

1. C　2. B　3. D　4. A　5. D　6. D　7. B　8. D　9. E　10. E　11. B　12. E　13. C　14. B　15. A　16. E　17. B　18. C　19. C　20. B　21. A　22. A　23. D　24. B　25. C　26. ABCD　27. AE　28. ABCDE　29. ACD　30. BDE　31. ABCD

二、填空题

1. DNA 螺旋酶(回旋酶)，拓扑异构酶Ⅳ

2. 对氨基苯甲酸，对氨基苯甲酸，二氢叶酸合成酶，二氢叶酸

3. 磺胺嘧啶，血浆蛋白结合率低和血脑屏障透过率高(易通过血脑屏障)

4. 巨幼红细胞性贫血和粒细胞减少，甲酰四氢叶酸

5. 肠炎，菌痢

6. 酸性强的

7. 细菌改变代谢途径

8. SA-Na，SD-Ag，SML

9. 铁，镁，锌

三、中英文药名对译

1. 磺胺嘧啶

2. 磺胺甲基异噁唑，磺胺甲噁唑，新诺明

3. 甲氧苄啶，磺胺增效剂

4. norfloxacin

5. ciprofloxacin

6. levofloxacin

四、问答题

1. 答：喹诺酮类药物的主要作用靶位是 DNA 螺旋酶(回旋酶)和拓扑异构酶Ⅳ，DNA 螺旋酶和拓扑异构酶Ⅳ都是细菌生长所必需的酶，其中任何一种酶受到抑制都将使细胞生长受抑制，最终导致细胞死亡。喹诺酮类药物抗 G^- 菌的主要机制是通过抑制 DNA 螺旋酶发挥抗菌作用，抗 G^+ 菌的主要机制是通过抑制拓扑异构酶Ⅳ发挥抗菌作用。此外，喹诺酮类药物的抗菌作用可能还存在其他机制，如诱导菌体 DNA 错误复制，诱导细菌产生肽聚糖水解酶或自溶酶等。

2. 答：(1) 广谱杀菌：对 G^+ 需氧菌、G^- 杆菌包括铜绿假单孢菌在内、金黄色葡萄球菌、产酶金黄色葡萄球菌有良好的抗菌作用，某些品种对结核杆菌、支原体、衣原体及厌氧菌也有作用。

(2) 药动学：多数品种吸收迅速而完全，体内分布广，组织体液浓度高，少数产品在肝代谢和经粪便排泄，大部分经肾排泄。可螯合铁、镁、锌等二价和三价阳离子，避免与含有这些离子的食物和药物同服。

(3) 细菌对本类药与其他抗菌药物间无交叉耐药性。

(4) 临床应用广泛：适用于敏感菌所致的呼吸道、尿路、骨、关节、皮肤软组织等感染，前列腺炎、淋病及 G^- 杆菌所致各种感染。

(5) 不良反应：少，轻微，常见胃肠道反应、皮疹、瘙痒等。可能引起软骨组织损害，故不宜用于孕妇、乳妇和未成年人。

3. 答：磺胺类药的基本化学结构是对氨基苯磺酰胺，此结构与对氨基苯甲酸(PABA)相似，而后者是细菌合成二氢叶酸的重要底物，故磺胺类药能与对氨苯甲酸竞争细菌二氢叶酸合成酶，阻碍二氢叶酸合成，继而使核蛋白合成受阻，从而抑制细菌的生长和繁殖。

4. 答：TMP 的主要机制是抑制二氢叶酸还原酶，阻断叶酸合成，从而影响细菌的生长繁殖，而磺胺类

药能与对氨苯甲酸竞争细菌二氢叶酸合成酶，阻碍二氢叶酸合成，故两者合用，分别阻断叶酸代谢的不同环节，呈双重阻断作用。作用增强数倍至数十倍，且降低抗药性并减少用药剂量。SMZ 与 TMP 两药动学特点相似，便于保持血浓高峰一致，发挥协同抗菌作用。故常两者合用。

5. 答：(1) 肾脏损害。防治：①大量饮水，必要时同服 $NaHCO_3$；②采取联合用药，避免长期用药，定期查尿常规；③老年、肾功能不全、少尿、休克病人慎用。

(2) 过敏反应。防治：轻者停药或用抗组胺药，重者宜用糖皮质激素。

(3) 造血系统反应。防治：G-6-PD 缺乏者、孕妇新生儿、早产儿不宜用，用药过程应定期检查血象。

(4) 恶心、呕吐、眩晕、头痛等。防治：驾驶员、高空作用及精细工种操作者慎用。

（韦锦斌）

第三十八章　β-内酰胺类抗生素

◇◇◇◇◇◇ 学 习 要 点 ◇◇◇◇◇◇

β-内酰胺类抗生素系指化学结构中含有 β-内酰胺环的一大类抗生素，主要包括青霉素类与头孢菌素类及非典型 β-内酰胺类，其抗菌机制均为抑制细菌细胞壁的生物合成，属于繁殖期杀菌剂，临床具有抗菌活性强、毒性低、应用广泛等特点。

一、作用机制与耐药机制

（一）作用机制

(1) 与细菌细胞膜上的青霉素结合蛋白（PBP）结合，抑制转肽酶活性，阻碍细菌细胞壁合成，使菌体失去屏障裂解。

(2) 触发细菌的自溶酶活性。

（二）耐药机制

(1) 产生β-内酰胺酶，水解抗生素。

(2) 阻止药物进入细胞（β-内酰胺酶与耐酶抗生素结合—牵引机制）。

(3) 改变 PBPs 结构，致使药物与靶点的亲和力减弱。

(4) 细胞膜通透性改变，降低菌体内药物浓度。

(5) 药物主动外排加强。

(6) 细胞缺少自溶酶，菌体自溶减少。

二、青 霉 素

（一）青霉素

1. 抗菌特点及抗菌谱　为繁殖期杀菌剂，杀菌力强，毒性小；不耐酸、不耐酶，口服易被胃酸破坏，注射给药；过敏发生率高，对革兰阳性菌、革兰阴性球菌、螺旋体等有效，为窄谱抗生素，对病毒无效，抗菌谱窄。

2. 临床应用　敏感菌感染的首选药，包括溶血性链球菌感染，草绿色链球菌感染，肺炎球菌感染，革兰阳性菌感染（白喉、破伤风、炭疽、气性坏疽、鼠咬热螺旋体病、放线菌病），流行性脑脊髓膜炎。

3. 不良反应 过敏反应(麻疹、药热等常见,严重可致过敏性休克),赫氏反应(治疗梅毒或钩端螺旋体病时出现全身不适,寒战,发热,咽痛,心跳加快甚至危及生命),肌注局部刺激。

(1) 过敏防治措施 ①用药前详细询问过敏史。②皮试(初次使用、停药三天以上者及中途更换批号)。③备好抢救药品。④避免饥饿时注射。

(2) 抢救措施 ①首选:皮下或肌内注射盐酸肾上腺素。②必要时:给予糖皮质激素、H_1-受体阻断剂等,以增强疗效,防止复发。③其他:补充血容量、升压、给氧、使用呼吸机等。

(二) 半合成青霉素

1. 耐酸青霉素类 包括青霉素V和非奈西林。特点:耐酸可以口服,不耐酶,抗菌谱与青霉素相同,抗菌活性较青霉素弱,不宜用于严重感染。

2. 耐酶青霉素类 常用的有苯唑西林、氯唑西林、双氯西林与氟氯西林。特点:耐酸可以口服,耐酶,主要用于耐青霉素的金葡球菌感染以及需长期用药的慢性感染。

3. 广谱青霉素类 包括氨苄西林、阿莫西林及匹氨西林。特点:耐酸可口服,不耐酶而对耐药金葡菌及铜绿假单孢菌无效,对G^+和G^-细菌均有杀菌作用。用途:氨苄西林主要用于伤寒、副伤寒、尿路和呼吸道感染。阿莫西林慢性支气管炎的疗效优于氨苄西林。

4. 抗铜绿假单孢菌广谱青霉素类 包括羧苄西林、磺苄西林、哌拉西林等。特点:不耐酸不能口服,不耐酶,广谱且对铜绿假单孢菌作用较强。用途:主要用于治疗铜绿假单孢菌、大肠杆菌及其他肠杆菌科细菌所致的感染。

5. 作用于革兰阴性菌的青霉素类 包括美西林和替莫西林。特点:对G^-菌产生的β-内酰胺酶稳定,但对G^+菌的作用甚微,因此主要用于革兰阴性菌感染的治疗。

三、头孢菌素类

1. 抗菌特点 抗菌力强,抗菌谱广,过敏反应少,与青霉素仅有部分交叉过敏,对β-内酰胺酶一定的稳定性;可口服,肌注或静脉给药,吸收分布较好,易透过胎盘屏障,在滑膜液及心包液中均能达到有效浓度。

2. 各代头孢菌素的特点比较

分类	对G^+	对G^-	耐酶	肾毒性
一代	++++	+	+	+++
二代	+++	+++	++	++
三代	++	+++++	+++	+
四代	++++	++++	++++	−

(1) 第一代 主要用于耐药金黄色葡萄球菌感染,口服主要用于轻中度感染及尿路感

染，头孢噻吩，头孢唑林，头孢羟氨苄，头孢拉定等。

（2）第二代　对革兰阴性杆菌作用较第一代强，对厌氧菌有一定作用。对肾脏的毒性低于第一代，头孢呋辛，头孢丙烯，头孢克洛等。

（3）第三代　对革兰阳性菌的抗菌活性不及第一、二代，对革兰阴性菌作用强，对铜绿假单孢菌有效，主要用于重症革兰阴性菌感染，头孢噻肟，头孢克肟，头孢曲松，头孢他啶。

（4）第四代　对革兰阳性菌和革兰阴性菌均有强效，对β-内酰胺酶高度稳定，对耐第三代头孢菌素的革兰阴性杆菌仍有效。无肾毒性，主要用于第三代头孢菌素耐药菌感染，头孢吡肟，头孢克定等。

3. 不良反应

（1）过敏反应　较少，与部分青霉素类抗生素有交叉过敏现象。

（2）肾毒性　第一代大剂量可出现肾小管坏死。第二代头孢菌素肾毒性低于第一代。

（3）二重感染　肝胆排泄的药物如头孢哌酮可导致腹泻甚至二重感染。

（4）出血　第二代的头孢孟多和第三代的头孢哌酮可引起低凝血酶原症或血小板减少。

四、非典型β-内酰胺类抗生素

（一）单环β-内酰胺类抗生素

氨曲南　具有耐酶、对青霉素无交叉过敏。它常作为氨基糖苷类替代品，与氨基糖苷类合用加强对铜绿假单孢菌和肠杆菌属的作用。

（二）β-内酰胺酶抑制剂

克拉维酸　不可逆的竞争型抑制剂。抗菌谱广、毒性低，但抗菌活性低，常与多种β-内酰胺类抗生素合用以增强抗菌作用，主要用于产β-内酰胺酶金葡菌、表皮葡萄球菌及肠球菌所致的感染。

（三）甲砜素类

亚胺培南　对大多数G^+和G^-需氧和厌氧菌等均有效，对酶稳定。对青霉素和头孢菌素类间一般无交叉耐药性，可作为后两者替代品。

（四）氧头孢烯类

拉氧头孢　抗菌谱广，对G^+、G^-菌及厌氧菌，尤其是脆弱拟杆菌的作用强，对多种β-内酰胺酶稳定，半衰期长而有效血药浓度维持较久。

复习地图

- β-内酰胺类抗生素
  - 作用机制与耐药机制
    - 与青霉素结合蛋白(PBPs)结合，抑制细菌细胞壁合成
    - 触发细菌的自溶酶活性
    - 1.产生β-内酰胺酶，水解抗生素
      2.阻止药物进入细胞
      3.改变PBPs结构，致使药物与靶点的亲和力减弱
      4.细胞膜通透性改变，降低菌体药物浓度
      5.药物主动外排加强
      6.细胞缺少自溶酶，菌体自溶减少
  - 青霉素
    - 抗菌谱：一杆二球三螺旋
    - 临床应用：溶血性链球菌感染，草绿色链球菌感染，肺炎球菌感染，革兰氏阳性菌感染，流行性脑脊髓膜炎
    - 不良反应：过敏反应，赫氏反应，局部刺激
    - 过敏防治：①询过敏史；②皮试；③备好抢救；④避免饥饿注射
  - 头孢菌素类
    - 第一代：主要用于革兰氏阳性菌、头孢噻吩，头孢唑林
    - 第二代：抗菌谱较广，肾脏的毒性低，头孢呋辛，头孢丙烯
    - 第三代：主要用于重症革兰氏阴性菌感染，无肾毒性，头孢噻肟，头孢克肟
    - 第四代：对革兰阳性菌和革兰阴性菌均有强效，对β-内酰胺酶高度稳定。无肾毒性，头孢吡肟，头孢克定等
  - 非典型β-内酰胺类抗生素
    - 单环β-内酰胺类抗生素：氨曲南
    - β-内酰胺酶抑制剂：克拉维酸
    - 硫霉素类：亚胺培南
    - 氧头孢烯类：拉氧头孢

精选习题

一、选择题

A 型题

1. 对青霉素最易产生耐药的细菌是(　　)

A. 金黄色葡萄球菌　　B. 肺炎球菌　　C. 脑膜炎球菌

D. 溶血性链球菌　　E. 铜绿假单孢菌

2. 青霉素类共同的特点有(　　)

A. 主要用于革兰阳性细菌感染　　B. 耐酸口服有效　　C. 耐β-内酰胺酶

D. 相互有交叉过敏反应　　E. 广谱抗菌

3. 对阿莫西林描述错误的是( )
A. 抗菌谱、抗菌活性与氨苄西林相似
B. 对肺炎双球菌、变形杆菌的杀菌作用较氨苄西林弱
C. 胃肠道吸收良好
D. 用于慢性支气管炎的治疗
E. 羟氨苄西林

4. 青霉素在体内的主要消除方式是( )
A. 肝脏代谢 B. 胆汁排泄 C. 被血浆酶破坏
D. 肾小球滤过 E. 肾小管分泌

5. 治疗梅毒、钩端螺旋体病的首选药物是( )
A. 红霉素 B. 四环素 C. 氯霉素
D. 青霉素 E. 诺氟沙星

6. 治疗破伤风、白喉应采用( )
A. 氨苄西林+抗毒素 B. 青霉素+磺胺嘧啶 C. 青霉素+抗毒素
D. 青霉素+类毒素 E. 氨苄西林+甲氧苄啶

7. 对肾脏毒性最小的头孢菌素是( )
A. 头孢唑啉 B. 头孢噻吩 C. 头孢孟多
D. 头孢氨苄 E. 头孢拉定

8. 青霉素治疗下列疾病时可引起赫氏反应的是( )
A. 大叶性肺炎 B. 回归热 C. 梅毒或钩端螺旋体病
D. 破伤风 E. 草绿色链球菌的心内膜炎

9. β-内酰胺类抗生素的作用靶位是( )
A. 细菌核蛋白体 30S 亚基 B. 细菌核蛋白体 50S 亚基 C. 细菌胞浆膜上特殊蛋白 PBPs
D. 二氢叶酸合成酶 E. DNA 螺旋酶

10. 关于第三代头孢菌素的特点叙述错误的是( )
A. 体内分布较广,一般从肾脏排泄 B. 对各种 β-内酰胺酶高度稳定
C. 对 G^- 菌作用不如第一、二代 D. 对铜绿假单孢菌作用很强
E. 基本无肾毒性

11. 有关头孢菌素的各项叙述,错误的是( )
A. 第一代头孢对 G^+ 菌作用较二、三代强 B. 第三代头孢对各种 β-内酰胺酶均稳定
C. 口服一代头孢可用于尿路感染 D. 第三代头孢抗铜绿假单孢菌作用很强
E. 第二、三代头孢没有肾毒性

12. 青霉素 G 最常见的不良反应是( )
A. 二重感染 B. 过敏反应 C. 胃肠道反应
D. 肝、肾损害 E. 耳毒性

13. 细菌对青霉素产生耐药性的主要机制是( )
A. 细菌产生了水解酶 B. 细菌细胞膜对药物通透性改变
C. 细菌产生了大量 PABA(对氨苯甲酸) D. 细菌产生了钝化酶
E. 细菌的代谢途径改变

14. 目前常用头孢菌素中抗铜绿假单孢菌作用最强的是( )
A. 头孢呋辛 B. 头孢噻吩 C. 头孢氨苄
D. 头孢曲松 E. 头孢他啶

15. 克拉维酸与阿莫西林配伍应用主要是因为前者可（　　）
A. 抑制β-内酰胺酶　B. 延缓阿莫西林经肾小球的分泌
C. 提高阿莫西林的生物利用度　D. 减少阿莫西林的不良反应
E. 扩大阿莫西林的抗菌谱

16. 对耐药金黄色葡萄球菌有效的青霉素类药物是（　　）
A. 氨苄西林　B. 阿莫西林　C. 羧苄西林
D. 苯唑西林　E. 哌拉西林

17. 头孢菌素类的抗菌作用部位是（　　）
A. 二氢叶酸合成酶　B. 移位酶　C. 核蛋白体50S亚基
D. 二氢叶酸还原酶　E. 细胞壁

18. 流行性脑脊髓膜炎应选用（　　）
A. 甲氧苄啶　B. 链霉素　C. 青霉素
D. 复方新诺明　E. 多黏菌素

19. 抗铜绿假单孢菌感染的广谱青霉素类药物是（　　）
A. 头孢氨苄　B. 青霉素G　C. 氨苄西林
D. 羧苄西林　E. 双氯西林

20. 抢救青霉素过敏性休克的首选药物（　　）
A. 去甲肾上腺素　B. 肾上腺素　C. 多巴胺
D. 肾上腺皮质激素　E. 抗组胺药

21. 青霉素的抗菌作用机制是（　　）
A. 与细菌胞浆膜结合，破坏胞浆膜结构　B. 破坏细胞壁使水分内渗
C. 抑制DNA多聚酶，影响DNA的合成　D. 与转肽酶结合，阻止细胞壁粘肽合成
E. 抑制菌体蛋白的合成

22. 关于青霉素结合蛋白(PBPs)下列描述错误的是（　　）
A. 某些细菌胞浆膜具有PBPs
B. 当PBPs谱型发生改变，则对β-内酰胺类抗生素产生抗药性
C. 当诱导产生新的PBPs时，则β-内酰胺类抗生素抗菌作用增强
D. β-内酰胺类抗生素与PBPs结合导致细菌变形死亡
E. PBPs有多种类型

23. 青霉素钠特点叙述中错误的是（　　）
A. 血浆半衰期为30分钟左右　B. 与丙磺舒合用能提高其血药浓度，延长维持时间
C. 主要以原形经肾排泄　D. 口服吸收少而不规则
E. 主要分布于细胞内液

24. 对青霉素有耐药性的细菌可能产生（　　）
A. β-内酰胺酶　B. 乙酰化酶　C. 磷酸化酶
D. 细胞壁合成酶　E. 钝化酶

25. 下列对氨苄西林的叙述中，错误的是（　　）
A. 舒巴坦可加强其活性　B. 可引起斑丘疹
C. 对单核细胞增多性李斯特菌感染可选用　D. 可杀灭大多数甲氧西林耐药菌株
E. 使用后可发生假膜性肠炎

26. 氨苄西林抗菌谱的特点是（　　）
A. 对革兰阳性球菌和螺旋体有抗菌作用

B. 广谱、特别对革兰阴性杆菌有效
C. 特别对铜绿假单孢菌有效
D. 抗菌作用强，对耐药金黄色葡萄球菌有效
E. 对病毒有效

27. 临床治疗钩端螺旋体病首选（ ）
A. 红霉素　B. 氯霉素　C. 四环素
D. 青霉素　E. 链霉素

28. 有关β-内胺酶抑制剂的描述，不正确的是（ ）
A. 克拉维酸、舒巴坦、三唑巴坦均为β-内酰胺酶抑制剂
B. 克拉维酸是广谱β-内酰胺酶抑制剂，对青霉素酶、头孢菌素酶均有抑制作用
C. 克拉维酸具有一定的杀菌能力，因此与其他β-内酰胺类药物联合应用可增加作用
D. 主要与青霉素类、头孢菌素制成复方制剂，如氨苄西林-舒巴坦、头孢哌酮-舒巴坦钠
E. 抑制β-内酰胺酶的机制为与内酰胺酶形成分解较慢的复合物

29. 男性，25岁，大面积烧伤后铜绿假单孢菌感染，同时伴肾功能严重损害，应选用的药物是（ ）
A. 庆大霉素　B. 头孢他啶　C. 氯霉素
D. 氨苄西林　E. 林可霉素

30. 影响细菌细胞壁合成的抗生素是（ ）
A. 头孢菌素类　B. 氨基糖苷类　C. 四环素
D. 大环内酯类　E. 克林霉素

31. 有关第四代头孢菌素，描述不正确的是（ ）
A. 对革兰阴性杆菌、革兰阳性杆菌和部分厌氧菌的抗菌作用较第三代更强
B. 抗菌谱较第三代更宽
C. 对多种青霉素结合蛋白有高度亲和力
D. 极低的β-内酰胺酶亲和性和诱导性
E. 极强的β-内酰胺酶的诱导性

32. 有免疫调节作用的头孢菌素类药物是（ ）
A. 头孢地嗪　B. 头孢匹罗　C. 头孢曲松
D. 头孢米诺　E. 头孢他啶

33. 有关亚胺培南描述不正确的是（ ）
A. 碳青霉烯类　B. 临床所用者为亚胺培南的单一组分
C. 抗菌谱很广、抗菌作用很强　D. 只用于重度感染
E. 不宜口服

34. 有关氨曲南描述不正确的是（ ）
A. 单环类　B. 对革兰阴性杆菌、革兰阳性杆菌和厌氧菌抗菌作用强
C. 使用抗凝血药者慎用　D. 用于中度感染
E. 与庆大霉素使用具有协同作用

B型题

A. 氯唑西林　B. 甲氧苄啶　C. 青霉素G
D. 氨苄西林　E. 头孢噻肟

35. 可作为多种抗菌药增效剂的是（ ）
36. 通过抑制细菌二氢叶酸还原酶发挥作用的是（ ）
37. 对厌氧菌和铜绿假单孢菌有抗菌作用的是（ ）

A. 青霉素　　B. 苯唑西林　　C. 克拉维酸
D. 氨苄西林　　E. 美洛西林

38. 与多种 β-内酰胺类抗生素合用以增强抗菌作用的是（　）
39. 可用于钩端螺旋体病的是（　）
40. 对铜绿假单孢菌及革兰阳性、阴性菌均有抗菌作用的是（　）
41. 可用于伤寒、副伤寒的是（　）
42. 可用于耐药金葡菌感染的是（　）

A. 青霉素 G　　B. 苯唑西林　　C. 美西林
D. 哌拉西林　　E. 阿莫西林

43. 能耐青霉素酶的是（　）
44. 只对革兰阴性杆菌有杀菌作用的是（　）
45. 抗铜绿假单孢菌作用较强的是（　）
46. 作为溶血性链球菌感染的首选药的是（　）
47. 常与克拉维酸组成复方制剂的是（　）

X 型题

48. 预防青霉素过敏性休克的方法是（　）
A. 掌握适应证　　B. 询问过敏史
C. 做皮肤过敏试验　　D. 准备好肾上腺素等抢救药品及器材
E. 注射后观察 30 分钟

49. 下述关于青霉素抗菌谱的叙述，错误的是（　）
A. 对 G^+ 球菌有效　　B. 对 G^- 球菌有效　　C. 对 G^+ 杆菌有效
D. 对螺旋体无效　　E. 对放线菌无效

50. 青霉素的抗菌谱是（　）
A. 铜绿假单孢菌　　B. 草绿色链球菌　　C. 肺炎球菌
D. 破伤风杆菌　　E. 溶血性链球菌

51. 对阿莫西林叙述正确的是（　）
A. 抗菌谱广，抗菌活性强　　B. 胃肠道吸收较好，可以口服
C. 可用于下呼吸道感染　　D. 对铜绿假单孢菌有强大的杀灭作用
E. 对肺炎球菌和变形杆菌均有杀灭作用

52. β-内酰胺类抗生素的抗菌作用机制是（　）
A. 抑制二氢叶酸合成酶　　B. 抑制胞壁粘肽合成酶　　C. 触发细菌自溶酶活性
D. 抑制细菌核酸代谢　　E. 抑制细菌蛋白质合成

53. 青霉素 G 的药动学特征包括（　）
A. 不耐酸、口服吸收差　　B. 主要分布于细胞外液　　C. 不易通过血脑屏障
D. 90%经肾小管分泌排出，与丙磺舒合用可减慢排出　　E. 肌注吸收缓慢

54. 青霉素的特点是（　）
A. 高效、低毒　　B. 对螺旋体感染也有效　　C. 不耐酸，不能口服
D. 不耐酸，不耐酶　　E. 耐酸，不易水解

55. 青霉素可用于（　）
A. 治疗草绿色球菌、肠球菌所致的心内膜炎　　B. 治疗钩端螺旋体病
C. 治疗真菌感染　　D. 治疗 G^- 杆菌感染
E. 治疗溶血性链球菌、肺炎链球菌所致扁桃体炎、大叶性肺炎

56. 青霉素 G 的主要缺点是（　　）

A. 抗菌谱广　B. 抗菌谱窄　C. 不能口服

D. 易产生耐药性　E. 对肾脏毒性大

57. 青霉素过敏性休克抢救应立即注射（　　）

A. 肾上腺素　B. 去甲肾上腺素　C. 抗组胺药

D. 多巴胺　E. 肾上腺皮质激素

58. 与氨苄西林比较，阿莫西林的特点是（　　）

A. 抗菌活性与氨苄西林相似

B. 对肺炎双球菌、变形杆菌杀菌作用较氨苄西林弱

C. 用于治疗下呼吸道感染疗效优于氨苄西林

D. 血药浓度较高

E. 胃肠道吸收一般

59. 下列关于氨苄西林的叙述，错误的是（　　）

A. 对革兰阳性菌作用优于青霉素　B. 对革兰阴性菌作用较强

C. 对铜绿假单孢菌有效　D. 用于伤寒、副伤寒感染

E. 用于尿路、呼吸道感染

60. 下列与青霉素的抗菌作用强弱有关的是（　　）

A. 对 β-内酰胺酶的稳定性

B. 药物透过革兰阳性菌细胞壁的难易

C. 药物透过革兰阴性菌脂蛋白外膜的难易

D. 细胞内钾离子、腺嘌呤核苷酸等物质外漏

E. 对抗菌作用靶位 PBPs（青霉素结合蛋白）的亲和性

61. 对头孢菌素的错误描述为（　　）

A. 与青霉素仅有部分交叉过敏现象

B. 抗菌作用机制与青霉素类相似

C. 与青霉素类有协同抗菌作用

D. 第三代药物对革兰阳性菌和革兰阴性菌的作用均比第一、第二代强

E. 第一、第二代药物对肾均一定有毒性

62. 对第二代头孢菌素的错误描述是（　　）

A. 对革兰阴性菌作用较第一代强

B. 对厌氧菌有高效，对铜绿假单孢菌次之

C. 对肾毒性比第一代增加

D. 治疗大肠、变形杆菌等肺炎、胆道感染等

E. 常用药是头孢呋辛、头孢孟多等

63. 对拉氧头孢的正确描述是（　　）

A. 抗菌活性与第三代头孢菌素头孢噻肟相仿

B. 对革兰阳性菌、革兰阴性菌、厌氧菌作用强

C. 对 β-内酰胺酶极不稳定

D. 血药浓度维持时间短

E. 不良反应以皮疹较多

64. 有关克拉维酸，描述正确的是（　　）

A. 本身有抗菌作用，抗菌谱广　B. 本身抗菌活性很低　C. 可与阿莫西林配伍

D. 可与替卡西林配伍　　　　E. 可与β-内酰胺酶牢固结合

65. 对多黏菌素类药物,正确的描述为(　　)

A. 口服不易吸收,需肌内注射　B. 肾功能不全者清除慢　　C. 具有结合内毒素作用

D. 静脉给药可致严重肾毒性　E. 对铜绿假单孢菌作用强

二、填空题

1. β-内酰胺类抗生素包括________和________。

2. 青霉素类的抗菌作用机制为:通过抑制________酶,阻碍了________的合成,达到杀菌作用;通过与细菌胞浆膜上________结合,使细菌变形死亡。

3. 青霉素常见的不良反应有________。

4. 青霉素产生过敏性休克应该选用________药抢救。

5. 与青霉素G比较,氨苄西林的抗菌谱特点________,羧苄西林的抗菌特点是________。

6. 头孢呋辛属于第________代头孢菌素,其体内过程特点是________;头孢哌酮属于第____,其体内过程特点是________。

三、名词解释

1. 天然抗生素　2. 半合成抗生素　3. 赫氏反应

四、中英文药名(术语)对译

1. penicillin-binding protein
2. Jarisch-Herxheimer reaction
3. nephrotoxicity
4. peptidoglycan
5. autolytic enzyme
6. β-lactamase
7. 过敏性休克
8. 交叉过敏
9. 去氢肽酶
10. 广谱抗生素
11. 耐青霉素酶青霉素类

五、问答题

1. 比较第一、二、三、四代头孢菌素的抗菌作用及临床应用特点。
2. β-内酰胺类耐药性产生的机制是什么?
3. 半合成青霉素与天然青霉素相比有何优点?分别举例说明。
4. 青霉素G有哪些主要的优点和缺点?
5. 简述β-内酰胺类抗生素抗菌的作用机制。
6. 简述青霉素的主要不良反应及其防治措施。

参考答案

一、选择题

1. A　2. A　3. B　4. E　5. D　6. C　7. E　8. C　9. C　10. C　11. E　12. B　13. A　14. E　15. A　16. D　17. E　18. C　19. D　20. B　21. D　22. C　23. E　24. A　25. D　26. B　27. D　28. C　29. B　30. A　31. E　32. A　33. B　34. B　35. B　36. B　37. E　38. C　39. A　40. E　41. D　42. B　43. B　44. C　45. D　46. A　47. E　48. ABCDE　49. DE　50. BCDE　51. ABC　52. BC　53. ABCD　54. ABCD　55. ABE　56. BCD　57. ACE　58. ACD　59. AC　60. ABCE　61. CD　62. BC　63. ABE　64. BCDE　65. ABCDE

二、填空题

1. 青霉素类,头孢菌素类

2. 转肽,细胞壁,青霉素结合蛋白

3. 过敏反应,局部刺激,赫氏反应

4. 肾上腺素

5. 广谱,对铜绿假单孢菌有效

6. 第二代,易通过血脑屏障,第三代,分布胆汁浓度高

三、名词解释

1. 天然抗生素:指从某些微生物代谢产物中提取的,具有抑制或杀灭其他微生物作用的化学物质。

2. 半合成抗生素:保留天然抗生素的主要结构,人工改造侧链所得的新产品。

3. 赫氏反应:使用青霉素G治疗螺旋体所引发的感染时,有时会出现病情加重的现象。表现为全身不适、高热、寒战、心跳加快等。

四、中英文药名(术语)对译

1. 青霉素结合蛋白(PBP)
2. 赫氏反应
3. 肾毒性
4. 肽聚糖
5. 自溶酶
6. β-内酰胺酶
7. anaphylactic shock
8. cross-allergic reactions
9. dehydropeptidase
10. broad-spectrum penicillins
11. penicillase-resistant penicillins

五、问答题

1. 答:第一代:抗菌范围与青霉素相似,对革兰阳性菌作用较第二、三代强,对革兰阴性菌作用差。可被细菌产生的β-内酰胺酶破坏。对肾具有一定的毒性。第二代:对革兰阳性菌作用低于第一代,对革兰阴性菌强与第一代,对厌氧菌有一定作用,但对铜绿假单孢菌无效。对多种β-内酰胺酶比较稳定。肾毒性小于第一代。第三代:对革兰阳性菌作用不及第一、二代,对革兰阴性菌较强,对铜绿假单孢菌及厌氧菌有效。对β-内酰胺酶有较高的稳定性。对肾脏基本无毒。

2. 答:①细菌产生β-内酰胺酶,使抗生素水解灭活。②抗生素与大量的β-内酰胺酶结合,阻止药物进入细胞。此种β-内酰胺酶的非水解机制又称为"牵制机制"。③PBPs与抗生素亲和力降低或PBPs结果发生改变。④细菌的细胞壁或外膜的通透性改变,使抗生素不能或很少进入细菌体内。

3. 答:耐酸青霉素:主要代表药物为青霉素V。抗菌谱与青霉素G相同,抗菌活性不及青霉素G,耐酸但不耐酶、口服吸收好。耐酶青霉素:主要代表药物有甲氧西林、苯唑西林等。化学结构特点是酰基侧链有较大的基团,增加了空间位阻从而避免了β-内酰胺环被水解破坏。广谱青霉素:对革兰阳性菌及阴性菌均有杀菌作用,对铜绿假单孢菌的作用强。部分可口服,但不耐酶。主要代表药物有氨苄西林、阿莫西林等。

4. 答:优点:对G^+菌作用强、毒性低、价便宜。缺点:抗菌谱窄、不耐酸、不耐酶、易耐药、发生过敏性休克率较高。

5. 答:①作用于细菌胞浆膜上的青霉素结合蛋白(PBPs),阻碍细胞壁粘肽的合成,导致细胞壁缺损,使菌体膨胀、裂解而死亡②激活细菌的自溶酶活性,促进细菌破裂溶解

6. 答:主要的不良反应有局部刺激、赫氏反应、过敏性休克等。防治措施:用药前要详细的询问病人病史、用药过敏史及家族过敏史;进行皮试,皮试阳性者禁用。皮试阴性者注射后要观察30分钟方可离开;做好急救措施,发生过敏性休克首选肾上腺素急救;避免饥饿时使用;把握适应证,避免滥用。

(周玫瑶 蒋苏贞)

第三十九章　氨基糖苷类与多黏菌素类抗生素

学习要点

一、氨基糖苷类抗生素的共性

1. 体内过程　极性大，口服难吸收，多采用注射给药；主要分布于细胞外液，不能透过血脑屏障，在肾皮质，内耳内、外淋巴液有高浓度蓄积；原型经肾排泄，尿中浓度较高。

2. 抗菌作用特点

(1) 抗菌谱较广，基本相同，对静止期细菌也有杀灭作用。

(2) 其杀菌速率和杀菌持续时间为浓度依赖性。

(3) 有较长时间的抗生素后效应(PAE)，其 PAE 呈浓度依赖性。

(4) 有初次接触效应(FEE)。

(5) 抗菌作用在碱性环境中增强。

(6) 仅对需氧菌有效，对厌氧菌无效。

3. 抗菌作用机制　阻碍细菌蛋白质的合成。

(1) 抑制核蛋白体 70S 亚基始动复合物的形成。

(2) 选择性地与核蛋白体 30S 亚基上的靶蛋白结合，导致异常无功能的蛋白质合成。

(3) 阻止肽链释放因子进入 A 位，使已合成的肽链不能释放，抑制细菌蛋白质合成。

4. 耐药性

(1) 产生钝化酶，使药物结构发生改变而失活。

(2) 细胞膜通透性改变，减少药物进入。

(3) 修饰靶位，降低对药物的亲和力。

5. 临床应用　主要用于敏感需氧革兰阴性杆菌所致的全身感染，如脑膜炎、呼吸道、泌尿道、皮肤软组织、胃肠道、烧创伤及骨关节感染。

6. 不良反应

(1) 前庭功能损害　眩晕、恶心、呕吐、眼球震颤。

(2) 耳蜗神经　听力下降，永久性耳聋。

(3) 肾毒性　肾皮质内浓度与肾毒性成正比。

(4) 神经肌肉阻断　静注过快或与全麻药合用可致肌肉麻痹，可用钙或新斯的明拮抗。

(5) 变态反应　可见皮疹，药热，过敏性休克(次于青霉素)。

二、各种氨基苷类抗生素的药理特点及应用

1. 链霉素　本品对 G^- 和结核杆菌作用强(对厌氧芽孢杆菌、真菌、立克次体、病毒无效)。最严重的不良反应是耳毒性,甚至可致永久性耳聋。其肾毒性较其他氨基苷类抗生素少见且轻。目前仅用于一些不常见感染,如鼠疫与兔热病。

2. 庆大霉素　抗菌范围广,许多 G^+ 菌如金葡菌对它也很敏感,临床用于严重的 G^- 杆菌感染,属首选;与羧苄西林合用治疗铜绿假单孢菌感染;与羧苄西林、头孢菌素联合用于未明原因的 G^- 杆菌混合感染;口服用作肠道术前准备与治疗肠道感染。

3. 卡那霉素　其毒性在本类抗生素中仅次于新霉素且耐药性多见,已不作为细菌感染治疗的首选药,仅可口服作为腹部术前的肠道消毒。

4. 阿米卡星　是氨基苷类抗生素中抗菌谱最广的,由于它对许多细菌产生的钝化酶稳定,故主要用于对其他氨基苷类抗生素耐药菌株所引起的感染。

5. 妥布霉素　抗菌作用与庆大霉素相似,对铜绿假单孢菌的作用较庆大霉素强 2～4 倍,临床主要用于治疗铜绿假单孢菌感染,以及其他严重的 G^- 菌感染。

6. 奈替米星　奈替米星是西索米星的半合成衍生物,具有广谱抗菌作用,其耳、肾毒性是本类抗生素中最低者,临床适用于尿路、肠道、呼吸道、皮肤软组织、骨和关节、腹腔及创口部位的感染。

7. 大观霉素　对淋球菌有高度的抗菌活性,临床唯一的适应证是无并发症的淋病,但限用于对青霉素、四环素等的耐药菌株引起的淋病或对青霉素过敏的淋病患者,不良反应极少。

三、多黏菌类

1. 常用药　多黏菌素 B、多黏菌素 E。

2. 作用机制　与革兰阴性杆菌胞浆膜中的磷脂结合,使得细菌细胞膜的通透性增加,细菌内的蛋白质,氨基酸和核酸等外漏,造成细菌死亡。

3. 抗菌作用　窄谱、慢效杀菌抗生素。高度敏感菌:革兰阴性杆菌(大肠埃希菌,克雷伯菌属,铜绿假单孢菌)。不敏感菌:革兰阳性菌,革兰阴性球菌,变形杆菌、脆弱杆菌及沙雷菌属。

4. 临床应用　由于毒性大,临床少用,仅当其他抗革兰阴性菌药物产生耐药性时选用本类药。

复习地图

- 氨基糖苷类与多黏菌素类抗生素
  - 氨基糖苷类
    - 共性
      - ①主要抗G^-菌,②其杀菌速率和杀菌持续时间为浓度依赖性,③抗菌后效应（PAE）明显,④呈现初次接触效应(FEE),⑤碱性环境中作用增强,⑥仅对需氧菌有效
      - 抗菌靶点：①70S亚基始动复合物,②核蛋白体30S亚基,③肽链释放因子
      - 耐药性：①产生钝化酶,②细胞膜通透性改变,③降低对药物的亲和力
      - 不良反应：①耳毒性,②肾毒性,③神经肌肉阻断作用,④变态反应
    - 常用药物
      - 链霉素：仅用于一些不常见感染，如鼠疫与兔热病
      - 庆大霉素：抗菌范围广，为氨基糖苷类首选药，临床用于：①严重的G^-杆菌感染，属首选；②铜绿假单孢菌感染；③未明原因的G^-杆菌混合感染；④口服作肠道术前准备与治疗肠道感染
      - 卡那霉素：其毒性大且耐药性多见，仅可口服作腹部术前的肠道消毒
      - 阿米卡星：抗菌谱最广，对钝化酶稳定，故主要用于耐药菌株所引起的感染
      - 妥布霉素：抗菌作用与庆大霉素相似，对铜绿假单孢菌的作用较庆大霉素强，临床主要用于治疗铜绿假单孢菌感染，及其他严重的G^-菌感染
      - 奈替米星：广谱，其耳、肾毒性最低，临床用于尿路、肠道、呼吸道、皮肤软组织、骨和关节、腹腔及创口部位的感染
  - 多黏菌素类
    - 常用药：多黏菌素B、多黏菌素E
    - 不良反应：①肾脏毒性;②神经系统毒性
    - 临床应用：由于毒性大，临床少用，仅当其他抗革兰阴性菌药物产生耐药性时选用本类药

精选习题

一、选择题

A型题

1. 氨基糖苷类抗生素的不良反应不包括（　　）

   A. 过敏反应　　B. 神经肌肉阻滞　　C. 耳毒性

   D. 骨髓抑制　　E. 肾毒性

2. 对耳、肾均有明显毒性的抗生素是（　　）

   A. 红霉素　　B. 氯霉素　　C. 四环素

D. 链霉素　　E. 青霉素

3. 氨基糖苷类的共同特点不包括（　　）

A. 对革兰阴性菌作用强　　B. 对淋球菌作用差　　C. 对耐青霉素金黄色葡萄球菌敏感

D. 对静止期细菌敏感　　E. 对厌氧菌敏感

4. 氨基糖苷类抗生素消除的主要途径是（　　）

A. 以原型经肾小球滤过排出　　B. 以原型经肾小管分泌排出　　C. 经肝药酶氧化

D. 与葡萄糖醛酸结合后排出　　E. 被单胺氧化酶代谢

5. 氨基糖苷类抗生素主要分布于（　　）

A. 血浆　　B. 浆膜腔　　C. 脑脊液

D. 细胞内液　　E. 细胞外液

6. 治疗鼠疫和兔热病的首选药是(　　)

A. 链霉素　　B. 庆大霉素　　C. 卡那霉素

D. 新霉素　　E. 妥布霉素

7. 用于结核病治疗的氨基糖苷类抗生素是（　　）

A. 庆大霉素　　B. 阿米卡星　　C. 链霉素

D. 妥布霉素　　E. 奈替米星

8. 对前庭功能损害作用发生率最低的氨基糖苷类药物是（　　）

A. 奈替米星　　B. 新霉素　　C. 庆大霉素

D. 卡那霉素　　E. 链霉素

9. 肾脏毒性最低的氨基糖苷类药物是（　　）

A. 庆大霉素　　B. 奈替米星　　C. 链霉素

D. 卡那霉素　　E. 新霉素

10. 耳、肾毒性最大的氨基糖苷类抗生素是（　　）

A. 卡那霉素　　B. 庆大霉素　　C. 西索米星

D. 奈替米星　　E. 新霉素

11. 呋塞米可增加下列药物耳毒性的是（　　）

A. 四环素　　B. 青霉素　　C. 磺胺嘧啶

D. 链霉素　　E. 红霉素

12. 多黏菌素的适应证是（　　）

A. G^+ 菌感染　　B. G^- 菌感染　　C. 铜绿假单孢菌感染

D. 混合感染　　E. 耐药金葡萄球菌感染

13. 下列不属于氨基糖苷类药物的不良反应的是（　　）

A. 变态反应　　B. 神经肌肉阻断作用　　C. 骨髓抑制

D. 肾毒性　　E. 耳毒性

14. 不适当的联合用药是（　　）

A. 链霉素＋异烟肼治疗肺结核

B. 庆大霉素＋羧苄西林治疗铜绿假单孢菌感染

C. 庆大霉素＋链霉素治疗 G^- 菌感染

D. SMZ＋TMP 治疗呼吸道感染

E. 青霉素＋白喉抗毒素治疗白喉

15. 氨基糖苷类药物的抗菌作用机制是（　　）

A. 抑制细菌蛋白质合成　　B. 增加胞浆膜通透性　　C. 抑制胞壁黏肽合成酶

D. 抑制二氢叶酸合成酶　　E. 抑制 DNA 螺旋酶

16. 肾功能不良的病人铜绿假单孢菌感染时可选用（　）

A. 多黏菌素 E　　B. 头孢哌酮　　C. 氨苄西林

D. 庆大霉素　　E. 克林霉素

17. 下列不是氨基糖苷类共同的特点的是（　）

A. 由氨基糖分子和非糖部分的苷元结合而成

B. 水溶性好、性质稳定

C. 对 G^+ 菌具有高度抗菌活性

D. 对 G^- 需氧杆菌具有高度抗菌活性

E. 与核蛋白体 30S 亚基结合，抑制蛋白质合成的杀菌剂

18. 与琥珀胆碱合用易致呼吸麻痹的药物是（　）

A. 氨苄西林　　B. 米诺环素　　C. 链霉素

D. 四环素　　E. 依诺沙星

19. 多黏菌素不良反应多见于（　）

A. 肾损害　　B. 神经系统毒性　　C. 静滴过快致呼吸抑制

D. A+B　　E. A+B+C

20. 易引起过敏性休克的药物是（　）

A. 头孢他啶　　B. 卡那霉素　　C. 红霉素

D. 链霉素　　E. 庆大霉素

21. 对结核菌有治疗作用的氨基糖苷类药物是（　）

A. 庆大霉素　　B. 妥布霉素　　C. 多黏菌素

D. 卡那霉素　　E. 阿米卡星

22. 氨基糖苷类抗生素治疗无效的细菌感染是（　）

A. 铜绿假单孢菌感染　　B. 肠球菌感染　　C. 厌氧菌感染

D. 变形杆菌感染　　E. 结核杆菌感染

23. 氨基糖苷类抗生素的体内过程，下述错误的是（　）

A. 口服难吸收　　B. 主要从肾脏排出　　C. 主要分布于细胞外液

D. 易通过血脑屏障　　E. 在碱性环境中作用增强

24. 抗菌谱最广的氨基糖苷类抗生素是（　）

A. 庆大霉素　　B. 卡那霉素　　C. 阿米卡星

D. 链霉素　　E. 新霉素

25. 关于庆大霉素毒性的叙述中正确的是（　）

A. 如果用髓袢利尿药会有利庆大霉素排泄，耳毒性可减少

B. 新霉素全身性应用通常比庆大霉素安全

C. 庆大霉素更可能引起耳毒性，其次才是肾毒性

D. 按传统用药剂量，肾毒性早期征象是肾清除率减少

E. 庆大霉素的耳毒性通常是不可逆的，同时出现前庭损害

26. 适用于铜绿假单孢菌感染的药物是（　）

A. 红霉素　　B. 庆大霉素　　C. 氯霉素

D. 林可霉素　　E. 链霉素

27. 下列药物与呋塞米合用可使毒性增强的是（　）

A. 头孢菌素类　　B. 大环内酯类　　C. 羧苄西林

D. 氨基苷类　　E. 磺胺类

28. 首选与青霉素合用治疗草绿色链球菌引起的心内膜炎的氨基糖苷类抗生素是（　）

A. 链霉素　B. 红霉素　C. 四环素
D. 庆大霉素　E. 卡那霉素

29. 大观霉素在临床上主要用于（　）
A. 感染性心内膜炎　B. 结核病　C. 布氏杆菌病
D. 淋病　E. 局部应用

30. 关于阿米卡星的作用特点叙述正确的是（　）
A. 是氨基糖苷类抗菌谱最广的　B. 易产生耐药性　C. 毒性大
D. 对铜绿假单孢菌无效　E. 可用于治疗结核病

31. 氨基糖苷类抗生素不包括（　）
A. 螺旋霉素　B. 庆大霉素　C. 大观霉素
D. 新霉素　E. 妥布霉素

32. 关于多黏菌素的抗菌机制叙述正确的是（　）
A. 干扰叶酸代谢　B. 影响细菌核酸代谢　C. 影响细菌细胞质膜的通透性
D. 抑制细菌细胞壁合成　E. 抑制细菌蛋白质合成

B 型题

A. 新霉素　B. 卡那霉素　C. 妥布霉素
D. 庆大霉素　E. 阿米卡星

33. 肾毒性最小的是（　）
34. 静注易致永久性耳聋的是（　）
35. 可作为治疗革兰阴性菌感染首选药的是（　）
36. 对铜绿假单孢菌作用最强的是（　）

37. 对结核杆菌有效的是（　）
A. 庆大霉素　B. 青霉素　C. 磺胺甲恶唑
D. 林可霉素　E. 氧氟沙星

38. 与核蛋白体 50S 亚基结合、抑制转肽作用的是（　）
39. 抑制 DNA 螺旋酶的是（　）
40. 抑制菌体蛋白合成的多环节的是（　）
41. 抑制二氢叶酸合成酶的是（　）
42. 抑制细胞壁黏肽合成酶的是（　）

X 型题

43. 阻止细菌蛋白质合成的抗生素是（　）
A. 链霉素　B. 头孢菌素　C. 磺胺嘧啶
D. 多黏菌素　E. 红霉素

44. 氨基糖苷类抗生素的抗菌谱包括（　）
A. 立克次体　B. 结核杆菌　C. 溶血性链球菌
D. 大肠杆菌　E. 变形杆菌

45. 对氨基糖苷类抗生素引起的神经肌肉阻断作用，治疗使用的药物包括（　）
A. 钙剂　B. 肾上腺素　C. 新斯的明
D. 毛花苷 C　E. 呼吸兴奋剂

46. 氨基糖苷类药物的抗菌作用机制是（　）
A. 与核蛋白体 50S 亚基结合，抑制转肽作用
B. 抑制 70S 始动复合物的形成
C. 与 30S 亚基靶蛋白结合，使 mRNA 的密码错译

D. 阻碍终止因子与核蛋白体 A 位结合，抑制肽链释放

E. 增加胞浆膜通透性

47. 氨基糖苷类抗生素的共同药动学特点是（　　）

A. 口服难吸收　B. 主要分布于细胞外液　C. 内耳外淋巴液浓度与用药量成正比

D. 肾脏皮质浓度高　E. 90%以原形由肾小球过滤排出

48. 对铜绿假单孢菌敏感的氨基苷类药物是（　　）

A. 卡那霉素　B. 链霉素　C. 庆大霉素

D. 阿米卡星　E. 妥布霉素

49. 氨基糖苷类抗生素主要的不良反应有（　　）

A. 耳毒性　B. 肾毒性　C. 肝毒性

D. 过敏反应　E. 神经肌肉接头的阻滞

50. 下列叙述是氨基糖苷类抗生素共同特点的是（　　）

A. 由氨基糖分子和非糖部分的苷元结合而成

B. 水溶性好、性质稳定

C. 对革兰阳性菌具有高度抗菌活性

D. 对革兰阴性需氧杆菌具有高度抗菌活性

E. 与细菌核蛋白体 30S 亚基结合，抑制蛋白质合成的杀菌剂

51. 氨基糖苷类抗生素引起神经肌肉麻痹的因素是（　　）

A. 用量过大，静滴速度过快　B. 同时应用肌松药

C. 病人伴有重症肌无力　D. 遗传性血浆胆碱酯酶活性降低

E. 同时应用全身麻醉药

52. 关于氨基苷类抗生素耳毒性的叙述正确的是（　　）

A. 包括前庭神经和耳蜗听神经损伤　B. 庆大霉素的发生率最高

C. 与万古霉素、多黏菌素合用可加重其耳毒性　D. 产生原因是内耳外淋巴液中药物蓄积

E. 该毒性不影响子宫内胎儿

53. 易引起过敏性休克的抗生素是（　　）

A. 庆大霉素　B. 链霉素　C. 多黏菌素

D. 青霉素　E. 妥布霉素

54. 不宜与链霉素合用的药是（　　）

A. 依他尼酸　B. 异烟肼　C. 筒箭毒碱

D. 青霉素　E. 多黏菌素

55. 为了避免氨基糖苷类抗生素导致耳毒性，在用药过程中应采取的措施包括（　　）

A. 注意耳鸣、眩晕等早期症状　B. 听力监测

C. 根据肾功能及血药浓度调整剂量　D. 降低药物剂量，减少用药次数

E. 避免与具有耳毒性的药物合用

56. 氨基糖苷类用于治疗尿路感染是因为（　　）

A. 口服不易吸收　B. 主要分布于细胞外

C. 肾皮质浓度高　D. 内耳外淋巴液浓度与用药量成正比

E. 尿液浓度极高，为血浆浓度的 25 ～ 100 倍

57. 关于阿米卡星的论述，正确的是（　　）

A. 对许多肠道革兰阴性菌和铜绿假单孢菌所产生的钝化酶稳定

B. 仅为革兰阴性菌产生的 AAC 所钝化而耐药

C. 主要用于治疗对其他氨基糖苷类耐药菌株所致的感染

D. 与羧苄西林合用静脉滴注治疗中性粒细胞减少者的感染

E. 可用于治疗结核杆菌感染

二、填空题

1. 氨基糖苷类主要对________菌作用强，对________菌无效，在________环境中抗菌作用增强。
2. 氨基糖苷类口服________，分布不易通过________但可通过________。
3. 氨基糖苷类耳毒性症状表现________，________。
4. 细菌对氨基糖苷类产生耐药性的最主要机制是由于细菌产生________酶，使药物________而失去抗菌作用。
5. 链霉素对________感染和________感染首选。
6. 链霉素发生过敏性休克可选用________和________药物抢救。
7. 庆大霉素对________菌有特效，对________菌无效。
8. 多黏菌素 E(抗敌素)作用特点为：抗菌谱窄，仅对________有杀菌作用；毒性反应________。
9. 氨基糖苷类的不良反应有________、________、________等。

三、名词解释

1. 药物耳毒性　2. 药物肾毒性　3. 氨基糖苷类抗生素　4. 多黏菌素类

四、中英文药名(术语)对译

1. ribosome 30S subunit
2. nucleotidyltransferase
3. tularemia
4. plague
5. ototoxicity
6. 前庭损害
7. 运动失调
8. 神经肌肉阻滞
9. 乙酰转移酶
10. 磷酸转移酶

五、问答题

1. 简述氨基糖苷类抗生素主要不良反应？
2. 如何预防氨基糖苷类抗生素对第八对脑神经及肾脏的损害。
3. 简述氨基糖苷类抗生素的共同特点。
4. 简述氨基糖苷类药物的体内过程和不良反应共同特点？
5. 简述链霉素的抗菌谱和不良反应及预防措施？
6. 简述庆大霉素的抗菌谱和不良反应。

参考答案

一、选择题

1. D　2. D　3. E　4. A　5. E　6. A　7. C　8. A　9. B　10. E　11. D　12. C　13. C　14. C　15. A　16. B　17. C　18. C　19. E　20. D　21. D　22. C　23. D　24. C　25. E　26. B　27. D　28. A　29. D　30. A　31. A　32. C　33. E　34. A　35. D　36. C　37. B　38. D　39. E　40. A　41. C　42. B　43. AE　44. BDE　45. AC　46. BCDE　47. ABCDE　48. CDE　49. ABDE　50. ABDE　51. ABCE　52. AD　53. BD　54. ACE　55. ABCE　56. CE　57. ABCDE

二、填空题

1. 革兰阴性，厌氧，碱性
2. 不吸收，血脑屏障，胎盘
3. 眩晕和平衡失调(前庭损害)，耳鸣和耳聋(耳蜗损害)
4. 钝化，结构发生改变

5. 结核杆菌,鼠疫杆菌
6. 葡萄糖酸钙,肾上腺素
7. 铜绿假单孢菌,结核杆菌
8. 革兰阴性杆菌,大
9. 耳毒性,肾毒性,肌松作用

三、名词解释

1. 药物耳毒性:是指药物对第八对脑神经的损害,药物损害前庭支表现为眩晕、平衡失调等,损害耳蜗支可表现耳鸣、耳聋等。

2. 药物肾毒性:药物引起肾毒性病人出现蛋白尿、血尿、管型尿等,也使肾功能降低。

3. 氨基糖苷类抗生素:分子结构中由一个氨基糖分子和非糖部分苷元结合而成的抗生素,主要用于革兰阴性菌的治疗。

4. 多黏菌素类:属多肽类抗生素,由多粘杆菌培养液中提的。临床常多用多黏菌素 B 和多黏菌素 E。

四、中英文药名(术语)对译

1. 核糖体 30S 亚基
2. 核苷酸转移酶
3. 兔热病
4. 鼠疫
5. 耳毒性
6. vestibular damage
7. ataxia
8. neuromuscular blockade
9. acetyltransferase
10. phosphotransferase

五、问答题

1. 答:①耳毒性:引起前庭功能障碍和耳蜗神经损害。②神经肌肉阻滞:会引发四肢无力或呼吸抑制。③变态反应:少见皮疹、发热等,也可致过敏性休克。④肾毒性

2. 答:①用药过程中应密切观察注意早期症状,并进行听力检查和肾功能检查②避免与有耳毒性和肾毒性的药物合用。③避免与抗组胺药合用。④肾功能不全患者和老人应减量新生儿、孕妇禁用。

3. 答:氨基糖苷类抗生素的共同特点是:①化学性质相似,极性和解离度大,脂溶性小,口服难以吸收,主要采用注射给药。②主要分布于细胞外液,大部分以原型经肾脏排出。不易通过血脑屏障,但可透过胎盘屏障。③仅对需氧菌有效,尤其是对 G^- 杆菌的活性强。在碱性条件下抗菌活性增强。杀菌作用呈浓度依赖性,有明显的抗菌后效应。④抗菌机制相似均抑制细菌蛋白质合成,为静止期杀菌药。⑤不良反应相似均可不同程度地引起耳毒性、肾毒性和神经肌肉阻断等反应。

4. 答:氨基糖苷类药物口服不易吸收,多注射给药,主要分布在细胞外液,不易通过血脑屏障,可通过胎盘屏障。主要以原形经肾小球滤过排泄。可用于治疗敏感细菌引起的泌尿系感染。氨基苷类药物不良反应有耳毒性、肾毒性、神经肌肉阻断、变态反应等。

5. 答:链霉素对 G^- 菌和结核杆菌作用强,为结核杆菌和鼠疫杆菌感染首选药,而对厌氧菌无效。链霉素不良反应有:①麻木感:多见给药 30～60 分钟后,而唇周围、肢端部位出现麻木,可自行消退。②耳毒性多见,用药时间长可见耳鸣、耳聋。用药后需密切观察反应。③肾毒性:一般在用药 7～10 天后出现,老人和肾功能低下者慎用。④肌松:避免大剂量用药,发生后可用新斯的明和钙剂解救。⑤过敏反应:链霉素需先做皮试,阴性才能用药,发生过敏性休克时可用葡萄糖酸钙和肾上腺素抢救。

6. 答:庆大霉素对 G^- 菌作用强,对某些 G^+ 菌有效,对铜绿假单孢菌作用强,而对结核菌无效。庆大霉素肾毒性多见,故用药期间应定期查尿;耳毒性先出现前庭支受损,表现眩晕,平衡失调等,应及时停药;偶有过敏性休克发生。

(周玖瑶)

第四十章　大环内酯类及其他抗生素

学习要点

一、大环内酯类抗生素

大环内酯类抗生素是一类具有14～16碳内酯环共同化学结构的抗菌药，抗菌机制是与细菌核蛋白体的50S亚基结合，抑制肽酰基转移酶，影响核糖体移位，从而阻碍细菌的蛋白质合成。本类药物间存在着不完全交叉耐药性。早期的红霉素治疗呼吸道、皮肤软组织等感染，疗效确切，无严重的不良反应，但抗菌谱仍相对较窄，生物利用度低，临床应用受限。新大环内酯类抗生素抗菌活性增高，对支原体、衣原体的作用明显增强，且不易被胃酸破坏，生物利用度高，血药浓度高，半衰期延长，不良反应也相应减少。

（一）红霉素

1. 抗菌谱　G^+菌如金葡菌、肺炎球菌、白喉杆菌；G^-菌如脑膜炎球菌、布氏杆菌及军团菌；螺旋体、肺炎支原体及螺杆菌、立克次体属、衣原体属。

2. 临床应用　耐青霉素的轻、中度金葡菌感染及对青霉素过敏的患者；其他G^+球菌感染。炭疽、气性坏疽、放线菌病、梅毒等；军团菌病、弯曲杆菌所致败血症或肠炎、支原体肺炎、沙眼衣原体所致的婴儿肺炎及结肠炎、白喉带菌者的首选药。

3. 不良反应　少见。可出现胃肠反应，严重者可引起假膜性肠炎，静注可发生血栓性静脉炎。

（二）阿奇霉素

阿奇霉素抗菌谱与红霉素相仿，对肺炎支原体的作用是大环内酯类中最强的，用于呼吸道感染的治疗，也适用于沙眼衣原体和脲原体引起的泌尿道感染的治疗。

（三）罗红霉素

罗红霉素对G^+和厌氧菌的作用与红霉素相近，对肺炎支原体、衣原体有较强的作用，临床适用于上、下呼吸道感染及皮肤软组织感染治疗，也可用作非淋球菌性尿道炎的治疗。

（四）克拉霉素

克拉霉素对G^+、嗜肺军团菌、肺炎衣原体的作用是大环内酯类中最强者，对沙眼衣原体、肺炎支原体和流感杆菌、厌氧菌的作用亦强于红霉素。主要用于呼吸道感染、泌尿生殖系统感染及皮肤软组织感染的治疗。

二、林可霉素类抗生素

(一)林可霉素及克林霉素

1. 抗菌谱 对金葡菌(包括耐青霉素者)、溶血性链球菌、草绿色链球菌、肺炎球菌及大多数厌氧菌都有良好抗菌作用。对革兰阴性菌大都无效。

2. 抗菌机制 与红霉素相同,能与核蛋白体50S亚基结合,抑制肽酰基转移酶,使蛋白质肽链的延伸受阻。红霉素与林可霉素能互相竞争结合部位,而呈拮抗作用,故不宜合用。

3. 临床应用 用于急、慢性敏感菌引起的骨及关节感染。用于治疗厌氧菌也有较好疗效。两药中克林霉素尤为常用。

三、四环素类抗生素

四环素、多西环素

四环素类对 G^+ 菌、G^- 菌和肺炎支原体、立克次体、螺旋体、放线菌等都有效,能抑制阿米巴原虫,但对铜绿假单孢菌、病毒与真菌无效。属快速抑菌剂,其抗菌机制主要是通过抑制细菌核糖体30S亚单位在A位的特异性结合,阻止aa-tRNA在该位置上的联结,从而阻止肽链延伸和细菌蛋白质的合成。临床用于立克次体感染和斑疹伤寒、恙虫病及支原体肺炎有良效,为首选药物。常见不良反应有胃肠道反应,二重感染和对骨、牙生长的影响等。

四、氯 霉 素

对 G^+ 菌、G^- 菌均有抑制作用,对肺炎支原体、立克次体、螺旋体、放线菌等都有效。其抗菌机制主要是通过与细菌核糖体50S亚基结合,阻断转肽酰酶的作用,干扰带有氨基酸的氨基酰-tRNA终端与50S亚基,抑制蛋白质的合成。目前临床仅用于具有特效作用的伤寒、副伤寒和立克次体病等及敏感菌所致的严重感染。不良反应严重,主要是对骨髓造血功能的抑制。应用时需勤查血象。葡萄糖-6-磷酸脱氢酶缺乏的患者、婴儿、孕妇、哺乳妇女等更易引起不良反应,要慎用。

复习地图

大环内酯类:	与细菌核糖体50S亚基结合,抑制肽酰基转移酶	⟶	抗菌谱与青霉素相似,对肺炎支原体、立克次体属、衣原体、军团菌作用强	⟶	易出现胃肠反应,肝损伤,静注可发生血栓性静脉炎
林可霉素类:	抗菌机制同大环内酶类	⟶	G^+、厌氧菌、在骨髓中药物浓度高	⟶	长期静脉注射会导致静脉炎、胃肠道反应,甚至引起假膜性肠炎

	作用机制		抗菌作用		不良反应
四环素：	与细菌核糖体 30S 亚基 A 位特异性结合，阻止肽链延伸	→	广谱，对 G^+ 菌作用强于 G^- 菌，抑制肺炎支原体、立克次体、螺旋体、放线菌、阿米巴原虫等，但对铜绿假单孢菌无效	→	不良反应多，胃肠道反应，二重感染，影响骨、牙生长，肝肾毒性等
氯霉素：	与细菌核糖体 50S 亚基结合，阻断转肽酶	→	广谱，对 G^- 菌作用强于 G^+ 菌，对肺炎支原体、立克次体、螺旋体、放线菌有抑制作用，但对铜绿假单孢菌无效	→	不良反应多而严重，抑制骨髓造血功能，灰婴综合征，二重感染，胃肠道反应，肝损伤等

精选习题

一、选择题

A 型题

1. 治疗军团菌感染应首选(　　)
   A. 青霉素 G　　B. 红霉素　　C. 四环素
   D. 链霉素　　E. 氯霉素
2. 大环内酯类抗生素抗菌作用机制是(　　)
   A. 阻碍细菌细胞壁的合成　　B. 干扰细菌的叶酸代谢　　C. 影响细菌胞浆膜的通透性
   D. 抑制细菌蛋白质的合成　　E. 抑制细菌核酸代谢
3. 乙酰螺旋霉素的作用正确的是(　　)
   A. 抗菌谱广，抗菌作用强大　　B. 组织和血液中浓度较高，维持时间较长
   C. 口服吸收不好　　D. 主要用于革兰阴性杆菌感染
   E. 不良反应多
4. 大环内酯类抗生素中胆汁浓度约为血浆浓度 10 倍的抗生素是(　　)
   A. 红霉素　　B. 乙酰螺旋霉素　　C. 麦迪霉素
   D. 吉他霉素　　E. 罗红霉素
5. 对大环内酯类抗生素不敏感的微生物是(　　)
   A. 链球菌　　B. 军团菌　　C. 变形杆菌
   D. 厌氧菌　　E. 支原体
6. 对青霉素 G 过敏的 G^+ 菌感染者可选用(　　)
   A. 苯唑西林　　B. 氨苄西林　　C. 羧苄西林
   D. 红霉素　　E. 氯唑西林
7. 红霉素的主要不良反应是(　　)
   A. 肝损害　　B. 过敏反应　　C. 胃肠道反应
   D. 二重感染　　E. 耳毒性
8. 治疗支原体肺炎宜首选(　　)
   A. 青霉素 G　　B. 红霉素　　C. 氯霉素
   D. 链霉素　　E. 克林霉素
9. 治疗急、慢性骨及关节感染宜首选的口服药物是(　　)
   A. 青霉素 G　　B. 多黏霉素 B　　C. 克林霉素
   D. 林可霉素　　E. 吉他霉素
10. 红霉素与林可霉素合用可以(　　)

A. 扩大抗菌谱　B. 增强抗菌活性　C. 减少不良反应
D. 增加生物利用度　E. 互相竞争结合部位，产生拮抗作用

11. 治疗金黄色葡萄球菌引起的骨髓炎应选用(　　)
A. 青霉素 G　B. 多黏霉素 B　C. 克林霉素
D. 多西环素　E. 吉他霉素

12. 四环素类可首选用于(　　)
A. 伤寒、副伤寒感染　B. 铜绿假单孢菌感染　C. 流行性斑疹伤寒感染
D. G^+ 菌感染　E. 阿米巴痢疾感染

13. 大环内酯类抗生素不包括(　　)
A. 阿奇霉素　B. 螺旋霉素　C. 克拉霉素
D. 林可霉素　E. 罗红霉素

14. 治疗立克次体所致斑疹伤寒首选(　　)
A. 青霉素　B. 四环素　C. 磺胺嘧啶
D. 链霉素　E. 卡拉霉素

15. 氯霉素首选治疗(　　)
A. 细菌性痢疾　B. 梅毒　C. 肺炎球菌性肺炎
D. 葡萄球菌性肠炎　E. 伤寒或副伤寒

16. 下列药物与林可霉素合用产生拮抗作用的是(　　)
A. 青霉素 G　B. 链霉素　C. 红霉素
D. 头孢氨苄　E. 万古霉素

17. 四环素抗菌谱不包括(　　)
A. 肺炎球菌　B. 立克次体　C. 肺炎支原体
D. 大肠杆菌　E. 铜绿假单孢菌

18. 长期应用不引起二重感染的药物是(　　)
A. 四环素　B. 氯霉素　C. 青霉素 G
D. 土霉素　E. 多西环素

19. 容易导致"假膜性肠炎"的药物是(　　)
A. 青霉素 G　B. 多黏霉素 B　C. 红霉素
D. 林可霉素　E. 吉他霉素

20. 下列药物对"假膜性肠炎"有较好的治疗作用的是(　　)
A. 林可霉素　B. 多黏菌素 B　C. 红霉素
D. 氯霉素　E. 万古霉素

21. 口服铁剂对下列药物的肠道吸收影响最大的是(　　)
A. 异烟肼　B. 乙酰螺旋霉素　C. 磺胺嘧啶
D. 四环素　E. 氧氟沙星

22. 氯霉素抑制细菌蛋白质合成的机制是(　　)
A. 抑制 70S 始动复合物的形成
B. 与 30S 亚基结合，使 mRNA 密码错译
C. 与 50S 亚基结合，抑制肽酰基转移酶
D. 抑制肽链的移位
E. 抑制肽链的释放

23. 儿童不宜服用四环素类，是由于该类药(　　)

A. 影响神经系统发育　　B. 抑制骨髓功能　　C. 易致灰婴综合征
D. 影响骨、牙发育　　E. 易致黄疸

24. 可产生“灰婴综合征”不良反应的是(　　)
A. 氯霉素　　B. 青蒿素　　C. 甲硝唑
D. 二氯尼特　　E. 吡喹酮

25. 氯霉素临床应用受限的主要原因是(　　)
A. 抗菌谱窄　　B. 抑制骨髓　　C. 作用弱
D. 易形成抗药性　　E. 引起二重感染

B型题

A. 万古霉素　　B. 林可霉素　　C. 青霉素
D. 链霉素　　E. 四环素

26. 与细菌核蛋白体50S亚基结合，抑制蛋白质合成的是(　　)
27. 主要用于治疗骨关节感染的是(　　)
28. 阻碍细菌细胞壁合成，用于治疗耐酶金葡萄球菌引起的严重感染的是(　　)

A. 在小肠上段吸收不完全，易被胃酸破坏，一般制成肠溶片
B. 对酸稳定，口服吸收较其他制剂好，无味，可供儿童使用
C. 对酸稳定，组织穿透力强，抗菌谱广，抗菌活性高
D. 口服吸收迅速、完全，吸收后可渗透到骨组织和骨髓中
E. 口服易被胃酸破坏，吸收少而不规则，肌注吸收完全

29. 红霉素是(　　)
30. 甲红霉素是(　　)
31. 无味红霉素是(　　)

A. 万古霉素　　B. 环丙沙星　　C. 青霉素G
D. 链霉素　　E. 克拉霉素

32. 属于β-内酰胺类抗生素的是(　　)
33. 属于大环内酯类抗生素的是(　　)
34. 属于喹诺酮类抗生素的是(　　)
35. 属于氨基苷类抗生素的是(　　)

A. 伤寒杆菌　　B. 立克次体　　C. 破伤风杆菌
D. 链球菌　　E. 铜绿假单孢菌

36. 氯霉素作用显著的病原体为(　　)
37. 红霉素作用显著的病原体为(　　)
38. 四环素作用显著的病原体为(　　)

A. 米诺环素　　B. 氯霉素　　C. 四环素
D. 多西环素　　E. 红霉素

39. 抑制骨髓造血功能的是(　　)
40. 影响骨和牙齿生长的是(　　)
41. 静脉注射可引起静脉炎的是(　　)
42. 可致灰婴综合征的是(　　)

X型题

43. 克林霉素的抗菌谱包括(　　)
A. 多数厌氧菌　　B. G^-杆菌　　C. 耐青霉素金黄色葡萄球菌

D. G^+球菌　　E. 真菌

44. 罗红霉素与红霉素比较,主要特点是(　　)

A. 抗菌谱扩大　　B. 抗菌活性增强　　C. 半衰期延长

D. 血及组织中药物浓度高　　E. 可透过血脑屏障

45. 红霉素的不良反应有(　　)

A. 心律失常　　B. 胃肠道反应　　C. 肾毒性

D. 肝损害　　E. 静脉注射可致血栓性静脉炎

46. 红霉素体内过程特点是(　　)

A. 不耐酸,口服用肠溶糖衣片　　B. 口服不吸收　　C. 胆汁中浓度高

D. 大部分经肝破坏　　E. 大部分经肾原形排泄

47. 大环内酯类抗生素包括(　　)

A. 乙酰螺旋霉素　　B. 红霉素　　C. 克林霉素

D. 多西环素　　E. 麦迪霉素

48. 四环素的抗菌谱包括(　　)

A. 立克次体　　B. 支原体　　C. 病毒

D. 铜绿假单孢菌　　E. 真菌

49. 能抑制菌体蛋白质合成而发挥抗菌作用的抗生素是(　　)

A. 四环素类　　B. 氨基甙类　　C. 氯霉素

D. 大环内酯类　　E. β-内酰胺类

50. 关于四环素的描述,正确的是(　　)

A. 属慢效抑菌药,抗菌作用较弱

B. 同类药物之间可有交叉耐药性

C. 多价阳离子可妨碍其口服吸收

D. 在体内分布广泛,易透过血脑屏障

E. 可形成肝肠循环

51. 红霉素可用于治疗(　　)

A. 支原体引起的肺炎　　B. 肺炎球菌引起的下呼吸道感染

C. 军团菌引起的军团病　　D. 衣原体引起的衣原体沙眼

E. 大肠杆菌引起的泌尿系统感染

52. 克林霉素比林可霉素常用是因为(　　)

A. 抗菌谱更广　　B. 抗菌活性强　　C. 不良反应毒性小

D. 进入血脑屏障的多　　E. 口服可吸收

53. 能抑制或杀灭支原体的药物是(　　)

A. 四环素　　B. 庆大霉素　　C. 氯霉素

D. 红霉素　　E. 青霉素

二、填空题

1. 细菌对大环内酯类抗生素产生耐药的主要方式包括________,________,________,________。

2. 红霉素主要在________代谢。

3. 阿奇霉素主要从________排泄。

4. 长期使用林可霉素可引起________、________不良反应。

5. 四环素类的抗菌机制为________。

6. 氯霉素主要的严重不良反应是________。

三、中英文药名对译

1. erythromycin
2. lincomycin
3. clindamycin
4. clarithromycin
5. doxycycline
6. 阿奇霉素
7. 乙酰螺旋霉素
8. 罗红霉素
9. 万古霉素
10. 氯霉素

四、问答题

1. 简述红霉素的抗菌谱和临床应用。
2. 简述大环内酯类抗生素的药代动力学特点。
3. 试述罗红霉素、克拉霉素、阿奇霉素的抗菌特点。
4. 简述氯霉素的不良反应及防治。

参考答案

一、选择题

1.B　2.D　3.B　4.A　5.C　6.D　7.C　8.B　9.C　10.E　11.C　12.C　13.D　14.B　15.E　16.C　17.E　18.C　19.D　20.E　21.D　22.C　23.D　24.A　25.B　26.B　27.B　28.A　29.A　30.C　31.B　32.C　33.E　34.B　35.D　36.A　37.D　38.B　39.B　40.C　41.E　42.B　43.ACD　44.CD　45.BDE　46.ACD　47.ABE　48.AB　49.ABCD　50.ABCE　51.ABCD　52.BCE　53.ACD

二、填空题

1. 产生灭活酶,靶位结构改变,摄入减少,外排增多
2. 肝脏
3. 胆汁
4. 二重感染,假膜性肠炎
5. 影响细菌的蛋白质合成
6. 抑制骨髓造血功能

三、中英文药名对译

1. 红霉素
2. 林可霉素
3. 克林霉素
4. 克拉霉素
5. 多西环素
6. azithromycin
7. acetylspiramycin
8. roxithromycin
9. vancomycin
10. chloramphenicol

四、问答题

1. 答:抗菌谱:对革兰阳性菌有较强抗菌作用,对耐青霉素金葡菌有效;对革兰阴性菌如脑膜炎球菌、淋球菌、流感杆菌、百日咳杆菌、布氏杆菌、军团菌、厌氧菌有强的抗菌作用;对螺旋体、肺炎支原体、螺杆菌、立克次体、衣原体也有抑制作用。临床应用:耐青霉素的轻、中度金黄色葡萄球菌感染及对青霉素过敏的患者;其他 G^+ 球菌感染。炭疽、气性坏疽、放线菌病、梅毒等;军团菌病、弯曲杆菌所致败血症或肠炎、支原体肺炎、沙眼衣原体所致的婴儿肺炎及结肠炎、白喉带菌者的首选药。

2. 答:红霉素不耐酸,易被破坏,口服吸收少,临床常用其肠衣片或酯化物;新大环内酯类对胃酸稳定且易吸收,血药浓度和组织细胞内药物浓度均增加。广泛分布到除脑脊液以外的各种体液和组织,胆汁中药物浓度高于血浆药物浓度 10 倍。红霉素主要在肝脏代谢,抑制细胞色素 P450 酶活性,阿奇霉素不在肝

内代谢，红霉素和阿奇霉素主要以活性形式聚积和分泌到胆汁中，部分药物经肝肠循环被重吸收。克拉霉素及其代谢物产物经肾脏排泄。

3. 答：①罗红霉素口服吸收好，$t_{1/2}$较长(8.4～15.5h)，血药浓度高于其他大环内酯类抗生素，组织渗透性好，分布较广，故体内抗菌效力比红霉素强。胃肠反应比红霉素少。②克拉霉素对胃酸极稳定，血药浓度高，可进入白细胞并增强其噬菌作用。对革兰阳性菌、流感杆菌、军团菌和肺炎支原体作用是大环内酯类中最强的，对沙眼衣原体、流感杆菌、幽门螺杆菌、厌氧菌作用亦较红霉素强。不良反应少，发生率低。③阿奇霉素分布广，组织中药物浓度高，$t_{1/2}$长达 2～3 日，为长效大环内酯类抗生素。抗菌谱较红霉素广。是大环内酯类抗生素中对淋球菌和脑膜炎球菌等革兰阴性球菌抗菌作用最强的抗生素。对革兰阴性杆菌的作用较红霉素强，不良反应少。

4. 答：①可逆性地抑制骨髓造血功能，与使用剂量与疗程有关，一旦发现，应及时停药，可以恢复。②不可逆性再生障碍性贫血，少见，死亡率高，属于变态反应与剂量疗程无直接关系，应避免滥用，应用时勤查血象。③灰婴综合征，新生儿与早产儿应用剂量过大可发生循环衰竭，这是由于肝发育不全，排泄能力差，导致药物在体内蓄积，因此，早产儿及出生两周以下新生儿应避免使用。

(蒋苏贞　周玖瑶)

第四十一章 抗结核病药及抗麻风病药

学习要点

一、抗结核病药

抗结核病药分为一线药和二线药。一线药：疗效高，不良反应小，如异烟肼、利福平、己胺丁醇、吡嗪酰胺、链霉素。二线药：疗效差，毒性大，价格贵，如氨基水杨酸、丙硫异烟胺、卡那霉素。

1. 异烟肼 易溶水，性质稳定，疗效高、毒性小、服用方便。口服吸收好。对结核杆菌有高度选择性，抗菌力强，能渗透入吞噬细胞，机制是低浓度抑制胞壁分枝菌酸的合成，对静止期结核杆菌有抑制作用，对繁殖期结核杆菌有杀灭作用。临床适用于各种类型的结核病，单用易产生耐药性，可联合用药，对其他抗结核药无交叉耐药性。治疗结核首选药。不良反应有神经系统毒性和肝脏毒性，服用维生素 B_6 可预防。癫痫、嗜酒、精神病史者慎用。

2. 利福平 高效低毒、口服方便。有广谱抗菌活性，能抑制和杀灭结核杆菌，对革兰阳性球菌、革兰阴性和麻风杆菌也有强大的抑制作用。能特异性地抑制细菌依赖于 DNA 的 RNA 多聚酶，阻碍 mRNA 合成。易产生耐药性，故不宜单独使用。临床主要与其他抗结核药合用，治疗各种结核病及重症患者，常见不良反应为胃肠道反应，少数病人可见肝脏损害。

3. 乙胺丁醇 对细胞内外结核分枝杆菌有较强杀灭作用。其机制为与菌体内 Mg^{2+} 结合，干扰结核分枝杆菌 RNA 合成。临床主要与利福平、异烟肼等联合治疗各种类型结核病。

4. 吡嗪酰胺 能在细胞内有效地抑制和杀灭结核杆菌。单用易产生耐药性，但与其他抗结核药无交叉耐药。

5. 链霉素 作用仅次于异烟肼、利福平，仅呈抑菌效果。

6. 对氨水杨酸 对结核杆菌只有抑菌作用，耐药性产生慢，与其他抗结核药合用，可以延缓耐药性的发生，不良反应较多。

二、抗结核病药应用原则

原则 ①早期用药；②联合用药；③剂量适当；④坚持全程规律用药。

三、抗麻风病药

1. 氯苯砜 为砜类抗麻风药，对麻风杆菌有较强的选择性抑制作用，易产生耐药性，须采用联合疗法以减少或延缓耐药性的发生。常见不良反应是溶血与发绀。

2. 利福平 对麻风杆菌包括对氨苯砜耐药菌株有快速杀菌作用。

3. 氯法齐明 对麻风杆菌有抑制作用，能干扰核酸代谢，抑制菌体蛋白合成。

复习地图

- 抗结核病药
  - 一线药
    - 异烟肼 → 抑制结核杆菌细胞壁分枝菌酸合成
    - 利福平 → 抑制依赖 DNA 的 RNA 多聚酶
    - （异烟肼、利福平）→ 结核病首选
    - 乙胺丁醇、链霉素、吡嗪酰胺
    - （以上）→ 结核病联合用药
  - 二线药 → 对氨基水杨酸、乙硫异烟胺、卡拉霉素、利福喷汀 → 一线抗结核药耐药者或结核病联合用药
- 抗麻风病药 → 氨苯砜 → 抑制细菌二氢叶酸合成酶，选择性抑制麻风杆菌 → 各型麻风病

精选习题

一、选择题

A 型题

1. 异烟肼的作用特点是（　　）
   A. 结核杆菌不易产生耐药性　B. 只对细胞外的结核杆菌有效　C. 对大多数 G^- 菌有效
   D. 对细胞内外的结核杆菌有效　E. 以上均是
2. 一线抗结核药中的首选药是（　　）
   A. 利福平　B. 异烟肼　C. 吡嗪酰胺
   D. 乙胺丁醇　E. PAS
3. 下列关于乙胺丁醇叙述正确的是（　　）
   A. 对细胞内、外结核杆菌有较强杀菌作用
   B. 对耐异烟肼的结核杆菌无效
   C. 对抗链霉素的结核杆菌无效
   D. 单用产生抗药性较快
   E. 为二线抗结核药
4. 异烟肼在肝内代谢方式是（　　）
   A. 去乙酰化　B. 乙酰化　C. 葡萄糖醛酸化
   D. 磷酸化　E. 甲基化
5. 异烟肼与维生素 B_6 合用的目的是（　　）
   A. 延缓耐药性产生　B. 增强疗效　C. 减少神经系统的毒性
   D. 减少肝、肾损害　E. 以上都是
6. 下列药物中，抗结核菌作用强，对纤维化病灶中结核菌有效的是（　　）
   A. 链霉素　B. 阿米卡星　C. 庆大霉素
   D. 异烟肼　E. 卡那霉素
7. 最不易产生抗药性的抗结核病药是（　　）
   A. 异烟肼　B. 对氨基水杨酸　C. 利福平
   D. 链霉素　E. 乙胺丁醇

8. 有癫痫或精神病者应慎用（　　）
A. 利福平　B. 异烟肼　C. 异胺丁醇
D. 吡嗪酰胺　E. 对氨基水杨酸
9. 利福平的代谢途径是（　　）
A. 乙酰化作用　B. 去乙酰化作用　C. 葡萄糖醛酸化
D. 磷酸化　E. 甲基化
10. 利福平与对氨基水杨酸合用作用降低是因为（　　）
A. 肝药酶诱导作用　B. 肝药酶抑制作用　C. 利福平代谢加快
D. 利福平代谢减慢　E. 减少利福平吸收
11. 不属于一线抗结核药的是（　　）
A. 异烟肼　B. 链霉素　C. 对氨基水杨酸
D. 吡嗪酰胺　E. 乙胺丁醇
12. 下列药物既可用于活动性肺结核的治疗，又可用于作预防的是（　　）
A. 乙胺丁醇　B. 环丝氨酸　C. 链霉素
D. 异烟肼　E. 对氨水杨酸
13. 利福平的抗菌谱应除外（　　）
A. 结核杆菌　B. 麻风杆菌　C. 立克次体
D. 革兰阳性菌　E. 革兰阴性菌
14. 女性，49 岁，午后低热 2 个月，咳嗽，痰少量，结核菌化验阳性，X 线胸片发现左上肺结核，用链霉素＋乙胺丁醇＋异烟肼治疗 1 个月后症状明显改善，但出现耳鸣、听力下降，肝功能正常。下列是一线抗结核拟改选的最佳治疗方案为（　　）
A. 异烟肼＋链霉素＋对氨基水杨酸钠
B. 异烟肼＋链霉素＋利福平
C. 异烟肼＋链霉素＋吡嗪酰胺
D. 异烟肼＋利福平＋乙胺丁醇
E. 利福平＋卡那霉素＋异烟肼
15. 一女性糖尿病患者合并肺浸润性肺结核，以甲苯磺丁脲控制糖尿，以利福平、异烟肼、链霉素控制肺结核，在服用抗结核药两个月后，发现糖尿病加重，而且出现肝功能损害，其原因是（　　）
A. 病人感染了肝炎　B. 链霉素损害了肾　C. 甲苯磺丁脲有肝毒性
D. 利福平诱导肝药酶　E. 以上都不是
16. 男性，28 岁，近 2 个月来午后低热，咳嗽，痰中带血，消瘦，经诊断为支气管内膜结核，医生开方用异烟肼＋乙胺丁醇＋利福平治疗。第二天发现尿的颜色变红疑是血尿，去医院询问，原因是（　　）
A. 病情加重　B. 药物导致肾毒性　C. 药物过敏
D. 药物及代谢物的颜色　E. 药物相互作用
17. 最常用的抗麻风病药是（　　）
A. 苯丙砜　B. 氨苯砜　C. 利福平
D. 青霉烷砜　E. 对氨水杨酸

B 型题

A. 药酶诱导药　B. 药酶抑制剂　C. 食物影响吸收
D. 协同作用　E. 拮抗作用
18. 餐后服用利福平作用降低是（　　）
19. 异烟肼与苯妥英钠合用，使后者作用增强是（　　）

20. 利福平与口服降血糖药合用,使后者作用降低是(　　)

A. 抑制细菌 DNA 依赖的 RNA 复聚酶

B. 抑制菌体蛋白的合成

C. 抑制分枝菌酸合成

D. 抑制二氢叶酸合成酶

E. 与 Mg^{2+} 结合干扰细菌 RNA 合成

21. 异烟肼(　　)

22. 氨苯砜(　　)

23. 利福平(　　)

24. 乙胺丁醇(　　)

25. 链霉素(　　)

A. 周围神经炎和肝脏损害　　B. 肝脏损害和致畸作用　　C. 视神经炎

D. 肝脏损害与关节痛　　E. 贫血和胃肠刺激

26. 吡嗪酰胺的不良反应是(　　)

27. 异烟肼的不良反应是(　　)

28. 乙胺丁醇的不良反应是(　　)

29. 利福平的不良反应是(　　)

30. 氨苯砜的不良反应是(　　)

A. 异烟肼　　B. 利福平　　C. 乙胺丁醇

D. 链霉素　　E. 对氨基水杨酸钠

31. 与利福平合用,可减少后者的吸收的是(　　)

32. 第一个抗结核药,能产生耳毒性的是(　　)

X 型题

33. 抗结核药联合用药的目的是(　　)

A. 提高疗效　　B. 扩大抗菌范围　　C. 减少各药用量

D. 降低毒性　　E. 延缓耐药性

34. 下列属于一线抗结核药的是(　　)

A. 异烟肼　　B. 对氨基水杨酸　　C. 乙胺丁醇

D. 吡嗪酰胺　　E. 卷曲霉素

35. 异烟肼广泛分布全身组织及体液中,包括(　　)

A. 脑脊液　　B. 胸腔积液　　C. 腹水

D. 纤维化或干酪样病灶　　E. 淋巴结

36. 人类对异烟肼的代谢速率有明显的个体差异,在快代谢型中可表现为(　　)

A. $t_{1/2}$ 较短　　B. 尿中乙酰异烟肼较多　　C. 尿中游离异烟肼较少

D. 不良反应以神经系统多见　　E. 不良反应以肝毒性多见

37. 抗结核病新的药物治疗方案的优点有(　　)

A. 治疗率高　　B. 复发率低　　C. 耐药菌少

D. 疗程短　　E. 安全性高

38. 抗结核病的治疗原则为(　　)

A. 早期用药　　B. 联合用药　　C. 间断用药

D. 短期疗法　　E. 经常更换抗结核药物

39. 异烟肼的抗菌作用机制是(　　)

A. 抑制结核杆菌细胞壁的分枝菌酸的合成 B. 抑制结核杆菌蛋白质的合成
C. 抑制结核杆菌细胞膜磷脂的合成 D. 抑制 RNA 多聚酶
E. 以上都是

40. 异烟肼与利福平合用（ ）
A. 肝毒性增强 B. 肾毒性增强 C. 抗结核作用增强
D. 抗结核作用减弱 E. 定期检查肝功能

41. 异烟肼与双香豆素类抗凝血药合用，可使后者（ ）
A. 作用增强 B. 作用降低 C. 血中浓度增高
D. 血中浓度降低 E. 合用时应调整剂量

42. 异烟肼的特点包括（ ）
A. 有强大的杀结核菌作用 B. 穿透力强 C. 抗菌谱较广
D. 可口服 E. 细菌不易产生抗药性

43. 下列不是异烟肼与维生素 B_6 合用的目的的是（ ）
A. 增强疗效 B. 延缓抗药性 C. 减轻肝损害
D. 降低对神经的毒性 E. 促进吸收

44. 利福平的不良反应包括（ ）
A. 胃肠反应 B. 肝损害 C. 流感综合征
D. 过敏反应 E. 肾损害

45. 下列可产生肝毒性的药物有（ ）
A. 异烟肼 B. 利福平 C. 乙胺丁醇
D. 链霉素 E. 对氨基水杨酸

46. 下列属抗麻风病药为（ ）
A. 乙胺丁醇 B. 氨苯砜 C. 利福平
D. 氯苯吩嗪 E. 利福定

二、填空题

1. 临床应用的一线抗结核药有_______、_______、_______、_______等。
2. 利福平的抗菌作用机制是_______。
3. 异烟肼又名_______，具有_______、_______、_______、_______等优点。
4. 对氨基水杨酸与异烟肼合用，可_______后者的抗菌作用，与利福平合用，可减少后者的_______。
5. 人类对异烟肼的代谢速度有快、慢之分，前者的 $t_{1/2}$_______，易发生_______；后者 $t_{1/2}$_______，易发生_______。

三、中英文药名对译

1. isoniazid
2. ethambutol
3. ethionamide
4. dapsone
5. 对氨基水杨酸
6. 链霉素
7. 吡嗪酰胺
8. 利福平

四、问答题

1. 异烟肼的不良反应有哪些？如何防治？
2. 简述利福平的抗菌谱与不良反应。
3. 简述抗结核病药的临床应用原则。

参考答案

一、选择题

1. D 2. B 3. A 4. B 5. C 6. D 7. B 8. B 9. B 10. E 11. C 12. D 13. C 14. D 15. D 16. D 17. B 18. C 19. B 20. A 21. C 22. D 23. A 24. E 25. B 26. D 27. A 28. C 29. B 30. E 31. E 32. D 33. ACDE 34. ACD 35. ABCDE 36. ABCE 37. ABCDE 38. ABD 39. AC 40. ACE 41. ACE 42. ABD 43. ABCE 44. ABCD 45. ABE 46. BCD

二、填空题

1. 异烟肼,利福平,乙胺丁醇,吡嗪酰胺
2. 抑制 RNA 多聚酶
3. 雷米封,疗效高,毒性小,口服方便,价廉
4. 增强,吸收
5. 短,肝损害,长,周围神经炎

三、中英文药名对译

1. 异烟肼
2. 乙胺丁醇
3. 乙硫异烟胺
4. 氨苯砜
5. para-aminosalicylic acid, PAS
6. streptomycin
7. pyrazinamide
8. rifampicin

四、问答题

1. 答:①神经系统:用药剂量过大可引起周围神经炎和中枢神经反应。前者主要表现为肢端感觉异常、腱反射迟钝、肌肉轻瘫等;后者表现有头痛、失眠、神经兴奋,甚至惊厥、神经错乱等。合用维生素 B_6 可预防或减缓上述反应的发生。②肝损害:大剂量可发生药物性肝损害,出现转氨酶升高、黄疸,甚至肝小叶坏死,严重者可引起死亡。应定期检查肝功能。肝病患者慎用。③其他:可发生胃肠反应;偶见过敏反应,如皮疹、药热和粒细胞减少等。

2、答:利福平为广谱抗生素,对结核杆菌和麻风杆菌作用强;对多数革兰阳性菌和阴性球菌如金黄色葡萄球菌、脑膜炎球菌等均有强大的抗菌作用,对一些阴性杆菌如大肠埃希菌、流感杆菌、铜绿假单孢菌等也有抑制作用,高浓度对衣原体和某些病毒也有作用。

不良反应包括①胃肠反应:常见恶心、呕吐、腹痛、腹泻等。②肝损害:可见黄疸肝大。用药期间应定期检查肝功能。③流感综合征:大剂量间歇疗法偶见,表现为发热、寒战、头痛、肌肉酸痛等症状。④过敏反应:药热、皮疹,偶见白细胞和血小板减少。本药对动物有致畸作用,孕妇禁用。

3. 答:早期用药;规律用药;全程用药;适量用药;联合用药。

(蒋苏贞　周玖瑶)

第四十二章 抗真菌药

学习要点

抗真菌药物是指具有抑制或杀死真菌生长或繁殖的药物，用于治疗真菌感染。真菌感染可分为两类：表浅部感染和深部感染。浅表部感染主要由表皮鲜菌、小孢子菌等引起，主要侵犯皮肤、毛发、指(趾)甲等，深部真菌感染多由深部真菌，如念珠菌、新隐球菌、荚膜组织胞浆菌病等引起，主要侵害皮肤深层、黏膜、脑、骨等部位。

一、深部抗真菌药

1. 两性霉素 B

(1) 作用机制　选择性与真菌细胞膜中的麦角固醇结合，增加膜通透性，引起真菌细胞内小分子物质外漏，导致真菌死亡。

(2) 抗菌特点　口服肌注均难吸收，一般静脉给药，为广谱抗真菌药，对多种深部感染有效，高浓度时有杀菌作用。

(3) 临床应用　①静脉滴注首选用于治疗深部真菌感染。②口服仅用于肠道真菌感染。③局部应用治疗皮肤、指甲及黏膜等表浅部真菌感染。

(4) 不良反应　①肾功能损坏，呈剂量依赖性，与氨基甙类、环孢素合用肾毒性增加。②静滴可发生寒战、高热、恶心、呕吐、呼吸困难、血压下降等。③使用时应定期作血钾、血尿常规、肝肾功能和心电图检查。

2. 氟胞嘧啶　为合成抗真菌药，在真菌细胞内转变为氟尿嘧啶抑制胸苷酸合成酶，干扰 DNA 合成。口服吸收好，可进入脑脊液，与两性霉素 B 合用，治疗念珠菌病、隐球菌病。不良反应有胃肠道反应，剂量过大有肝损害、脱发、骨髓抑制。

3. 酮康唑　合成抗真菌药，选择性抑制真菌的细胞色素 P-450 依赖性的 14-α-去甲基酶，使细胞膜麦角固醇合成受阻。为广谱口服抗真菌药，口服可有效治疗深部、皮下及浅表真菌感染。亦可局部用药治疗表浅部真菌感染。口服不良反应多，与剂量正相关。

4. 氟康唑　广谱抗真菌药，口服吸收好，抗菌谱与酮康唑相似，体外作用不及酮康唑，但其体内作用比酮康唑强 10～20 倍。临床用于治疗假丝酵母菌病及多数真菌(隐球菌、粗球孢子和假丝酵母菌等)性脑膜炎。不良反应少，有轻度消化系统反应、皮疹、头痛、头晕、失眠。

二、表浅部抗真菌药

1. 特比萘芬　第二代丙烯胺类广谱抗真菌药，口服吸收好，分布广泛。特比萘芬选择性抑制角鲨烯环化酶，影响麦角固醇合成。对皮肤真菌有杀灭作用，对念珠菌有抑菌作用，口服或外用可治愈大部分癣病。不良反应轻，主要为消化道反应。

2. 灰黄霉素　灰黄霉素结构似鸟嘌呤，能竞争性抑制鸟嘌呤进入 DNA 分子中，从而干抗真菌核酸合成，抑制其生长。口服治疗头癣、体癣、股癣、手足癣、甲癣等浅表真菌病，对深部真菌和细菌无效。油脂食物和超微粒制剂增加吸收；局部用药无效。不良反应多，常见有恶心、腹泻、皮疹、头痛、白细胞减少等。

三、外用抗真菌药

1. 克霉唑 口服吸收差，对浅表真菌感染与灰黄霉素相似，对深部真菌作用不及两性霉素 B。目前仅局部用于治疗浅部真菌病。

2. 咪康唑 口服吸收差，静脉给药不良反应多。抗菌谱和抗菌力与克霉唑基本相同。局部应用作为外用抗真菌药治疗皮肤癣菌或假丝酵母菌引起的皮肤黏膜感染。疗效优于克霉唑。

3. 制霉菌素 属于多烯类抗真菌药。毒性大，仅供局部应用治疗皮肤、口腔、膀胱和阴道的假丝酵母菌感染或用于长期使用抗生素所引起的真菌性二重感染。

复习简表

		机制	抗菌作用特点	适应证
全身外用	两性菌素 B	与麦角固醇结合、增加膜的通透性	广谱抗真菌，作用强 口服难吸收； 静脉注射毒性大	全身性深部真菌感染（首选，静脉 滴注） 真菌性脑膜炎（鞘内注射） 皮肤、黏膜真菌感染（局部应用）
	氟胞嘧啶	转化为氟尿嘧啶；抑制胸苷酸合成酶，影响 DNA 合成	对深部真菌隐球菌、白丝酵母菌等具有抗菌活性	与两性霉素 B 合用治疗隐球菌、假丝酵母菌所致脑膜炎；假丝酵母菌引起的泌尿道感染
	酮康唑 伊曲康唑 氟康唑	抑制 Cyt P-450 依赖性 14α-去甲基酶，影响麦角固醇形成	广谱抗真菌	深浅部真菌 脑膜炎首选氟康唑
	特比萘芬	抑制角鲨烯环氧化酶，影响膜麦角固醇合成杀灭皮肤真菌、丝状菌和双相菌，抑制某些假丝酵母菌	浅部癣菌感染假丝酵母菌感染（加两性霉素 B/唑类）	
	灰黄霉素	抑制微管蛋白聚合干扰有丝分裂阻止鸟嘌呤进入 DNA，影响 DNA 合成	抑制皮肤癣菌外用无效浅部癣菌感染（po）	
外用	克霉唑 咪康唑	抑制 Cyt P-450 依赖性 14α-去甲基酶，影响麦角固醇形成	广谱抗真菌 全身用药毒性大	皮肤癣菌病、阴道黏膜假丝酵母菌感染
	阿莫罗芬	抑制 14 位还原酶、7～8 位异构酶，抑制麦角固醇形成	对皮肤癣菌和假丝酵母菌有抗菌作用	皮肤癣菌病、阴道黏膜假丝酵母菌感染
	制霉菌素	与麦角固醇结合，增加膜通透性	对假丝酵母菌作用较强；口服难吸收；注射毒性大	肠道真菌感染 皮肤、口腔、阴道假丝酵母菌感染

精选习题

一、选择题

A 型题

1. 与两性霉素 B 合用，治疗隐球菌、假丝酵母菌引起的脑膜炎的抗真菌药物是（　）
   A. 酮康唑　B. 两性霉素 B　C. 氟胞嘧啶
   D. 阿莫罗芬　E. 特比萘芬
2. 不良反应最轻的咪唑类抗真菌药是（　）
   A. 克霉唑　B. 甲硝唑　C. 咪康唑
   D. 酮康唑　E. 氟康唑
3. 两性霉素 B 的应用注意事项不包括（　）
   A. 静脉滴注液应新鲜配制　B. 静滴前常服解热镇痛药和抗组胺药
   C. 静滴液内加小量糖皮质激素　D. 避光静注
   E. 定期检查血钾、血尿常规和肝肾功能
4. 制霉菌素的抗真菌作用特点是（　）
   A. 属多烯类抗生素，对阴道滴虫也有效，因毒性较大，主要供局部用药，也可口服
   B. 为深部真菌感染的首选药
   C. 抗浅表真菌药，外用治疗各种癣病
   D. 抗浅表真菌药，治疗头癣效果最佳，口服有效
   E. 以上都不是
5. 易透过血脑屏障进入脑脊液的抗真菌药物是（　）
   A. 灰黄霉素　B. 制霉菌素　C. 酮康唑
   D. 氟康唑　E. 咪康唑
6. 两性霉素 B 的不良反应是（　）
   A. 高血钾　B. 血压升高　C. 寒战、高热、头痛、恶心呕吐
   D. 血白细胞升高　E. 血小板升高
7. 两性霉素 B 的作用机制是（　）
   A. 影响真菌细胞膜通透性　B. 抑制真菌 DNA 合成　C. 抑制真菌蛋白质合成
   D. 抑制真菌细胞壁的合成　E. 抑制真菌细胞膜麦角固醇结合
8. 咪唑类抗真菌药的作用机制是（　）
   A. 多与真菌细胞膜中麦角固醇结合　B. 抑制真菌细胞膜角固醇的生物合成
   C. 抑制真菌 DNA 的合成　D. 抑制真菌蛋白质的合成
   E. 以上均不是
9. 下列药物与两性霉素 B 合用可减少复发率的是（　）
   A. 酮康唑　B. 灰黄霉素　C. 阿昔洛韦
   D. 制霉菌素　E. 氟胞嘧啶
10. 治疗全身性深部真菌感染的首选药是（　）
    A. 酮康唑　B. 灰黄霉素　C. 两性霉素 B
    D. 制霉菌素　E. 克霉唑
11. 无抗真菌作用的咪唑类药物是（　）
    A. 克霉唑　B. 甲硝唑　C. 咪康唑

D. 酮康唑　　E. 氟康唑

12. 灰黄霉素的抗真菌作用特点是（　）

A. 广谱抗真菌药，对阴道滴虫也有效，因毒性较大，主要供外用

B. 为深部真菌感染的首选药

C. 抗浅表真菌药，外用有效

D. 抗浅表真菌药，治疗头癣效果好，口服有效

E. 以上都不是

13. 干扰敏感真菌的有丝分裂，抑制其生长的药物是（　）

A. 灰黄霉素　　B. 制霉菌素　　C. 克霉唑

D. 两性霉素 B　　E. 多黏菌素 E

14. 目前口服抗真菌作用最强的药物是（　）

A. 灰黄霉素　　B. 酮康唑　　C. 两性霉素 B

D. 克霉唑　　E. 氟康唑

15. 灰黄霉素主要用于的真菌感染是（　）

A. 头癣　　B. 隐球菌病　　C. 真菌性脑膜炎

D. 皮炎芽生菌感染　　E. 皮肤黏膜金葡菌感染

16. 治疗深部真菌感染的首选药是（　）

A. 灰黄霉素　　B. 制霉菌素　　C. 两性霉素 B

D. 酮康唑　　E. 克霉唑

17. 下列可用于治疗肠道念珠菌感染的药物是（　）

A. 灰黄霉素　　B. 两性霉素 B　　C. 酮康唑

D. 克霉唑　　E. 制霉菌素

18. 下列抗真菌感染药物中，口服生物利用度高，相对不良反应较少，广谱且抗深部真菌作用强的是（　）

A. 氟康唑　　B. 制霉菌素　　C. 两性霉素 B

D. 灰黄霉素　　E. 酮康唑

19. 两性霉素 B 的作用机制是（　）

A. 影响菌体胞浆膜的通透性　　B. 影响菌体蛋白质的合成　　C. 阻止细菌细胞壁的合成

D. 抑制二氢叶酸合成酶　　E. 抑制二氢叶酸还原酶

20. 灰黄霉素不做外用给药是因为（　）

A. 透过皮肤药量难于控制　　B. 不易透过皮肤角质层　　C. 透过病变皮肤刺激性太大

D. 不易透过皮下组织　　E. 局部给药无效，全身给药药效高

21. 酮康唑的特点不包括（　）

A. 能选择性抑制真菌细胞膜麦角固醇合成

B. 口服治疗浅部真菌感染的疗效不低于灰黄霉素

C. 易透过血脑屏障

D. 在酸性溶液中溶解吸收增加

E. 对假丝酵母菌感染有效

22. 通过破坏真菌细胞膜麦角固醇的结构而发挥作用的抗真菌药物是（　）

A. 氟胞嘧啶　　B. 两性霉素 B　　C. 酮康唑

D. 卡泊芬净　　E. 灰黄霉素

23. 对曲霉菌无效的药物是（　）

A. 两性霉素 B　　B. 氟康唑　　C. 伏立康唑
D. 泊沙康唑　　E. 卡泊芬净

24. 下列药物主要用于治疗阴道、膀胱、口腔和皮肤的假丝酵母菌病的是（　　）
A. 制霉菌素　　B. 灰黄霉素　　C. 碘化物
D. 两性霉素 B　　E. 利福平

25. 男，60 岁，双脚趾间痒，伴水泡，蜕皮多年，细菌学检查有癣菌，下列药中无效的是（　　）
A. 酮康唑　　B. 咪康唑　　C. 两性霉素 B
D. 氟康唑　　E. 灰黄霉素

26. 口服后，治疗阴道假丝酵母菌病最有效的药物是（　　）
A. 克霉唑　　B. 灰黄霉素　　C. 氟康唑
D. 阿莫罗芬　　E. 制霉菌素

27. 卡泊芬净的作用机制是（　　）
A. 破坏真菌细胞膜麦角固醇的结构
B. 干扰 RNA 及蛋白质的合成
C. 抑制真菌细胞膜麦角固醇的生物合成
D. 抑制 β-1,3-葡聚糖合成酶
E. 阻碍真菌 DNA 合成

28. 不属于静注两性霉素 B 后的不良反应的是（　　）
A. 肾功能损害　　B. 发热　　C. 高胆红素血症
D. 寒战　　E. 贫血

29. 对浅表癣菌感染和深部念珠菌感染均有效的广谱抗真菌药是（　　）
A. 灰黄霉素　　B. 酮康唑　　C. 两性霉素 B
D. 制霉菌素　　E. 氟胞嘧啶

B 型题

A. 酮康唑　　B. 克霉唑　　C. 两者都是　　D. 两者都不是

30. 抑制真菌细胞膜麦角固醇的生物合成的是（　　）
31. 渗入皮肤角质层并与角蛋白结合，阻止癣菌继续侵入的是（　　）
32. 主要局部应用，治疗皮肤黏膜的真菌病的是（　　）
33. 广谱抗真菌药，用于治疗多种浅部真菌病的是（　　）

A. 两性霉素 B　　B. 制霉菌素　　C. 两者都是　　D. 两者都不是

34. 属多烯类抗生素的是（　　）
35. 口服可用于防治消化道念珠菌病的是（　　）
36. 主要用于全身性深部真菌感染的是（　　）
37. 较强的肝药酶诱导剂是（　　）

A. 制霉菌素　　B. 碘苷　　C. 灰黄霉素
D. 克霉唑　　E. 甲硝唑

38. 对急性上皮型疱疹性角膜炎最好的药物是（　　）
39. 主要用于皮肤癣菌感染的药物是（　　）
40. 口服用于防治消化道念珠菌病的药物是（　　）

X 型题

41. 主要用于深部真菌感染的药物是（　　）
A. 制霉菌素　　B. 氟康唑　　C. 灰黄霉素

D. 酮康唑　　E. 两性霉素 B

42. 灰黄霉素的特点包括（　）

A. 抑制真菌核酸合成　　B. 局部用药对浅表真菌感染有效

C. 吸收后以脂肪、皮肤、毛发等组织含量较高　　D. 大部分在肝内代谢

E. 与巴比妥类药物合用，药效减弱

43. 不能与酮康唑同服的药物是（　）

A. 氢氧化铝　　B. 丙胺太林　　C. 西咪替丁

D. 苯海拉明　　E. 阿司匹林

44. 选择性抑制真菌细胞膜麦角固醇合成的药物有（　）

A. 克霉唑　　B. 酮康唑　　C. 氟康唑

D. 甲苯达唑　　E. 阿苯达唑

45. 属于多烯类抗真菌药的有（　）

A. 氟康唑　　B. 阿昔洛韦　　C. 利巴韦林

D. 制霉菌素　　E. 两性霉素 B

46. 使用两性霉素 B 治疗有作用的真菌感染包括（　）

A. 新型隐球菌　　B. 组织胞浆菌　　C. 念珠菌

D. 皮炎芽生菌　　E. 小孢子菌属

47. 对浅表和深部真菌感染均有效的药物是（　）

A. 咪康唑　　B. 酮康唑　　C. 灰黄霉素

D. 两性霉素 B　　E. 氟胞嘧啶

48. 具有抗真菌作用的药物是（　）

A. 克霉唑　　B. 制霉菌素　　C. 灰黄霉素

D. 两性霉素 B　　E. 酮康唑

49. 酮康唑的特点（　）

A. 为口服与外用广谱抗真菌药　　B. 口服需酸性环境才能吸收

C. 口服应制成肠溶片，不致被胃酸破坏　　D. 与抗酸药等不能同服

E. 脑脊液浓度低

二、填空题

1. 氟康唑主要用于治疗________和________引起的感染。

2. 克霉唑主要用于治疗________。

3. 主要用于治疗深部真菌感染的抗菌药物是________和________，主要用于治疗浅部真菌感染的抗生素是________。

三、名词解释

1. 广谱抗真菌药　2. 深部真菌感染

四、中英文药名（术语）对译

1. ergosterol　　6. 两性菌素 B

2. mitosis　　7. 氟胞嘧啶

3. eungal disease　　8. 酮康唑

4. coccidioide　　9. 咪康唑

5. dermatophyte

五、问答题

1. 简述两性霉素 B 抗真菌作用及临床作用特点。
2. 简述临床常用抗真菌药的作用机制。
3. 目前临床上使用的抗真菌药物分为哪几类？各举一类代表药物。
4. 主要局部外用的抗真菌药有哪些？
5. 简述两性霉素 B 药理作用及临床应用。

参考答案

一、选择题

1.C 2.E 3.D 4.A 5.D 6.C 7.A 8.B 9.E 10.C 11.B 12.D 13.A 14.E 15.A 16.C 17.E 18.A 19.A 20.B 21.C 22.B 23.B 24.A 25.C 26.C 27.D 28.C 29.B 30.C 31.D 32.B 33.A 34.C 35.B 36.A 37.D 38.B 39.C 40.A 41.ABDE 42.ACDE 43.ABC 44.ABC 45.DE 46.ABCD 47.AB 48.ABCDE 49.ABDE

二、填空题

1. 隐球菌，念珠菌
2. 皮肤黏膜的霉菌病
3. 两性霉素 B，氟康唑，灰黄霉素

三、名词解释

1. 广谱抗真菌药：指对深部和浅部真菌感染均有效的抗真菌药。
2. 深部真菌感染：常因白色念珠菌和新型隐球菌引起，主要侵犯内脏器官和深部组织。

四、中英文药名(术语)对译

1. 麦角固醇
2. 有丝分裂
3. 真菌病
4. 球孢子菌
5. 皮癣菌
6. amphotericin B
7. flurocytosine
8. ketoconazole
9. miconazole

五、问答题

1. 答：两性霉素 B 为广谱抗真菌药，对新型隐球菌、白色念珠菌等有强大抑制作用。它是深部真菌感染的首选药，能与真菌细胞膜的类固醇相结合，而增加细胞膜通透性，导致真菌胞浆内电解质、氨基酸等重要物质外溢，最后死亡。主要用于全身性深部真菌感染治疗，如真菌性脑膜炎、肺炎、心内膜炎及尿路感染等。

2. 答：丙烯胺类抗真菌药如特比萘芬，特异性抑制角鲨烯环氧化酶；唑类抗真菌药如酮康唑，特异性抑制细胞色素 P-450 依赖性 14α-去甲基酶；其他类型的抗真菌药通过破坏真菌细胞壁、干扰真菌核酸代谢或增加细胞膜的通透性而发挥抗真菌作用。氟胞嘧啶在真菌细胞内转化生成 5-氟脱氧尿苷酸，作为一种有效的胸苷酸合成酶抑制剂，阻碍真菌 DNA 合成。灰黄霉素阻止微管蛋白聚合而破坏有丝分裂时纺锤体的形成，从而抑制真菌有丝分裂。

3. 答：(1)按作用部位不同分为浅部感染和深部感染两类，浅部感染常见致病菌是各种癣菌，多侵犯皮肤、毛发、指(趾)甲等部位，治疗可用灰黄霉素、制霉菌素等。深部感染常见致病菌为白色念珠菌、新型隐球菌、荚膜组织胞浆菌和皮炎芽生菌等，主要侵犯深部组织和内脏器官，治疗药物有两性霉素 B 和咪唑类抗真菌药等。(2)按化学结构分为三类。①多烯类，如制霉菌素、两性霉素 B 等。②咪唑类，如克霉唑、咪康唑和酮康唑等。③三唑类，如氟康唑和伊曲康唑。④其他类，如灰黄霉素、特比萘芬、氟胞嘧啶等。

4. 答：主要供外用抗真菌药有克霉唑、咪康唑、阿莫罗芬、制霉菌素等。除新型抗真菌药阿莫罗芬外，多数外用抗真菌药对指(趾)甲癣和发癣(头癣)通常无效。

5. 答：两性霉素 B 为抗生素类抗真菌药，几乎对所有真菌均有抗菌活性。对隐球菌、白色念珠菌、芽生菌、荚膜组织胞浆菌、孢子丝菌等有较强的抑菌作用，高浓度时有杀菌作用。其作用机制是能选择性与真菌细胞膜中的麦角固醇结合，增加细胞膜的通透性，导致胞浆内电解质、氨基酸等重要物质外漏，使细菌死亡。临床应用：两性霉素 B 静脉滴注治疗深部真菌感染。真菌性脑膜炎除静脉滴注外，还需要鞘内注射。口服仅用于肠道感染。局部应用治疗皮肤、指甲及黏膜等表浅部真菌感染。

（周玖瑶　蒋苏贞）

第四十三章 抗病毒药

学习要点

病毒包括 DNA 及 RNA 病毒，病毒吸附并穿入至宿主细胞内，脱壳后利用宿主细胞代谢系统进行增殖复制，按病毒基因提供的遗传信息进行病毒的核酸与蛋白质的生物合成，然后病毒颗粒装配成熟并从细胞内释放出来。根据抗病毒药的作用机制，可将目前的抗病毒药分为以下几类。

1. 穿入和脱壳抑制剂 金刚烷胺、金刚乙胺，抑制病毒在宿主细胞内脱壳，主要用于预防甲型流感；恩夫韦地、马拉韦罗，阻止病毒穿入和感染宿主细胞，用于治疗人类免疫缺陷病毒(HIV)-1 感染。

2. DNA 多聚酶抑制剂 阿昔洛韦(无环鸟苷)、更昔洛韦、伐昔洛韦、泛昔洛韦，抑制 DNA 多聚酶，阻断 DNA 合成，用于疱疹病毒(HSV)感染。

3. 反转录酶抑制剂

(1) 核苷类 拉米夫定、齐多夫定、恩曲他滨、替诺福韦、阿德福韦酯，抑制反转录酶及 DNA 多聚酶，用于 HIV、乙肝病毒(HBV)感染。

(2) 非核苷类 依法韦仑、奈韦拉平、地拉韦啶，直接与病毒反转录酶结合，阻断反转录酶，用于 HIV-1 感染，易耐药，应与其他抗反转录病毒药联合使用。

4. 蛋白酶抑制剂 沙奎那韦，抑制 HIV 蛋白酶活性，用于 HIV 感染，易耐药，需与其他抗 HIV 药物联合使用。

5. 神经氨酸酶抑制剂 奥司他韦、扎那米韦，抑制流感病毒神经氨酸酶，抑制病毒释放，减少病毒传播，用于治疗 A 型和 B 型流感病毒引起的流行性感冒。

6. 广谱抗病毒药 利巴韦林(病毒唑)，抑制病毒 mRNA 合成以及 RNA 聚合酶，用于各种敏感病毒感染；干扰素，抑制病毒穿入或脱壳、抑制 mRNA 合成、抑制病毒蛋白的翻译及抑制病毒的组装和释放、慢性病毒性肝炎(乙、丙、丁型)、尖锐湿疣、生殖器疱疹等。

复习地图

抗病毒药物
- 穿入和脱壳抑制剂
  - 金刚烷胺、金刚乙胺⟶甲型流感
  - 恩夫韦地、马拉韦罗⟶HIV-1
- DNA 多聚酶抑制剂⟶阿昔洛韦、更昔洛韦等⟶疱疹病毒
- 反转录酶抑制剂
  - 核苷类：齐多夫定、拉米夫定⟶HIV、HBV
  - 非核苷类：依法韦仑⟶HIV-1
- 蛋白酶抑制剂⟶沙奎那韦⟶HIV
- 病毒释放抑制剂⟶奥司他韦、扎那米韦⟶流感病毒 A 型、B 型
- 广谱抗病毒药⟶利巴韦林、干扰素

精选习题

一、选择题

A型题

1. 下列病毒感染金刚烷胺能特异性抑制的是（　　）
   A. 甲型流感病毒　B. 乙型流感病毒　C. 麻疹病毒
   D. 单纯疱疹病毒　E. 腮腺炎病毒
2. 通过抑制胸苷酸合成酶，使DNA合成受阻的抗病毒药是（　　）
   A. 碘苷　B. 金刚烷胺　C. 阿昔洛韦
   D. 利巴韦林　E. 阿糖腺苷
3. 对DNA和RNA病毒感染均有效的广谱抗真菌药是（　　）
   A. 碘苷　B. 金刚烷胺　C. 阿昔洛韦
   D. 利巴韦林　E. 阿糖腺苷
4. 在下列药物中，抗疱疹病毒作用最强的是（　　）
   A. 碘苷　B. 金刚烷胺　C. 阿昔洛韦
   D. 利巴韦林　E. 阿糖腺苷
5. 能抑制病毒DNA多聚酶的抗病毒药是（　　）
   A. 阿昔洛韦　B. 金刚烷胺　C. 碘苷
   D. 阿糖腺苷　E. 利巴韦林
6. 能选择性干扰RNA病毒穿入宿主细胞，抑制病毒脱壳及核酸释放的药物是（　　）
   A. 碘苷　B. 金刚烷胺　C. 阿昔洛韦
   D. 利巴韦林　E. 阿糖腺苷
7. 对单纯疱疹病毒感染无效的药物是（　　）
   A. 阿糖腺苷　B. 利巴韦林　C. 阿昔洛韦
   D. 金刚烷胺　E. 碘苷
8. 因毒性大不能用于全身治疗的药物是（　　）
   A. 碘苷　B. 金刚烷胺　C. 阿昔洛韦
   D. 利巴韦林　E. 阿糖腺苷
9. 可用于AIDS感染的蛋白酶抑制剂是（　　）
   A. 沙奎那韦　B. 利巴韦林　C. 阿昔洛韦
   D. 更昔洛韦　E. 以上都不是
10. 对HIV病毒、HBV病毒感染均有治疗作用的药是（　　）
    A. 齐多夫定　B. 拉米夫定　C. 阿昔洛韦
    D. 碘苷　E. 沙奎那韦
11. 对HSV病毒、HBV病毒感染均有治疗作用的药是（　　）
    A. 拉米夫定　B. 齐多夫定　C. 阿昔洛韦
    D. 碘苷　E. 沙奎那韦

B型题

A. 金刚烷胺　B. 阿糖腺苷　C. 阿昔洛韦
D. 利巴韦林　E. 碘苷

12. 又名疱疹净的是（　　）

13. 又名病毒唑的是(　　)
14. 又名无环鸟苷的是(　　)
　A. 金刚烷胺　B. 碘苷　C. 阿昔洛韦
　D. 阿糖腺苷　E. 利巴韦林
15. 能抑制 DNA 聚合酶,阻碍 DNA 的合成的药物是(　　)
16. 能竞争性抑制胸苷酸合成酶,使 DNA 合成受阻的是(　　)
17. 能干扰 RNA 病毒进入宿主细胞,抑制病毒脱壳及核酸释放的是(　　)

X 型题

18. 使用金刚烷胺无效的病毒是(　　)
　A. 甲型流感病毒　B. 乙型流感病毒　C. 麻疹病毒
　D. 腮腺炎病毒　E. 单纯疱疹病毒
19. 下列药可以治疗 HIV 感染的是(　　)
　A. 齐多夫定　B. 沙奎那韦　C. 阿昔洛韦
　D. 碘苷　E. 拉米夫定
20. 下列关于阿昔洛韦的叙述,正确的是(　　)
　A. 抑制病毒 DNA 多聚酶　B. 局部应用治疗单纯疱疹性角膜炎　C. 经肝代谢
　D. 口服吸收差　E. 不良反应多,故少用于全身
21. 抗病毒药物的作用机制描述正确的有(　　)
　A. 肝素与病毒竞争细胞表面的受体,阻止病毒的吸附
　B. 金刚烷胺能抑制流感病毒的脱壳而预防流感
　C. 阿糖腺苷干扰 DNA 聚合酶,阻碍 DNA 的合成
　D. 吗啉胍对病毒增殖周期各个阶段几乎均有抑制作用
　E. 阿昔洛韦可被由病毒基因编码的酶磷酸化,阻止病毒 DNA 的合成
22. 抗病毒药主要包括(　　)
　A. 阿昔洛韦　B. 氮唑核苷　C. 金刚烷胺
　D. 碘苷　E. 干扰素
23. 对 RNA 病毒无效的药物是(　　)
　A. 碘苷　B. 金刚烷胺　C. 阿昔洛韦
　D. 利巴韦林　E. 阿糖腺苷
24. 下列药可以治疗 HBV 感染的是(　　)
　A. 齐多夫定　B. 沙奎那韦　C. 阿昔洛韦
　D. 干扰素　E. 拉米夫定

二、填空题

1. 目前抗 HIV 药主要有________、________、________三类。
2. 第一获准用于治疗 AIDS 感染的药物是________。
3. 兼具有抗震颤麻痹作用的抗病毒药是________。

三、中英文药名对译

1. zidovudine　5. 阿昔洛韦
2. amantadine　6. 碘苷
3. lamivudine　7. 利巴韦林
4. interferon　8. 恩夫韦地

四、问答题

试述抗病毒药物的分类及代表药物。

参考答案

一、选择题

1. A 2. A 3. D 4. C 5. A 6. B 7. D 8. A 9. A 10. B 11. C 12. E 13. D 14. C 15. C 16. B 17. A 18. BCDE 19. AECE 20. ABD 21. ABCDE 22. ABCDE 23. ACE 24. CDE

二、填空题

1. 核苷类反转录酶抑制剂，非核苷类反转录酶抑制剂，蛋白酶抑制剂
2. 齐多夫定
3. 金刚烷胺

三、中英文药名对译

1. 齐多夫定　　5. aciclovir
2. 金刚烷胺　　6. idoxuridine
3. 拉米夫定　　7. ribavirin
4. 干扰素　　8. enfuvirtide

四、问答题

答：根据抗病毒药的作用机制，抗病毒药可分为以下几类。①穿入和脱壳抑制剂：金刚烷胺、金刚乙胺。②DNA 多聚酶抑制剂：阿昔洛韦、更昔洛韦。③反转录酶抑制剂：核苷类拉米夫定、齐多夫定，非核苷类依法韦仑、奈韦拉平。④蛋白酶抑制剂：沙奎那韦、奈非那韦。⑤神经氨酸酶抑制剂：奥司他韦、扎那米韦。⑥广谱抗病毒药：利巴韦林、干扰素。

（蒋苏贞　周玖瑶）

第四十四章　抗寄生虫药

学习要点

一、抗疟药

（一）主要用于控制症状的抗疟药

1. 氯喹　口服肠道吸收，长效。首选用于控制临床症状，具有速效、强效、长效的红细胞内期裂殖体杀菌剂，还有杀灭肠外阿米巴原虫以及免疫抑制作用。临床用于治疗疟疾、肠外阿米巴病及治疗自身免疫性疾病。

2. 青蒿素　其对耐氯喹旱株感染有效，为世界卫生组织所推荐。高效，速效，低毒。对凶险的脑疟疾有良好的抢救作用。缺点是复发率高。

3. 奎宁　最古老的抗疟药，尤其适用于严重的脑型疟。

（二）主要用于病因性预防的抗疟药

乙胺嘧啶　目前用于病因性预防的首选药。

（三）主要控制复发和传播的药物

伯氨喹　治疗良性疟和阻断各型疟疾的传播。

（四）抗疟疾的合理应用

1. 急性发作期　用氯喹、奎宁、哌喹、青蒿素等作用于红细胞内期的药。

2. 凶险性疟疾　选用二盐酸奎宁、磷酸咯萘啶缓慢静滴或用青蒿素油剂肌内注射。

3. 耐氯喹恶性疟　选用奎宁、青蒿素。

4. 临床性预防　选用乙胺嘧啶、TMP 等。

5. 防止复发和传播　选用伯氨喹。

二、抗阿米巴病药

（一）作用于肠内、外阿米巴病的药物

1. 甲硝唑　具有抗阿米巴作用、抗滴虫作用、抗厌氧菌作用、抗贾第鞭毛虫作用，能杀灭病原体，不良反应轻，服药期间禁酒。

2. 替硝唑　可作为治疗阿米巴肝脓肿的首选药。

（二）主要作用于肠腔内的阿米巴病药

双碘喹啉、氯碘羟喹、喹碘方 可用于急性阿米巴痢疾。主要不良反应是腹泻。

（三）主要作用于肠腔外阿米巴药

1. 氯喹 适用于肠腔外阿米巴病。

2. 依米丁 治疗阿米巴肝脓肿及急性阿米巴痢疾，可引起严重胃肠道反应、心肌毒性、骨骼肌毒性等不良反应。

三、抗滴虫病药

1. 甲硝唑 对阴道滴虫有很强的作用。

2. 乙酰胂胺 外用可杀灭阴道滴虫。

四、抗血吸虫病药

1. 吡喹酮 有高度选择性，为目前治疗日本、埃及和曼氏血吸虫病的首选药。

2. 柳氰胺 适应于慢性、急性血吸虫病。目前少用。

五、抗丝虫病药

乙胺嗪 需口服，临床主要用于抗丝虫病药。

六、驱肠虫药

（一）驱线虫药

1. 甲苯达唑 对蛔虫、蛲虫、钩虫、绦虫尤适合混合感染，为治疗钩虫和鞭虫病的首选药。

2. 阿苯达唑（肠虫清） 高效低毒。对肠道外寄生虫也有疗效。孕妇、2 岁以下小儿不宜用。

3. 左旋咪唑 对蛔虫疗效最好，还有抗丝虫病及提高机体免疫力作用。

4. 哌嗪 口服不易吸收，低毒高效性质稳定的驱蛔虫、蛲虫药物。

5. 扑蛲灵 口服难吸收，是蛲虫单独感染的首选药。

（二）驱绦虫药

1. 氯硝柳胺（灭绦灵） 不能口服吸收，用于驱绦虫，灭钉螺，防止血吸虫的传播。

2. 吡喹酮 用于驱绦虫病，为首选药。

（三）驱肠虫药的合理选用

1. 蛔虫 首选甲苯达唑和阿苯达唑，可选哌嗪、噻嘧啶和左旋咪唑。

2. 蛔虫、钩虫混合感染　噻嘧啶和甲苯达唑最好。

3. 钩虫　噻嘧啶和甲苯达唑为首选。

4. 蛲虫　甲苯达唑、噻嘧啶为首选药。

5. 绦虫　氯硝柳胺、吡喹酮为首选。

复习地图

- 抗寄生虫药
  - 抗疟药
    - 控制症状：氯喹、青蒿素
    - 病因性预防：乙胺嘧啶
    - 控制复发和传播：伯氨喹
  - 抗阿米巴病药
    - 作用于肠内、外阿米巴病：甲硝唑、替硝唑
    - 作用于肠腔内的阿米巴病：双碘喹啉
    - 作用于肠腔外阿米巴病：氯喹、依米丁
  - 抗滴虫病药：甲硝唑、乙酰胂胺
  - 抗血吸虫病药：吡喹酮
  - 抗丝虫病药：乙胺嗪
  - 驱肠虫药
    - 蛔虫：首选甲苯达唑、阿苯达唑
    - 蛔虫、钩虫混合感染：噻嘧啶、甲苯达唑
    - 钩虫：首先噻嘧啶、甲苯达唑
    - 蛲虫：首先噻嘧啶、甲苯达唑
    - 绦虫：首选氯硝柳胺、吡喹酮

精选习题

一、选择题

A型题

1. 关于氯喹的描述，错误的是（　　）

A. 起效快　　B. 可致耳鸣　　C. 作用强

D. 可致视网膜病变　　E. 直接杀灭配子体

2. 血吸虫病的首选药是（　　）

A. 吡喹酮　　B. 呋喃丙胺　　C. 酒石酸锑钾

D. 氯硝柳胺　　E. 喹诺酮

3. 对不完全性蛔虫肠梗阻的病人禁用（　　）

A. 左旋咪唑　　B. 甲苯达唑　　C. 噻嘧啶

D. 哌嗪　　E. 阿苯哒唑

4. 下列寄生虫感染，可用乙胺嗪治疗的是（　　）

A. 钩虫　　B. 丝虫　　C. 血吸虫

D. 鞭虫　　E. 绦虫

5. 青蒿素的主要缺点是（　　）

A. 不易吸收　　B. 不易通过血-脑脊液屏障　　C. 疗效弱

D. 复发率高　　E. 易产生耐药性

6. 既可治疗阿米巴肝脓肿，也可控制疟疾症状的药物是(　　)
A. 氯喹　B. 依米丁　C. 甲硝唑
D. 土霉素　E. 奎宁

7. 对急、慢性和肠内、外阿米巴病都有效的药是(　　)
A. 氯喹　B. 甲硝唑　C. 喹碘方
D. 卡巴胂　E. 巴龙霉素

8. 疟疾发作控制症状应首选(　　)
A. 乙胺嘧啶　B. 氯喹　C. 伯氨喹
D. 奎宁　E. 青蒿素

9. 服用伯氨喹而致急性溶血性贫血是由于患者红细胞内缺乏(　　)
A. 葡萄糖-6-磷酸　B. 谷胱甘肽还原酶　C. 葡萄糖-6-磷酸脱氢酶
D. 6-磷酸葡萄糖酸　E. 二磷酸吡啶核苷酸

10. 下列药物可控制疟疾的复发与传播的是(　　)
A. 氯喹　B. 奎宁　C. 青蒿素
D. 伯氨喹　E. 乙胺嘧啶

11. 控制间日疟症状与复发的药物是(　　)
A. 氯喹＋伯氨喹　B. 奎宁＋乙胺嘧啶　C. 氯喹＋乙胺嘧啶
D. 乙胺嘧啶＋伯氨喹　E. 以上都不是

12. 对良性疟有根治作用的药物是(　　)
A. 乙胺嘧啶　B. 氯喹　C. 伯氨喹
D. 奎宁　E. 青蒿素

13. 急性阿米巴痢疾最好选用(　　)
A. 甲硝唑　B. 依米丁　C. 氯喹
D. 二氯尼特　E. 喹碘方

14. 治疗阿米巴肝脓肿比较安全而有效的药物是(　　)
A. 氯喹　B. 喹碘方　C. 依米丁
D. 甲硝唑　E. 土霉素

15. 抗血吸虫高效、低毒的药物是(　　)
A. 吡喹酮　B. 酒石酸锑钾　C. 氯喹
D. 乙胺嗪　E. 甲硝唑

16. 治疗绦虫病应选用(　　)
A. 左旋咪唑　B. 哌嗪　C. 噻嘧啶
D. 氯硝柳胺　E. 甲硝唑

17. 治疗蛔虫和钩虫混合感染的药物是(　　)
A. 吡喹酮　B. 乙胺嗪　C. 哌嗪
D. 氯硝柳胺　E. 甲苯达唑

18. 治疗丝虫病首选(　　)
A. 吡喹酮　B. 乙胺嗪　C. 氯硝柳胺
D. 氯喹　E. 噻嘧啶

19. 乙胺嘧啶不作为控制疟疾症状的药物，是因为(　　)
A. 不作用于原发性红细胞外期
B. 只作用于继发性红细胞外期

C. 作用于裂殖体的成熟期
D. 作用于裂殖体的未成熟期，起效较慢
E. 阻止配子体在蚊体内有性发育

20. 有免疫调节作用的抗寄生虫药是(　　)
A. 吡喹酮　　B. 乙胺嗪　　C. 氯硝柳胺
D. 氯喹　　E. 左旋咪唑

21. 甲硝唑的抗阿米巴作用，主要是通过杀灭(　　)
A. 阿米巴包囊　　B. 肠腔内小滋养体　　C. 阿米巴大滋养体
D. 包囊＋小滋养体　　E. 包囊＋大滋养体

22. 通过抑制肠道某些菌丛，间接抗阿米巴原虫的药物是(　　)
A. 二氯尼特　　B. 氯喹　　C. 依米丁
D. 四环素　　E. 乙胺嘧啶

23. 甲硝唑最常见不良反应是(　　)
A. 头痛、眩晕　　B. 肢体麻木　　C. 白细胞减少
D. 口腔金属味　　E. 皮疹

24. 对肠道内外阿米巴病均有效的药物是(　　)
A. 二氯尼特　　B. 氯喹　　C. 依米丁
D. 替硝唑　　E. 乙胺嘧啶

25. 治疗蛔虫感染首选药物是(　　)
A. 噻嘧啶　　B. 哌嗪　　C. 左旋咪唑
D. 阿苯达唑　　E. 甲硝唑

26. 治疗蛲虫感染首选药物是(　　)
A. 噻嘧啶　　B. 哌嗪　　C. 左旋咪唑
D. 阿苯达唑　　E. 甲硝唑

27. 治疗钩虫感染首选药物是(　　)
A. 噻嘧啶　　B. 哌嗪　　C. 左旋咪唑
D. 阿苯达唑　　E. 甲硝唑

28. 具广谱抗吸虫和绦虫感染的药物是(　　)
A. 吡喹酮　　B. 哌嗪　　C. 左旋咪唑
D. 阿苯达唑　　E. 甲硝唑

29. 关于甲苯达唑的叙述正确的是(　　)
A. 对蛔虫、钩虫、鞭虫的疗效好，对绦虫无效　　B. 起效迅速
C. 作用机制与使虫体肌组织除极化有关　　D. 无致畸胎作用
E. 对蛔虫卵、钩虫卵、鞭虫卵也有杀灭作用

30. 某幼儿园一男童，近日来肛门奇痒，夜间入睡后加重，经常惊醒，哭闹不安，食欲不振，经化验检查发现蛲虫卵，应首选的治疗药物是(　　)
A. 左旋咪唑　　B. 吡喹酮　　C. 甲硝唑
D. 氯硝柳胺　　E. 乙胺嗪

B 型题

A. 毒性反应　　B. 特异质反应　　C. 后遗效应
D. 抑制乙醛脱氢酶　　E. 抑制二氢叶酸还原酶

31. 奎宁引起的金鸡纳样反应是(　　)

32. 乙胺嘧啶引起巨幼红细胞贫血是(　　)
33. 甲硝唑引起的醉酒反应是(　　)
34. 伯氨喹引起急性溶血性贫血是(　　)
A. 二氯尼特　　B. 氯喹　　C. 依米丁
D. 甲硝唑　　E. 吡喹酮
35. 对阿米巴痢疾和阿米巴肝脓肿疗效好、毒性低的药物是(　　)
36. 仅用于阿米巴肝脓肿的药物是(　　)
37. 仅用于肠道阿米巴病的药物是(　　)
38. 对心脏有严重毒性的抗阿米巴病药是(　　)
A. 噻嘧啶　　B. 哌嗪　　C. 阿苯达唑
D. 甲硝唑　　E. 氯喹
39. 又名肠虫清的是(　　)
40. 又名驱蛔灵的是(　　)
41. 又名驱虫灵的是(　　)
42. 又名灭滴灵的是(　　)
A. 噻嘧啶　　B. 哌嗪　　C. 吡喹酮
D. 甲苯达唑　　E. 氯喹
43. 干扰虫体内钙平衡的抗肠蠕虫药是(　　)
44. 对钩虫卵和蛔虫卵等也有杀灭作用,能控制传播的药是(　　)
45. 使虫体神经-肌肉除极化的广谱抗肠蠕虫药是(　　)
46. 使虫体神经-肌肉超极化的广谱抗肠蠕虫药是(　　)
A. 甲硝唑　　B. 哌嗪　　C. 吡喹酮
D. 甲苯达唑　　E. 氯喹
47. 姜片虫感染的首选药物是(　　)
48. 对蛲虫、蛔虫及其混合感染的首选药物是(　　)
49. 阿米巴原虫感染的首选药物是(　　)
50. 恶性疟原虫感染的首选药物是(　　)

X 型题

51. 主要控制疟疾临床症状的药物是(　　)
A. 奎宁　　B. 氯喹　　C. 青蒿素
D. 伯氨喹　　E. 乙胺嘧啶
52. 氯喹可用于治疗(　　)
A. 心律失常　　B. 肠外阿米巴病　　C. 疟疾
D. 肾病综合征　　E. 红斑狼疮
53. 可用于抗滴虫病的药物有(　　)
A. 甲硝唑　　B. 氯喹　　C. 卡巴胂
D. 喹碘方　　E. 替硝唑
54. 缺乏葡萄糖-6-磷酸脱氢酶患者服用伯氨喹可发生(　　)
A. 疲乏、头晕、呕吐　　B. 巨幼红细胞性贫血　　C. 急性溶血性贫血
D. 高铁血红蛋白症　　E. 中毒性肌炎
55. 左旋咪唑的作用有(　　)
A. 抗肠虫　　B. 抗滴虫　　C. 调节免疫

D. 抗血吸虫　　E. 抗丝虫

56. 钩虫、蛔虫混合感染可选用(　　)

A. 左旋咪唑　　B. 甲苯达唑　　C. 噻嘧啶

D. 哌嗪　　E. 阿苯达唑

57. 下列属于氯喹的作用的是(　　)

A. 抗肠内阿米巴原虫作用　　B. 抗肠外阿米巴原虫作用　　C. 抗疟原虫作用

D. 抗滴虫作用　　E. 以上都是

58. 对肠道阿米巴痢疾有效的药物是(　　)

A. 依米丁　　B. 土霉素　　C. 甲硝唑

D. 氯喹　　E. 二氯尼特

59. 治疗蛔虫病的药物有(　　)

A. 左旋咪唑　　B. 氯硝柳胺　　C. 哌嗪

D. 噻嘧啶　　E. 甲苯达唑

60. 吡喹酮对下列寄生虫有作用的是(　　)

A. 血吸虫　　B. 绦虫　　C. 蛔虫

D. 肺吸虫　　E. 蛲虫

61. 通过抑制二氢叶酸还原酶产生作用的药物有(　　)

A. 乙胺嘧啶　　B. 甲氧苄啶　　C. 磺胺甲基异恶唑

D. 叶酸　　E. 氯喹

62. 红细胞内缺乏葡萄糖-6-磷酸脱氢酶引起急性溶血性贫血的药物是(　　)

A. 奎宁　　B. 乙胺嘧啶　　C. 氯喹

D. 伯氨喹　　E. 磺胺嘧啶

二、填空题

1. 控制疟疾症状发作宜选用________,控制间日疟复发宜选用________,疟疾病因性预防宜选用________。
2. 治疗滴虫性阴道炎首选________,采取________给药途径。
3. 能杀灭红细胞内期疟原虫,用于控制疟疾症状的药物有________、________、________。
4. 甲硝唑对阿米巴大滋养体有直接杀灭作用,故可治疗________和________,但不适用于________。
5. 氯喹主要杀灭________疟原虫,其特点是起效________,疗效________,作用________。
6. 吡喹酮可用于治疗________、________、________和________。
7. 苯并咪唑类的衍生物________、________,它们是________、________驱肠虫药。

三、中英文药名对译

1. chloroquine　　6. 伯氨喹
2. artemisinin　　7. 奎宁
3. mebendazole　　8. 甲硝唑
4. pyrimethamine　　9. 吡喹酮
5. diethylcarbamazine　　10. 阿苯达唑

四、问答题

1. 试述疟疾临床性预防和病因性预防的药理学基础及各选用药的不同点。
2. 简述甲硝唑的药理作用和临床应用。
3. 简述驱肠虫用药注意事项。

参考答案

一、选择题

1. E 2. A 3. C 4. B 5. D 6. A 7. B 8. B 9. C 10. D 11. A 12. C 13. A 14. D 15. A 16. D 17. E 18. B 19. D 20. E 21. C 22. D 23. C 24. D 25. D 26. D 27. D 28. A 29. E 30. A 31. A 32. E 33. D 34. B 35. D 36. B 37. A 38. C 39. C 40. B 41. A 42. D 43. C 44. D 45. A 46. B 47. C 48. D 49. A 50. E 51. ABC 52. BCDE 53ACE 54. ACD 55. AC 56. ACE 57. BC 58. BCE 59. ACDE 60. ACD 61. AB 62. DE

二、填空题

1. 氯喹,伯氨喹,乙胺嘧啶
2. 甲硝唑,口服
3. 氯喹,奎宁,青蒿素
4. 急性阿米巴痢疾,肠外阿米巴病,排包囊者
5. 红细胞内期,快,高,持久
6. 血吸虫病,华支睾吸虫病,姜片虫病,绦虫病
7. 甲苯达唑,阿苯达唑,高效,广谱

三、中英文药名对译

1. 氯喹	6. primaquine
2. 青蒿素	7. quinine
3. 甲苯达唑	8. metronidazole
4. 乙胺嘧啶	9. praziquantel
5. 乙胺嗪	10. albendazole

四、问答题

1. 答:疟疾临床预防是指药物能作用于疟原虫红细胞内期,干扰裂殖体增殖,起到预防症状发作,选用药物为氯喹,用药期疟疾不发作,但停药后仍可复发。病因性预防是指药物能作用于疟原虫的原发性红细胞外期,抑制肝细胞内裂殖体增殖,使停药后疟疾症状不再发作,首选药是乙胺嘧啶。

2. 答:甲硝唑的药理作用和临床应用有三方面。①抗阿米巴原虫:对肠内外大、小滋养体均有强大杀灭作用,是治疗阿米巴痢疾、肠外阿米巴病的首选药。②抗阴道滴虫:对阴道滴虫有直接杀灭作用,是治疗阴道滴虫病的首选药。③抗厌氧菌:对厌氧性革兰阴性及阳性菌有较强的抗菌作用,尤其对脆弱类杆菌有杀菌作用,用于口腔及盆腔和腹腔内的厌氧菌感染、败血症及气性坏疽等。

3. 答:半空腹服药,可使药物与肠虫充分接触,减少药物的吸收;当病人便秘或服药后久未排便,可酌情合用泻药;未根治者第二次治疗需与前次治疗间隔至少1～2周。

(蒋苏贞　周玫瑶)

第四十五章 抗恶性肿瘤药

学习要点

一、抗恶性肿瘤药分类

（一）根据药物化学结构和来源分类

1. 抗代谢类 如氨甲蝶呤、巯嘌呤、氟尿嘧啶、阿糖胞苷等。

2. 烷化剂类 如氮芥、环磷酰胺、噻替哌、白消安（马利兰）等。

3. 抗生素类 如放线菌素D、柔红霉素、博莱霉素、丝裂霉素等。

4. 植物类 如长春碱、喜树碱、紫杉醇、三尖杉碱等。

5. 铂类 如顺铂、卡铂、奥沙利铂等。

6. 激素类 如肾上腺皮质激素、雌激素、雄激素、他莫昔芬等。

7. 其他类 如维A酸、门冬酰胺酶、三氧化二砷等。

（二）根据抗肿瘤作用的生化机制分类

1. 影响核酸合成的药物 如氨甲蝶呤、巯嘌呤、氟尿嘧啶、阿糖胞苷等。

2. 影响DNA结构和功能的药物 如环磷酰胺、噻替哌、白消安、博莱霉素、丝裂霉素等。

3. 影响转录过程的药物 如放线菌素D、柔红霉素、阿霉素、普卡霉素等。

4. 影响蛋白质合成的药物 如门冬酰胺酶、三尖杉碱、长春碱、紫杉醇等。

5. 影响拓扑异构酶的药物 如喜树碱、依托泊苷等。

6. 影响体内激素平衡的药物 如肾上腺皮质激素、雌激素、雄激素、他莫昔芬等。

（三）根据抗肿瘤作用的细胞周期分类

1. 周期非特异性药物（CCNSA） 主要作用于增殖细胞群中各期细胞并杀灭之。如烷化剂和抗癌抗生素。

2. 周期特异性药物（CCSA） 仅对增殖周期中的某一期有较强作用。如，作用于S期的羟基脲、阿糖胞苷、氨甲蝶呤等；作用于M期的长春新碱、长春碱等；作用于G2期和M期的紫杉醇。

二、抗恶性肿瘤药的耐药性

在化疗过程中，肿瘤细胞对抗恶性肿瘤药产生的不敏感现象称为耐药性(resistance)。耐药性分为天然耐药性和获得性耐药性。最突出、最常见的是获得性耐药性，表现为对单一药物耐药和多药耐药性(MDR)。

耐药性产生机制包括生化机制和遗传机制。前者包括药物摄取减少、活化降低、灭活增加、外排增加、代谢途径改变、受损靶点修复等；后者包括多药耐药性基因的产生与过度表达(如 P-gp)、多药抗性相关蛋白产生等。

三、常用抗恶性肿瘤药

1. 影响核酸合成的药物 ①二氢叶酸还原酶抑制剂：如氨甲蝶呤；②胸苷酸合成酶抑制剂：如 5-氟尿嘧啶；③嘌呤核苷酸互变抑制剂：如 6-巯嘌呤；④核苷酸还原酶抑制剂：如羟基脲；⑤DNA 多聚酶抑制剂：如阿糖胞苷等。

2. 直接影响 DNA 结构和功能的药物 ①DNA 交联剂：如氮芥、环磷酰胺、噻替派、白消安；②破坏 DNA 的铂类配合物：如顺铂；③破坏 DNA 的抗生素：如丝裂霉素 C 和博莱霉素；④拓扑异构酶抑制剂：如喜树碱类和鬼臼毒素衍生物。

3. 干扰转录过程和阻止 RNA 合成的药物 如放线霉素 D、多柔比星(/阿霉素)。

4. 干扰蛋白质合成的药物 ①微管蛋白合成与功能抑制剂：如长春碱类和紫杉醇类等；②干扰核蛋白体功能的药物：如三尖杉生物碱类；③影响氨基酸供应的药物：如 L-门冬酰胺酶。

5. 激素类抗肿瘤药 如肾上腺皮质激素、雌激素、雄激素、他莫昔芬等。

复习地图

表 45-1 抗恶性肿瘤药影响细胞周期的作用特点

	细胞周期非特异性药物	细胞周期特异性药物
增殖周期	各时相	某时相
作用	较强	较弱
时间	迅速	缓慢
量效曲线	直线	非线性

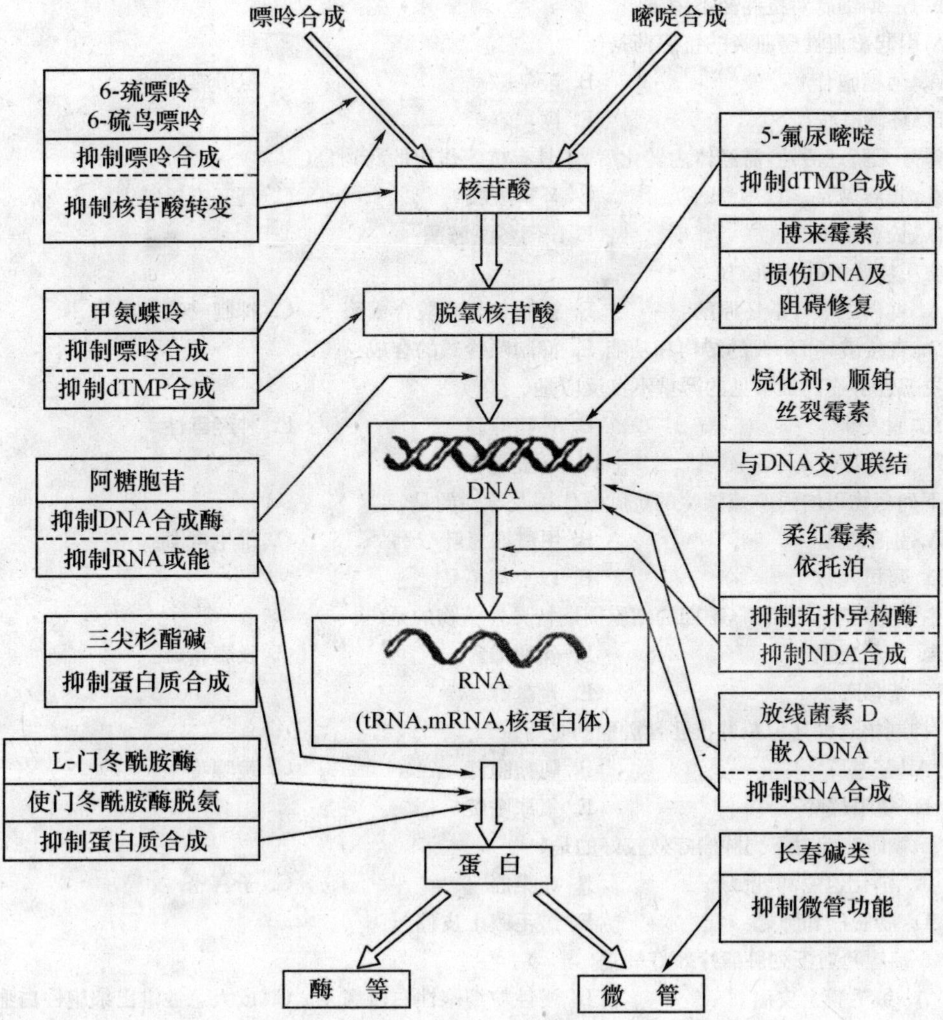

精选习题

一、选择题

A 型题

1. 在细胞增殖周期中能特异地抑制有丝分裂的抗恶性肿瘤药为(　　)

A. 环磷酰胺　　B. 顺铂　　C. 长春新碱

D. 博来霉素　　E. 5-氟尿嘧啶

2. 环磷酰胺对何种恶性肿瘤疗效显著(　　)

A. 恶性淋巴瘤　　B. 卵巢癌　　C. 急性淋巴细胞性白血病

D. 乳腺癌　　E. 多发性骨髓瘤

3. 恶性肿瘤化疗后易复发的原因(　　)

A. S 期细胞对抗癌药不敏感　　B. M 期细胞对抗癌药不敏感

C. G_0 期细胞对抗癌药不敏感　　D. G_1 期细胞对抗癌药不敏感

E. G_2 期细胞对抗癌药不敏感

4. 易引起出血性膀肌炎的抗癌药是(　　)

A. 阿糖胞苷　B. 羟基脲　C. 氨甲喋呤　D. 环磷酰胺　E. 阿霉素

5. 体外无药理活性,需经体内转化后,才具有抗癌作用的药物是(　　)

A. 长春碱　B. 环磷酰胺　C. 高三尖杉碱　D. 长春新碱　E. L-门冬酰胺酶

6. 氨甲喋呤的作用机制(　　)

A. 抑制二氢叶酸还原酶　B. 抑制二氢叶酸合成酶　C. 抑制嘧啶合成　D. 直接破坏 DNA 的结构和功能　E. 抑制嘌呤碱的合成

7. 抗恶性肿瘤药最常见的严重不良反应是(　　)

A. 脱发　B. 骨髓抑制　C. 神经毒性　D. 过敏反应　E. 肝脏损害

8. 下列药物可增强 6-巯嘌呤的抗肿瘤作用及毒性的是(　　)

A. 别嘌呤醇　B. 甲酰四氢叶酸钙　C. 维生素 B_{12}　D. 阿司匹林　E. 以上都不是

9. 主要作用于 M 期和 G_2 期的细胞周期特异性药物的是(　　)

A. 多柔比星　B. 丝裂霉素　C. 长春新碱　D. 紫杉醇　E. 羟基脲

10. 抑制核苷酸还原酶的抗恶性肿瘤药是(　　)

A. 羟基脲　B. 阿糖胞苷　C. 巯嘌呤　D. 氨甲蝶呤　E. 氟尿嘧啶

11. 5-氟尿嘧啶对下列肿瘤疗效较好的是(　　)

A. 消化道癌和乳腺癌　B. 卵巢癌　C. 子宫癌　D. 膀胱癌和肺癌　E. 绒毛膜上皮癌

12. 6-巯嘌呤对下列肿瘤疗效好的是(　　)

A. 绒毛膜上皮癌　B. 慢性粒细胞性白血病　C. 成人急性淋巴细胞性白血病　D. 恶性淋巴瘤　E. 儿童急性淋巴细胞性白血病

13. 阿糖胞苷的抗肿瘤作用主要是(　　)

A. 抑制止 4 种脱氧核苷酸聚合成 DNA 链

B. 抑制胞苷酸转变为脱氧胸苷酸

C. 抑制阻止脱氧尿苷酸转变为脱氧胸苷酸

D. 嵌入 DNA 中干扰其复制

E. 抑制肌苷酸转变为腺苷酸和鸟苷酸

14. 白消安对下列肿瘤疗效最好的是(　　)

A. 急性淋巴细胞性白血病　B. 恶性淋巴病　C. 急性粒细胞性白血病　D. 慢性粒细胞性白血病　E. 慢性粒细胞性白血病急性变

15. 能络合铜或铁离子,产生氧自由基,使 DNA 单链断裂,阻止复制的药物是(　　)

A. 柔红霉素　B. 博莱霉素　C. 放线菌素　D. 丝裂霉素　E. 阿霉素

16. 前列腺癌宜用(　　)

A. 他莫昔芬　B. 雌激素　C. 糖皮质激素

D. 雄激素　　E. 氨鲁米持

17. 临床治疗恶性肿瘤中非实体瘤的主要方法(　　)
A. 手术治疗　　B. 化学治疗　　C. 放射治疗
D. 基因治疗　　E. 免疫治疗

18. 博莱霉素最严重的不良反应是(　　)
A. 肝肾损害　　B. 抑制免疫　　C. 肺纤维化
D. 脱发　　E. 骨髓抑制

19. 下列抗恶性肿瘤药中，对骨髓造血功能没有抑制作用的是(　　)
A. 抗生素类　　B. 抗代谢类　　C. 烷化剂
D. 植物碱类　　E. 激素类

20. 使用长春新碱后，肿瘤细胞较多地处于增殖周期的(　　)
A. S 期　　B. G_0 期　　C. G_1 期
D. M 期　　E. G_2 期

21. 为了减轻氨甲蝶呤的毒性反应，可用作救援剂的是(　　)
A. 维生素 C　　B. 硫酸亚铁　　C. 甲酰四氢叶酸钙
D. 叶酸　　E. 维生素 B_{12}

22. 对肿瘤细胞选择性较高的烷化剂是(　　)
A. 丝裂霉素 C　　B. 噻替派　　C. 环磷酰胺
D. 氮芥　　E. 马利兰

23. 下列抗癌抗生素中，骨髓抑制副作用较轻的是(　　)
A. 丝裂霉 C　　B. 柔红霉素　　C. 博莱霉素
D. 羟基柔红霉素　　E. 放线菌素 D

24. 下列抗恶性肿瘤药中，其作用机制为影响氨基酸供应的是(　　)
A. 环磷酰胺　　B. 柔红霉素　　C. 左旋门冬酰胺酶
D. 氨甲蝶呤　　E. 长春新碱

25. 顺铂首选用于治疗(　　)
A. 恶性淋巴瘤　　B. 绒毛膜上皮细胞癌　　C. 慢性淋巴细胞性白血病
D. 多发性骨髓瘤　　E. 非精原细胞性睾丸瘤

26. 下列药物中可预防环磷酰胺引起出血性膀胱炎的是(　　)
A. 碳酸氢钠　　B. 叶酸　　C. 巯乙磺酸钠
D. 甲酰四氢叶酸钙　　E. 维生素 B_{12}

27. 氮芥抗恶性肿瘤的主要作用机制是(　　)
A. 与两个胸嘧啶交叉联结　　B. 与两个腺嘌呤交叉联结
C. 与两个胞嘧啶交叉联结　　D. 与一个胸嘧啶和一个腺嘌呤交叉联结
E. 与两个鸟嘌呤交叉联结

B 型题

A. 白消安　　B. 氨甲蝶呤　　C. 丙酸睾丸酮　　D. 己烯雌酚　　E. 放射性碘

28. 有效治疗前列腺癌的是(　　)
29. 有效治疗激素依赖性乳腺癌的是(　　)
30. 有效治疗慢性粒细胞性白血病的是(　　)
31. 有效治疗高度分化的甲状腺癌的是(　　)
32. 有效治疗绒毛膜上皮细胞癌的是（　　）

A. 与 DNA 联结而破坏 DNA 结构和功能　　B. DNA 多聚酶抑制剂
C. 阻止原料供应而阻碍蛋白质合成　　D. 与 DNA 联结而阻碍 RNA 转录
E. 阻碍纺锤丝形成,阻断有丝分裂,使细胞分裂停止于 M 期

33. 左旋门冬酰胺酶的主要作用机制是(　　)
34. 放线菌素 D 的主要作用机制是(　　)
35. 长春新碱的主要作用机制是(　　)
36. 丝裂霉素 C 的主要作用机制是(　　)
37. 阿糖胞苷的主要作用机制是(　　)

A. 前列腺癌　B. 乳腺癌　C. 慢性粒细胞性白血病　D. 鳞状上皮癌　E. 胃肠道腺癌

38. 5-氟尿嘧啶用于治疗(　　)
39. 博来霉素用于治疗(　　)
40. 马利兰用于治疗(　　)
41. 己烯雌酚用于治疗(　　)

X 型题

42. 作用机制为嵌入 DNA 中干扰转录过程阻止 RNA 合成的抗恶性肿瘤药是(　　)
A. 放线菌素 D　B. 紫杉醇　C. 多柔比星
D. 柔红霉素　E. 羟基脲

43. 直接破坏 DNA 的抗恶性肿瘤药物有(　　)
A. 阿糖胞苷　B. 顺铂　C. 丝裂霉素
D. 紫杉醇　E. 博来霉素

44. 肿瘤增殖细胞群中的细胞可处于细胞增殖周期的以下时相(　　)
A. G_0 期(静止期)　B. M 期(分裂期)　C. S 期(DNA 合成期)
D. G_1 期(DNA 合成前期)　E. G_2 期(DNA 合成后期)

45. 属于细胞周期特异性抗恶性肿瘤药物的是(　　)
A. 长春新碱　B. 鬼臼毒素　C. 氨甲蝶呤
D. 5-氟尿嘧啶　E. 秋水仙碱

46. 属于细胞周期非特异性抗肿瘤药物的是(　　)
A. 更生霉素　B. 泼尼松　C. 环磷酰胺
D. 阿霉素　E. 柔红霉素

47. 有关噻替派作用特点的说法正确的是(　　)
A. 与 DNA 发生交叉连接,抑制 DNA 合成,从而产生细胞毒作用
B. 主要毒性为骨髓抑制
C. 属烷化剂,抑瘤作用明显
D. 对乳腺癌、卵巢癌疗效较好
E. 抗瘤谱较广

48. 常用抗恶性肿瘤药共有的毒性反应包括(　　)
A. 骨髓抑制　B. 消化道黏膜损害　C. 脱发
D. 抑制免疫功能　E. 肝、肾功能损害

49. 对骨髓抑制作用较轻的抗恶性肿瘤药有(　　)
A. 博来霉素　B. 长春新碱　C. 环磷酰胺
D. 氨甲喋呤　E. 泼尼松

50. 有关抗恶性肿瘤药联合用药原则的叙述,正确的是(　　)

A. 对增长缓慢的实体瘤，一般先应用细胞周期非特异性药物，再使用细胞周期特异性药物

B. 对生长比率高的肿瘤，一般先应用细胞周期特异性药物，再使用细胞周期非特异性药物，再重复

C. 不同作用机制的药物联合应用可增强疗效

D. 有骨髓抑制的抗恶性肿瘤药应与骨髓抑制作用小的药物联合应用

E. 按照抗瘤谱选择抗恶性肿瘤药

51. 可致肾损害的抗恶性肿瘤药有(　　)

A. 氨甲蝶呤　　B. 噻替派　　C. 顺铂

D. 6-巯嘌呤　　E. 长春新碱

二、填空题

1. 影响核酸合成的抗恶性肿瘤药中，二氢叶酸还原酶抑制剂如________；胸苷酸合成酶抑制剂如________；嘌呤核苷酸互变抑制剂如________；核苷酸还原酶抑制剂如________；DNA 多聚酶抑制剂如________。

2. 抗恶性肿瘤药的共有毒性反应包括________和________。

3. 根据肿瘤细胞增殖动力学原理，把抗恶性肿瘤药分为________和________。

4. 作用于 S 期的抗代谢药又分为抗________药、抗________药和抗________药。

5. 环磷酰胺在体外________，在体内经肝脏微粒体细胞色素 P_{450} 氧化，裂环生成________，后者在肿瘤细胞内分解出________才具有抗癌活性。

三、中英文药名对译

1. 环磷酰胺　　7. bleomycin, BLM
2. 顺铂　　8. adriamycin, ADM
3. 氨甲蝶呤　　9. hydroxyurea, HU
4. 氟尿嘧啶　　10. busulfan, BUS
5. 6-巯基嘌呤　　11. vincristine, VCR
6. 阿糖胞苷　　12. paclitaxel, Taxol, TAX

四、名词解释

1. 多药耐药性(multidrug resistance, MDR)
2. 生长比率(growth fraction, GF)
3. 周期非特异性药物(cell cycle non-specific agents, CCNSA)
4. 周期特异性药物(cell cycle specific agents, CCSA)

五、问答题

1. 抗恶性肿瘤药按细胞增殖动力学原理如何进行分类？
2. 简述抗恶性肿瘤药的应用原则。

参考答案

一、选择题

1. C　2. A　3. C　4. D　5. B　6. A　7. B　8. A　9. D　10. A　11. A　12. E　13. A　14. D　15. B　16. B　17. B　18. C　19. E　20. D　21. C　22. B　23. C　24. C　25. E　26. C　27. E　28. D　29. C　30. A　31. E　32. B　33. C　34. D　35. E　36. A　37. B　38. E　39. D　40. C　41. A　42. ACD　43. BCE　44. BCDE　45. ABCDE　46. ABCDE　47. ABCDE　48. ABCDE

49. ABE 50. ABCDE 51. AC

二、填空题

1. 氨甲蝶呤,5-氟尿嘧啶,6-巯嘌呤,羟基脲,阿糖胞苷
2. 骨髓抑制,胃肠道反应
3. 细胞周期非特异性药物,细胞周期特异性药物
4. 叶酸,嘌呤,嘧啶
5. 无活性,醛磷酰胺,磷酰胺氮芥

三、中英文药名对译

1. Cyclophosphamide,CTX
2. Cisplatin,DDP
3. Methotrexate,MTX
4. 5-Fluorouracil,5-FU
5. 6-Mercatopurine,6-MP
6. Cytarabine,Ara-C
7. 博莱霉素
8. 多柔比星/阿霉素
9. 羟基脲
10. 白消安/马利兰
11. 长春新碱
12. 紫杉醇

四、名词解释

1. 多药耐药性(multidrug resistance,MDR):即肿瘤细胞接触一种抗肿瘤药后,对多种结构不同、作用机制各异的其他抗肿瘤药产生耐药性。

2. 生长比率(growth fraction,GF):即肿瘤增殖细胞群在肿瘤全细胞群中的比率。

3. 周期非特异性药物(cell cycle non-specific agents,CCNSA):主要作用于增殖细胞群中各期细胞并杀灭之。

4. 周期特异性药物(cell cycle specific agents,CCSA):仅对增殖周期中的某一期有较强作用。

五、问答题

1. 答:根据抗肿瘤作用的细胞周期分2类

(1) 周期非特异性药物(CCNSA):主要作用于增殖细胞群中各期细胞并杀灭之。如烷化剂和抗癌抗生素。

(2) 周期特异性药物(CCSA):仅对增殖周期中的某一期有较强作用。如,作用于S期的羟基脲、阿糖胞苷、氨甲蝶呤等;作用于M期的长春新碱、长春碱等;作用于G_2期和M期的紫杉醇。

2. 答:抗恶性肿瘤药应用的一般原则:

(1) 根据细胞增殖动力学规律,增长缓慢的实体瘤,其G_0期细胞较多,一般先用细胞周期非特异性药物杀灭增殖期及部分期G_0细胞,驱动期细胞G_0进入增殖周期,继而用细胞周期特异性药物杀灭之。相反,对生长比率高的肿瘤,则先用杀灭S期或M期的细胞周期特异性药物,再用细胞周期非特异性药物杀灭其他各期细胞。

(2) 从抗恶性肿瘤药的作用机制考虑,不同机制的抗恶性肿瘤药合用能增强疗效。

(3) 从药物的毒性考虑,多数抗恶性肿瘤药均可抑制骨髓,而泼尼松、长春新碱、博莱霉素的骨髓抑制作用较小,可合用以降低毒性并提高疗效。

(4) 从抗瘤谱考虑,胃肠道腺癌用5-氟尿嘧啶、环磷酰胺等;鳞癌用博莱霉素、氨甲蝶呤等;肉瘤用环磷酰胺、顺铂、多柔比星等。

(5) 给药方法,一般采用机体能耐受的最大剂量,特别是对病期较早、健康状况良好的肿瘤病人,大剂量间歇用法一般比小剂量连续法效果好。

(吕 莉 邵钫钰)

第四十六章　影响免疫功能的药物

学习要点

影响免疫功能的药物通过影响免疫应答和免疫病理反应而调节机体的免疫功能，防治免疫功能异常所致疾病，分为免疫抑制剂和免疫增强药。

一、免疫应答和免疫病理反应

1. 免疫应答　机体免疫系统在抗原刺激下所发生的一系列变化称为免疫应答反应，可分3期。①感应期：巨噬细胞和免疫活性细胞处理和识别抗原的阶段。②增殖分化期：免疫活性细胞被抗原激活后分化增殖并产生免疫活性物质。③效应期：致敏淋巴细胞或抗体与相应靶细胞或抗原接触，产生细胞免疫或体液免疫效应。

2. 免疫病理反应　正常的免疫应答反应在抗感染、抗肿瘤及抗器官移植排斥反应等方面具有重要意义。但当机体免疫功能异常时，可出现免疫病理反应，包括变态反应（过敏反应）、自身免疫性疾病、免疫缺陷性疾病和免疫增殖病、肿瘤及器官移植排斥反应等，表现为机体的免疫功能低下或免疫功能过度增强，严重时可导致机体死亡。

二、免疫抑制剂

1. 基本作用特点　缺乏选择性；对初次免疫应答反应的抑制作用强于对再次免疫应答反应的抑制；其作用取决于给药时间与抗原刺激的时间间隔和先后顺序；不同类型的免疫病理反应对免疫抑制剂敏感性不同；尚具有抗炎作用。临床广泛用于器官移植排斥反应、自身免疫性疾病。常见共同不良反应为感染、致癌、不育及致畸等。

2. 常用免疫抑制剂　①肾上腺皮质激素类，如泼尼松、地塞米松等。②抗增殖与抗代谢药，如环磷酰胺、巯唑嘌呤、氨甲蝶呤等。③麦考酚酸酯衍生物，如麦考酚酸酯。④钙调磷酸酶抑制剂，如环孢素、他克莫司等。⑤中草药有效成分，如雷公藤总苷。⑥抗体，如抗淋巴细胞球蛋白等。

三、免疫增强药

免疫增强药是一类能增强机体特异性免疫功能的药物，主要用于免疫缺陷性疾病、慢性难治性感染、肿瘤、自身免疫性疾病。

使用时应遵循最适原则，即研究出最佳剂型、配方和用药方案。不可忽视其潜在的危险性，如导致自身免疫性疾病、毛细血管渗漏综合征、过敏反应、感冒样综合征等。

常用免疫增强药：卡介苗、白细胞介素-2、左旋咪唑、胸腺素、转移因子、干扰素及异丙肌苷等。

复习简表

影响免疫功能的药物	常用药物
免疫抑制剂	肾上腺皮质激素类:泼尼松、地塞米松 抗增殖与抗代谢药:环磷酰胺、巯唑嘌呤、氨甲蝶呤 麦考酚酸酯衍生物:麦考酚酸酯 钙调磷酸酶抑制剂:环孢素、他克莫司 中草药有效成分:雷公藤总苷 抗体:抗淋巴细胞球蛋白
免疫增强药	卡介苗、白细胞介素-2、左旋咪唑、胸腺素、转移因子、干扰素及异丙肌苷等

精选习题

一、选择题

A 型题

1. 下列关于卡介苗的叙述错误的是( )
   A. 用法包括皮肤划痕接种、瘤内注射、腹腔注射
   B. 不良反应较少
   C. 也可用于肿瘤的辅助治疗
   D. 可增强多种免疫活性细胞的功能,提高巨噬细胞杀伤肿瘤细胞和细菌的能力
   E. 主要用于预防结核病
2. 临床常用的免疫抑制剂不包括( )
   A. 抗淋巴细胞球蛋白　B. 巯唑嘌呤　C. 环孢素
   D. 肾上腺皮质激素类　E. 白细胞介素
3. 临床常用的免疫增强药不包括( )
   A. 环孢素　B. 左旋嘧啶　C. 干扰素
   D. 转移因子　E. 白细胞介素
4. 关于硫唑嘌呤抗免疫作用的叙述,下列错误的是( )
   A. 可用于肾移植的排异反应和自身免疫性疾病
   B. 既可抑制细胞免疫又可抑制体液免疫反应
   C. 可抑制两类免疫母细胞
   D. 能抑制巨噬细胞对抗原的吞噬和处理
   E. 明显抑制 T 细胞
5. 既可抑制白细胞介素 2 产生,又可抑制干扰素产生的药物是( )
   A. 抗代谢药　B. 环孢素　C. 左旋咪唑
   D. 烷化剂　E. 糖皮质激素
6. 主要抑制巨噬细胞对抗原吞噬和处理的药物是( )
   A. 硫唑嘌呤　B. 环磷酰胺　C. 地塞米松

D. 抗淋巴细胞球蛋白　　E. 环孢素

7. 烷化剂小剂量主要选择性抑制的细胞是（　　）
A. 免疫母细胞　　B. B 淋巴细胞　　C. 单核细胞
D. T 淋巴细胞　　E. 巨噬细胞

8. 既用于免疫功能低下病人，又可治疗自身免疫性疾病的药物是（　　）
A. 巯唑嘌呤　　B. 干扰素　　C. 左旋咪唑
D. 白消安　　E. 泼尼松龙

9. 环孢素作用于（　　）
A. T 淋巴细胞　　B. B 淋巴细胞　　C. 白细胞
D. 巨噬细胞　　E. 补体细胞

10. 环孢素的主要不良反应为（　　）
A. 心律失常　　B. 肝、肾损害　　C. 恶心、呕吐
D. 肌无力　　E. 头痛、头晕

11. 对免疫过程的多个环节有抑制作用的药物是（　　）
A. 巯唑嘌呤　　B. 抗淋巴细胞球蛋白　　C. 环磷酰胺
D. 环孢素　　E. 肾上腺皮质激素

12. 具有抗病毒作用的免疫增强药是（　　）
A. 转移因子　　B. 干扰素　　C. 左旋咪唑
D. 卡介苗　　E. 白细胞介素-2

13. 某急性淋巴细胞性白血病患者做骨髓移植术后，为防止出现排斥反应，应预防性应用（　　）
A. 胸腺素　　B. 白细胞介素-2　　C. 环孢素
D. 左旋咪唑　　E. 干扰素

14. 既可用于免疫功能低下患者以恢复免疫功能，又可改善自身免疫性疾病患者症状的是（　　）
A. 他克莫司　　B. 左旋咪唑　　C. 泼尼松
D. 卡介苗　　E. 巯唑嘌呤

15. 卡介苗引起的不良反应为（　　）
A. 心动过速　　B. 尿频、尿急　　C. 恶心、呕吐
D. 白细胞及血小板减少　　E. 注射局部出现红斑、硬结或溃疡

16. 可促进 B 细胞及自然杀伤细胞分化增殖的是（　　）
A. 干扰素　　B. 白细胞介素-2　　C. 糖皮质激素
D. 胸腺素　　E. 环孢素

17. 左旋咪唑增强免疫的机制是（　　）
A. 促进 B 细胞及自然杀伤细胞分化增殖
B. 抑制核酸和蛋白质的合成
C. 抑制辅助性 T 细胞产生白细胞介素
D. 抑制淋巴细胞产生干扰素
E. 激活磷酸二酯酶，降低淋巴细胞及巨噬细胞内 cAMP 含量

18. 下列药物属于免疫抑制剂的是（　　）
A. 转移因子　　B. 白细胞介素-2　　C. 卡介苗
D. 干扰素　　E. 环孢素

19. 下列药物属于免疫增强药的是（　　）
A. 泼尼松　　B. 巯唑嘌呤　　C. 转移因子

D. 抗淋巴细胞球蛋白　　E. 环孢素

20. 转移因子主要用于治疗(　　)

A. 系统性红斑狼疮　　B. 血小板减少性紫癜　　C. 器官移植

D. 免疫缺陷性疾病　　E. 过敏性疾病

B 型题

A. 白细胞介素-2　　B. 环孢素　　C. 环磷酰胺

D. 干扰素　　E. 糖皮质激素

21. 小剂量抑制体液免疫,大剂量抑制细胞免疫的药是(　　)

22. 只抑制细胞免疫,不抑制体液免疫的药是(　　)

23. 小剂量增强免疫,大剂量抑制免疫的药是(　　)

A. 胸腺依赖性细胞免疫缺陷病　　B. 黑色素瘤　　C. 病毒感染

D. 糖皮质激素不能长期缓解的自身免疫性疾病　　E. 获得性免疫缺陷病

24. 干扰素的主要适应证是(　　)

25. 环磷酰胺的主要适应证是(　　)

26. 卡介苗的主要适应证是(　　)

27. 胸腺素的主要适应证是(　　)

A. 血小板减少性紫癜　　B. 白血病辅助性免疫疗法

C. 注射治疗细胞免疫缺陷性疾病　　D. 肾移植术后

E. 口服治疗反复感染的免疫力低下患者

28. 巯唑嘌呤主要治疗(　　)

29. 左旋咪唑主要治疗(　　)

30. 泼尼松主要治疗(　　)

X 型题

31. 干扰素具有的作用包括(　　)

A. 抑制细胞增殖　　B. 抗病毒　　C. 抗肿瘤

D. 抗真菌　　E. 调节免疫

32. 免疫增强药常用于(　　)

A. 难治性病毒感染　　B. 慢性感染　　C. 器官移植术后

D. 免疫缺陷性疾病　　E. 恶性肿瘤的辅助治疗

33. 免疫抑制剂常见的不良反应有(　　)

A. 不育及致畸　　B. 易引起感染　　C. 易引起脱发

D. 消化道反应　　E. 骨髓抑制

34. 左旋咪唑临床用于(　　)

A. 器官移植　　B. 系统性红斑狼疮　　C. 类风湿性关节炎

D. 肺癌手术后　　E. 免疫功能低下者

35. 可用于器官移植的药物有(　　)

A. 巯唑嘌呤　　B. 地塞米松　　C. 左旋咪唑

D. 环磷酰胺　　E. 干扰素

二、填空题

1. 免疫应答反应分为 3 期,即________、________、________。

2. 影响免疫功能的药物按作用方式不同,可分为________和________。

3. 免疫抑制药用于治疗________和________,免疫增强药临床主要用于治疗________和________。

三、中英文药名对译

1. 霉酚酸酯/麦考酚酸莫酯
2. 转移因子
3. 干扰素
4. 左旋咪唑
5. 卡介苗
6. cyclosporin, CsA
7. tacrolimus, FK506
8. azathioprine, Aza
9. cyclophosphamide, CTX
10. anti-lymphocyte globulin, ALG

四、问答题

1. 常用的免疫抑制剂有哪些？它们的作用特点是什么？
2. 常用的免疫增强药有哪些？

参考答案

一、选择题

1. B　2. E　3. A　4. D　5. B　6. C　7. B　8. C　9. A　10. B　11. E　12. B　13. C　14. B　15. E　16. B　17. E　18. E　19. C　20. D　21. C　22. B　23. D　24. C　25. D.　26. B　27. A　28. D　29. E　30. A　31. ABCE　32. ACDE　33. ABCDE　34. BCDE　35. ABD

二、填空题

1. 感应期，增殖分化期，效应期
2. 免疫抑制剂，免疫增强药
3. 自身免疫性疾病，器官移植，免疫缺陷性疾病，某些慢性病毒后真菌感染

三、中英文药名对译

1. mycophenolate mofetil
2. transfer factor, TF
3. interferon, INF
4. levamisole, LMS
5. bacillus calmette-guerin vaccine, BCG
6. 环孢素
7. 他克莫司
8. 巯唑嘌呤
9. 环磷酰胺
10. 抗淋巴细胞球蛋白

四、问答题

1. 答：临床常用的免疫抑制剂有环孢素、肾上腺皮质激素、烷化剂、抗代谢药、抗淋巴细胞球蛋白及单克隆抗体等。

其作用特点：①大多数药物缺乏选择性和特异性，对正常和异常的免疫反应均有抑制作用，长期应用容易降低机体抵抗力而诱发感染，肿瘤发生率增加及影响生殖系统功能等不良反应。②对初次免疫应答反应的抑制作用较强，对再次免疫应答反应抑制作用较弱。③药物作用与给药时间和抗原刺激时间间隔和先后顺序密切相关。④多数免疫抑制剂尚有非特异性抗炎作用。

2. 答：常用免疫增强药有卡介苗、白细胞介素-2、左旋咪唑、胸腺素、转移因子、干扰素及异丙肌苷等。免疫增强药能激活一种或多种免疫活性细胞，增强机体免疫功能，使低下的免疫功能提高，用于治疗免疫缺陷性疾病、慢性难治性感染、肿瘤和自身免疫性疾病等。

（吕　莉　邵钫钰）

第四十七章　特殊条件药理学

学习要点

一、解　毒　药

解毒药分为非特异性解毒药(一般解毒药)和特异性解毒药(特殊解毒药)两大类。非特异性解毒药是指用以阻止毒物继续被吸收和促进其排出的药物,如吸附药活性炭、泻药和利尿药;特异性解毒药可特异性地对抗或阻断毒物或药物的效应而其本身并不具有与毒物相反的效应。临床常用的特异性解毒药有金属络合剂、胆碱酯酶复活剂、高铁血红蛋白还原剂、氰化物解毒剂和其他解毒剂等。

(一) 有机磷酸酯类中毒的解毒药

见第5章。

(二) 金属与类金属中毒的解毒药

1. 金属与类金属中毒　汞、银、铅、铜、锰、铬、锌等金属,砷、锑、磷、铋等类金属均可引起中毒。其毒性作用主要是能与机体组织细胞的氧化还原酶系统特别是丙酮酸氧化酶的巯基-SH相结合,抑制酶活性而影响组织细胞的呼吸作用。

2. 金属与类金属中毒的解毒药　包括含巯基的解毒剂及金属络合解毒剂两类。

(1) 含巯基的解毒剂　属竞争性解毒剂,如二巯丙醇、二巯基丙磺酸钠、二巯丁二钠、青霉胺等。所含巯基易与金属及类金属络合而生成无毒难解离的环状化合物,由尿排出。由于它们与金属及类金属的亲和力比酶强,因此不仅可防止金属及类金属与含巯基酶结合,还能夺取已与酶结合的金属及类金属使酶复活,从而起到解毒作用。

(2) 金属络合解毒剂　为强力络合剂,如依地酸钙钠、依地酸二钠,能与多种金属离子形成无毒性、稳定不易解离但可溶解的络合物,由尿排出。但使用时应注意,金属中毒时并不使用依地酸或依地酸二钠,因它们可与血中钙离子络合使血钙急剧下降,严重者甚至引起抽搐或心脏搏动停止。

(三) 亚硝酸盐中毒的解毒药

1. 亚硝酸盐中毒　食物中含亚硝酸盐或硝酸盐进入胃肠后转化为亚硝酸盐引起中毒。其机制为:亚硝酸盐对血管运动中枢有抑制作用,可使血管扩张血压下降;亚硝酸盐进入机体后能将原来含二价铁的血红蛋白氧化成含三价铁的高铁血红蛋白失去携氧能力,导致血液中氧含量减少,不能正常供给组织氧而中毒。

2. 亚硝酸盐中毒的解毒药　通常用高铁血红蛋白还原剂,如小剂量亚甲蓝、维生素C

静注，能将高铁血红蛋白还原为血红蛋白以恢复其携氧的功能。

（四）氰化物中毒的解毒药

1. 氰化物中毒 氢氰酸和氰化物是作用极快的毒物。氰化物含有氰离子 CN^- 能迅速在细胞线粒体中与氧化型细胞色素氧化酶呼吸酶中的 Fe^{3+} 结合而形成氰化细胞色素氧化酶，抑制酶的活性使组织细胞不能得到足够的氧导致中毒。

2. 氰化物解毒药 应用氧化剂亚硝酸钠或较大剂量亚甲蓝后使部分 Fe^{2+} 血红蛋白氧化成血红蛋白，后者的 Fe^{3+} 与氰化物有高度的亲和力，结合成氰化高铁血红蛋白，阻止氰化物与组织的细胞色素氧化酶结合，同时所形成的高铁血红蛋白还能夺取已经与细胞色素氧化酶结合的 CN^-，恢复酶的活性从而产生解毒作用。但氰化高铁血红蛋白仍可部分离解出 CN^- 产生毒性。因此，还应静注硫代硫酸钠，它与释出的 CN^- 形成硫氰化物，从而排出体外。

亚甲蓝低浓度时使高铁血红蛋白还原为血红蛋白；较大剂量时，在体内起氧化剂作用，可将正确血红蛋白氧化为高铁血红蛋白。

二、运动兴奋剂

运动兴奋剂是指能刺激人体中枢神经系统，产生兴奋从而提高功能状态的药物。在体育界运动兴奋剂泛指可对人体功能产生影响，有助于提高运动能力的物质或手段。运动兴奋剂的使用严重危害运动员的身心健康。

（一）蛋白同化制剂

蛋白同化制剂又称同化激素，俗称合成类固醇，是一类拟雄性激素的人工合成物质，主要是睾酮及其衍生物。由于其主要结构与雄激素颇为相似，因此具有与雄激素相似的生理作用。这类药物主要有睾酮、达那唑、美睾酮、表双氢酮等。

（二）肽类激素、生长因子及相关物质

肽类激素为人体内源性含氮类激素，由几个至几百个氨基酸组成，主要由下丘脑和垂体分泌，在其他一些器官，如心、肝、肾、胃肠道等也有分泌。如果将其作为兴奋剂滥用，会抑制人体正常的内分泌活动，造成激素分泌失调，严重时甚至可以危及生命。这类物质主要包括促红细胞生成素、生长激素、胰岛素样生长因子-1、生长因子素、促性腺激素和促皮质素等。

（三）β_2 受体激动剂

β_2 受体激动剂包括沙丁胺醇和沙美特罗等。其具有对神经系统的兴奋作用和蛋白同化作用。

（四）激素拮抗剂与调节剂

激素拮抗剂与调节剂包括芳香酶抑制剂如氨鲁米特，选择性雌激素受体调节剂如雷洛昔芬，其他抗雌激素作用物质如氯米芬等。

（五）利尿剂和其他掩蔽剂

利尿剂和其他掩蔽剂如常用噻嗪类利尿剂。目的是减轻体重，加速其他兴奋剂及代谢产物排泄。

（六）刺激剂(含精神药品)

刺激性药物通常称为刺激剂，是最早使用、最早被禁用，也是最原始意义上的兴奋剂，如苯丙胺等。

（七）其他兴奋剂

其他兴奋剂包括麻醉剂、肾上腺皮质激素类、大麻类等。这些兴奋剂大部分在临床上长期作为药物使用，但由于使用目的和方式不同，有些便成为运动体育中的兴奋剂。

三、乙醇、药物滥用及成瘾

急性摄入乙醇后可引起镇静、反应缓慢、口齿不清、共济失调、运动功能受抑、呕吐、麻木、昏迷甚至死亡；慢性摄入乙醇后则产生耐受和依赖，并造成肝脏、神经系统、胃肠道系统、心血管系统、免疫系统、内分泌系统的功能及器质性损伤，还产生致畸及增加癌症发生作用。酗酒的治疗药物包括阿片受体拮抗剂纳曲酮及阿坎酸等。

导致药物滥用的成瘾性药物包括 3 大类：①阿片、大麻、γ-羟丁酸和致幻剂麦角二乙酰胺等，这些药物通过 G 蛋白耦联受体发挥作用；②苯二氮䓬类、尼古丁、分离性麻醉剂氯胺酮等，通过离子通道或离子型受体发挥作用；③可卡因、苯丙胺类及致幻药，均通过影响单胺转运体发挥作用。

药物成瘾的治疗：美沙酮、尼古丁贴片替代治疗；阿片受体拮抗剂纳洛酮、纳曲酮；$GABA_B$受体激动剂巴氯芬；大麻素受体拮抗剂利莫那班。

四、基因药物与基因治疗

基因治疗(gene therapy)是指以改变细胞遗传物质为基础的医学治疗。通过一定基因转移载体将正常或有治疗价值的目的基因或核酸分子导入靶细胞，从而达到防治疾病的效果。基因治疗通过携带目的基因或核酸分子的载体或遗传修饰的体细胞，在人体内产生特定的功能分子(核酸或蛋白质)，实质上可以看作是导入一个具有治疗作用的给药系统，有人将基因治疗载体或体细胞称之为基因药物(gene medicine)。基因治疗可分为生殖细胞基因治疗和体细胞基因治疗两类，后者已被广泛接受作为严重疾病的治疗方法之一。

1. 基因治疗的方式 基因置换、基因矫正和基因增强来进行矫正性基因治疗，或是通过使用特异的反义基因、人工合成反义寡聚脱氧核苷酸、核酶以及 RNA 干扰等反义技术；或是通过使用其他基因的代偿作用弥补缺陷基因的功能进行调控性基因治疗。

2. 实施基因治疗的途径 有 2 种。① ex vivo 法，称在体转移，就是选择患者体内的靶细胞在体外进行基因修饰和培养，筛选出目的基因转入表达的细胞，再回输患者体内。② in vivo 法，称为活体直接转移，即通过载体将目的基因直接转入靶细胞、组织，使其在体内表达。

基因治疗可望用于遗传性疾病、恶性肿瘤、感染性疾病以及冠心病、高血压、糖尿病、消化性溃疡、精神分裂症等其他疾病的治疗。作为一门新的治疗方法，基因治疗会给人类带来福音，但要取代遗传病或肿瘤等的常规治疗法为时尚早，它还有诸多问题有待研究和突破，并存在着不可预见的风险。

复习简表

表 47-1 特殊条件药理学

解毒药	分类	中毒物	常用解毒药物	
	非特异性解毒药			吸附药活性炭、泻药和利尿药
	特异性解毒药	有机磷酸酯类	胆碱酯酶复活药	碘解磷定(派姆,PAM)、氯解磷定、双解磷
		金属与类金属	金属络合剂	含巯基的解毒剂,如二巯丙醇、二巯基丙磺酸钠、二巯丁二钠、青霉胺等
				金属络合解毒剂,如依地酸钙钠、依地酸二钠
		亚硝酸盐	高铁血红蛋白还原剂	小剂量亚甲蓝、维生素 C
		氰化物	氰化物解毒剂	亚硝酸钠或亚甲蓝
运动兴奋剂	分类		常用药物	
	蛋白同化制剂/同化激素/合成类固醇		睾酮、达那唑、美睾酮、表双氢酮	
	肽类激素、生长因子及相关物质		促红细胞生成素、生长激素、胰岛素样生长因子-1、生长因子素、促性腺激素和促皮质素等	
	β_2受体激动剂		沙丁胺醇和沙美特罗等	
	激素拮抗剂与调节剂		芳香酶抑制剂如氨鲁米特	
			选择性雌激素受体调节剂如雷洛昔芬	
			其他抗雌激素作用物质如氯米芬等	
	利尿剂和其他掩蔽剂		常用噻嗪类利尿剂	
	刺激剂(含精神药品)			
	其他兴奋剂		麻醉剂、肾上腺皮质激素类、大麻类等	
乙醇、药物滥用及成瘾				
	乙醇	急性摄入	可引起镇静、反应缓慢、口齿不清、共济失调、运动功能受抑、呕吐、麻木、昏迷甚至死亡	
		慢性摄入	产生耐受和依赖;	
			造成肝脏、神经系统、胃肠道系统、心血管系统、免疫系统、内分泌系统的功能及器质性损伤;	
			产生致畸及增加癌症发生作用	
		酗酒的治疗药物	阿片受体阻断剂纳曲酮及阿坎酸	
	成瘾性药物	阿片、大麻、γ-羟丁酸和致幻剂麦角二乙酰胺等		
		苯二氮卓类、尼古丁、分离性麻醉剂氯胺酮等		
		可卡因、苯丙胺类及致幻药		
	药物成瘾的治疗	美沙酮、尼古丁贴片替代治疗		
		阿片受体拮抗剂纳洛酮、纳曲酮		
		$GABA_B$受体激动剂巴氯芬		
		大麻素受体拮抗剂利莫那班		

续表

基因药物与基因治疗	基因治疗类型：基因增强，基因失活，基因修复 基因治疗实施必备条件：成熟的 DNA 克隆技术和有效的基因转移手段 基因转移技术：基因转移载体主要有病毒载体和非病毒载体 基因治疗应用：遗传性疾病、恶性肿瘤和感染性疾病的基因治疗

精选习题

一、选择题

A 型题

1. 常用于治疗铜在各组织中沉淀所引起的肝豆状核变性病的药物为（　　）
   A. 依地酸钙钠　B. 二巯丁二酸　C. 二巯丙醇
   D. 去铁胺　E. 青霉胺
2. 治疗急慢性无机铅中毒时解毒效果最好的药物是（　　）
   A. 依地酸钙钠　B. 二巯丁二醇　C. 去铁胺
   D. 二巯丙醇　E. 青霉胺
3. 对酒石酸锑中毒解救效果最好的药物是（　　）
   A. 噻替派　B. 二巯丁二钠　C. 二巯丙醇
   D. 依地酸钙钠　E. 青霉胺
4. 主要用于治疗急性铁中毒的药物为（　　）
   A. 喷替酸　B. 二巯丁二醇　C. 青霉胺
   D. 依地酸钙钠　E. 去铁胺
5. 二巯丙醇主要用于治疗（　　）
   A. 铅中毒　B. 砷中毒　C. 铋中毒
   D. 锑中毒　E. 铜中毒
6. 二巯丁二钠对下列何者的解毒作用最强（　　）
   A. 铜　B. 铅　C. 锑
   D. 砷　E. 铋
7. 二巯丙醇仅可（　　）
   A. 皮下注射　B. 腹腔注射　C. 静脉注射
   D. 口服给药　E. 肌内注射
8. 有机磷中毒用阿托品解救时不能解除的症状是（　　）
   A. 心脏抑制　B. 肌肉震颤　C. 腺体分泌过多
   D. 呼吸抑制　E. 支气管痉挛
9. 有机磷酸酯类急性中毒出现口吐白沫、严重的恶心、呕吐和呼吸困难时应立即注射的药物是（　　）
   A. 度冷丁　B. 麻黄碱　C. 碘解磷定
   D. 阿托品　E. 肾上腺素
10. 使磷酰化胆碱酯酶复活的药物是（　　）
    A. 匹鲁卡品　B. 新斯的明　C. 毒扁豆碱

D. 阿托品　　E. 氯解磷定

11. 碘解磷定可解救有机磷农药中毒的机制是(　　)

A. 可促进乙酰胆碱再摄取　　B. 促进胆碱酯酶再生　　C. 生成磷酰化解磷定

D. 生成磷酰化胆碱酯酶　　E. 具有阿托品样作用

12. 碘解磷定对有机磷中毒的症状缓解最快的是(　　)

A. 视近物不清　　B. 大小便失禁　　C. 中枢神经兴奋

D. 血压下降　　E. 骨骼肌震颤及麻痹

13. 碘解磷定对以下药物中毒解救无效的是(　　)

A. 内吸磷　　B. 乐果　　C. 敌百虫

D. 对硫磷　　E. 敌敌畏

14. 有机磷酸酯类中毒的机制是(　　)

A. 抑制磷酸二酯酶　　B. 直接兴奋 M 受体　　C. 直接兴奋 N 受体

D. 抑制单胺氧化酶　　E. 抑制胆碱酯酶

15. 有机磷酸酯类中毒症状中不属于 M 样症状的是(　　)

A. 肌震颤　　B. 腹痛、腹泻　　C. 流涎、流泪、流汗

D. 瞳孔缩小　　E. 小便失禁

16. 碘解磷定解救有机磷酸酯类中毒是因为该药(　　)

A. 有阻断 N 胆碱受体的作用　　B. 能对抗有机磷酸酯类分子中磷原子的毒性

C. 有阻断 M 胆碱受体的作用　　D. 能使失去活性的胆碱酯酶复活

E. 能直接对抗乙酰胆碱的作用

17. 下列有关二巯丙醇的说法不正确的是(　　)

A. 能夺取已与酶系统结合的金属形成不易解离的无毒性络合物而由尿排出恢复巯基酶活性解除金属引起的中毒症状

B. 碱化尿液可以减少络合物的解离而减轻肾损害

C. 有收缩小动脉作用可使血压上升心跳加快

D. 对砷、汞及金的中毒有解救作用

E. 治疗慢性汞中毒疗效较好

18. 二巯丁二钠对下列重金属中毒治疗效果较二巯丙醇好的是(　　)

A. 镍中毒　　B. 锑中毒　　C. 砷中毒

D. 铅中毒　　E. 汞中毒

19. 青霉胺对下列重金属中毒治疗效果较好的是(　　)

A. 铜中毒　　B. 砷中毒　　C. 汞中毒

D. 铅中毒　　E. 镍中毒

20. 下列有关依地酸钙钠说法不正确的是(　　)

A. 静注时特别在静注速度快时能使血中游离钙浓度迅速下降，严重者引起抽搐，甚至心脏停搏

B. 与汞的络合力强，可用于汞中毒的解毒

C. 能与多种金属结合成为稳定而可溶的络合物，由尿中排泄

D. 对钴、铜、铬、镉、锰及放射性元素镭、钚、铀、钍等均有解毒作用

E. 对无机铅中毒效果好

21. 依地酸钙钠对下列重金属中毒效果较好的是(　　)

A. 汞中毒　　B. 砷中毒　　C. 铜中毒

D. 镍中毒　　E. 铅中毒

22. 既可用于苯胺中毒也可用于氰化物中毒的解毒药是(　　)

A. 谷胱甘肽　　B. 依地酸钙钠　　C. 亚甲蓝

D. 促排灵　　E. 二巯丙醇

23. 能扩张血管平滑肌静注时能引起血压骤降的解毒药物是(　　)

A. 亚硝酸钠　　B. 谷胱甘肽　　C. 依地酸钙钠

D. 亚甲蓝　　E. 二巯丙醇

24. 小剂量在临床上用于治疗高铁血红蛋白血症,大剂量用于轻度氰化物中毒的解毒药是(　　)

A. 谷胱甘肽　　B. 二巯丙醇　　C. 亚甲蓝

D. 依地酸钙钠　　E. 亚硝酸钠

25. 合成类固醇作为一种赛内和赛外都禁用的物质,其主要副作用为(　　)

A. 男性乳房增大,女性声音低沉　　B. 掩盖疲劳导致过度兴奋和焦虑　　C. 暴力行为倾向

D. 使身体更加健美　　E. 肝脏及心脏功能损害

26. 下列关于蛋白同化制剂叙述错误的是(　　)

A. 增加氨基酸摄入率,促进正氮平衡,提高酶的活性

B. 兴奋造血细胞,促进促红细胞生成素形成

C. 参与糖盐代谢,升高血清磷脂和胆固醇的含量

D. 促进组织生长和创伤修复,有助于伤口和骨折的愈合

E. 性激素作用

27. 下列不属于运动兴奋剂的是(　　)

A. 尼古丁　　B. 甲基麻黄碱　　C. 吗啡

D. 促红细胞生成素　　E. 士的宁

28. 使用最早的兴奋剂是(　　)

A. 蛋白同化制剂　　B. 刺激剂　　C. 麻醉药品

D. 药品类易制化学品　　E. 医疗用毒性药品

29. 使用最为广泛的兴奋剂是(　　)

A. 刺激剂　　B. 麻醉药品　　C. 蛋白同化制剂

D. 药品类易制毒化药品　　E. 医疗用毒性药品

30. 血液里的乙醇代谢遵循(　　)

A. 零级代谢动力学,依赖于浓度　　B. 一级代谢动力学,依赖于浓度

C. 零级代谢动力学,依赖于时间和浓度　　D. 一级代谢动力学,依赖于时间

E. 零级代谢动力学,依赖于时间

31. 下列药物中用于戒烟的是(　　)

A. 美沙酮　　B. 尼古丁贴片　　C. 纳布啡

D. 杜冷丁　　E. 吗啡

32. 下列关于阿片类滥用的叙述错误的是(　　)

A. 美沙酮可以减轻阿片类撤药后的大多数症状

B. 纳曲酮能够加重阿片滥用者撤药症状

C. 海洛因撤除患者在3天内没有戒断症状

D. 阿片类早期撤药症状主要为出汗、流泪、流鼻涕、哈欠、腹痛等

E. 阿片类撤除后,可乐定可能对减轻交感功能亢进症状有效

33. 世界上首个获准上市的基因治疗药物是(　　)

A. 异丙肌苷　　B. 重组人p53腺毒注射液　　C. 卡介苗

D. 注射用重组人白介素　　E. 胸腺素

B 型题

A. 卡巴胆碱　　B. 琥珀胆碱　　C. 有机磷酸酯类

D. 毒扁豆碱　　E. 碘解磷定

34. 可逆性胆碱酯酶抑制剂是(　　)

35. 难逆性胆碱酯酶抑制剂是(　　)

36. 胆碱酯酶复活药是(　　)

A. 氰化物中毒　　B. 金属、类金属中毒　　C. 有机磷酸酯类中毒

D. 亚硝酸盐中毒　　E. 氟化物中毒

37. 阿托品用于解救(　　)

38. 碘解磷定用于解救(　　)

39. 亚硝酸钠用于解救(　　)

40. 小剂量亚甲蓝用于解救(　　)

41. 依地酸钙钠主要用于解救(　　)

A. 硫代硫酸钠　　B. 亚甲蓝　　C. 青霉胺

D. 二巯丙醇　　E. 二巯丁二钠

42. 锑中毒疗效佳的解毒药是(　　)

43. 汞中毒疗效佳的解毒药是(　　)

44. 对铜中毒疗效明显的解毒药是(　　)

45. 用于治疗高铁血红蛋白血症的药物是(　　)

X 型题

46. 肾功能不全或肾病慎用的药物为(　　)

A. 二巯丁二钠　　B. 青霉胺　　C. 喷替酸

D. 二巯丙醇　　E. 依地酸钙钠

47. 常用于抢救汞中毒的解毒药为（　　）

A. 青霉胺　　B. 喷替酸　　C. 依地酸钙钠

D. 二巯丁二钠　　E. 二巯丙醇

48. 在治疗金属中毒时宜静脉滴注给药的解毒剂为(　　)

A. 依地酸钙钠　　B. 二巯丙醇　　C. 喷替酸

D. 去铁胺　　E. 青霉胺

49. 青霉胺的临床应用包括(　　)

A. 肝豆状核变性病　　B. 铅、汞中毒　　C. 视神经炎

D. 类风湿性关节炎　　E. 肾病综合征

50. 下列金属离子中毒常用依地酸钙钠治疗的是（　　）

A. 钴　　B. 汞　　C. 铅　　D. 锶　　E. 铜

51. 胆碱酯酶复活药用于解救有机磷中毒时的作用特点包括(　　)

A. 作用迅速而持久，一般用药一次即可　　B. 不能直接对抗蓄积的乙酰胆碱

C. 能复活胆碱酯酶　　D. 缓解 N 样症状最为迅速

E. 能与游离的有机磷酸酯类的磷原子结合使其失去毒性

52. 氯解磷定的特点是(　　)

A. 可肌内注射或静脉给药　　B. 经肾排泄较慢　　C. 水溶性高

D. 水溶液较稳定　　E. 不良反应较小

53. 下列药物中可用于重金属中毒解救的是(　　)
A. 谷胱甘肽　B. 依地酸钙钠　C. 硫代硫酸钠
D. 亚硝酸钠　E. 二巯丙醇
54. 下列解毒药物中能够与重金属离子络合促进其排出的是(　　)
A. 促排灵　B. 青霉胺　C. 依地酸钙钠
D. 二巯丙醇　E. 二巯丁二钠
55. 下列解毒药物可用于汞中毒解救的是(　　)
A. 二巯丁二钠醇　B. 二巯丙醇　C. 依地酸钙钠
D. 促排灵　E. 青霉胺
56. 下列药物可用于氰化物中毒解救的是(　　)
A. 二巯丙醇　B. 亚硝酸钠　C. 亚硝酸异戊酯
D. 二巯丁二钠　E. 亚甲蓝
57. 亚甲蓝临床上可用于(　　)
A. 治疗闭塞性脉管炎　B. 治疗神经性皮炎　C. 治疗高铁血红蛋白血症
D. 治疗尿路结石　E. 治疗氰化物中毒
58. 二巯丙醇的主要不良反应为(　　)
A. 大剂量时能损伤毛细血管而使血压下降　B. 血压上升心跳加快
C. 对肝、肾有损害　D. 视力模糊、手麻反应
E. 口咽部烧灼感
59. 青霉胺的主要不良反应包括(　　)
A. 出现发热、皮疹　B. 可引起头痛、咽痛　C. 蛋白尿及肾病综合征
D. 白细胞减少、血小板减少　E. 视神经炎
60. 二巯丙醇的主要临床应用是(　　)
A. 能减轻镉对肺的损害　B. 能减轻酒石酸锑钾的毒性
C. 可用于慢性汞中毒　D. 对砷、汞及金的中毒有解救作用
E. 减轻发泡性砷化合物战争毒气所引起的损害
61. 下列有关依地酸钙钠的叙述正确的是(　　)
A. 在静注速度快时能引起抽搐甚至心脏停
B. 可用于汞中毒的解毒
C. 对钴、铜、铬、镉、锰及放射性元素均有解毒作用
D. 能与多种金属结合成为稳定而可溶的络合物
E. 对无机铅中毒效果好但对四乙基铅中毒无效
62. 下列有关亚甲蓝的叙述正确的是(　　)
A. 高浓度时其氧化作用可用于治疗氰化物中毒
B. 不可作皮下、肌内或鞘内注射以免造成损害
C. 高浓度时直接使血红蛋白氧化为高铁血红蛋白
D. 小剂量在临床上用于治疗高铁血红蛋白血症
E. 低浓度时能将高铁还原型蛋白还原为血红蛋白
63. 下列解毒药物作用机制叙述正确的是(　　)
A. 二巯丙醇能与金属、类金属离子络合成稳定的化合物
B. 高剂量亚甲蓝能将血红蛋白氧化成高铁血红蛋白
C. 亚硝酸异戊酯能将血红蛋白氧化成高铁血红蛋白

D. 小剂量亚甲蓝能使高铁血红蛋白还原成血红蛋白

E. 硫代硫酸钠分子中的硫原子与氰基生成无毒的硫氰酸盐

64. 常用于砷中毒解救的解毒药是（ ）

A. 二巯丙醇 B. 依地酸钙钠 C. 促排灵

D. 青霉胺 E. 二巯丁二钠

65. 下列有关二巯丙醇的叙述正确的是（ ）

A. 是一种竞争性解毒剂因此必须及早并足量使用

B. 大量重金属中毒或解救过迟时疗效不佳

C. 能夺取已与组织中酶系统结合的金属形成不易离解的无毒性络合物而由尿排出

D. 碱化尿液可以减少络合物的离解而减轻肾损害

E. 必须反复给予足够量

66. 促红细胞生成素的主要药理作用包括（ ）

A. 雄性激素作用

B. 通过抗氧化作用稳定红细胞膜

C. 促进红细胞成熟和释放，加强铁的摄取，加快血红蛋白合成

D. 改变运动员情绪和精神状态

E. 促进骨髓造血祖系细胞分化和有核红细胞分裂，增加巨幼红细胞数量

67. 由于使用不当，而可能成为运动兴奋剂的是（ ）

A. 胺碘酮 B. 可的松 C. 泼尼松

D. 呋塞米 E. 普萘洛尔

68. 根据基因治疗中的靶细胞不同，基因治疗的途径有（ ）

A. 体细胞基因治疗 B. 免疫基因治疗 C. 体内法

D. 体外法 E. 生殖细胞基因治疗

69. 当前艾滋病基因治疗方案主要有（ ）

A. 直接抵抗病毒 B. 刺激宿主免疫反应 C. 导入抑癌基因

D. 自杀基因疗法 E. 封闭癌基因的过度表达

70. 基因转移的基本方法主要有（ ）

A. 基因修饰 B. 基因抑制 C. 基因置换

D. 基因失活 E. 基因修正

二、填空题

1. 亚甲蓝在临床上使用________剂量解救高铁血红蛋白症，使用________剂量可用于解救氰化物中毒。

2. 氰化物中毒一般采用________和________联合解毒。

3. 有机磷酸酯类中毒时出现________、________和________三大症状。

4. 解救有机磷酸酯类中毒的两类特异性解毒药分别为________和________。

5. 刺激剂和麻醉剂具有________，突然停止使用会引起 戒断综合征 。

三、名词解释

1. 兴奋剂 2. 刺激剂 3. 成瘾性 4. 戒断综合征 5. 麻醉止痛剂

四、问答题

1. 试述二巯丙醇的药理作用、临床应用及应用时注意事项。

2. 简述刺激剂的主要毒副作用。

3. 简述麻醉止痛剂的主要毒副作用。

4. 什么是合成类固醇?

5. EPO是如何影响耐力的?

6. 急性乙醇中毒的处理原则。

7. 苯丙胺类药物的作用及其机制。

8. 试述基因治疗的概念及其实施的必备条件。

9. 试述基因治疗的方式。

10. 试述实施基因治疗的途径及其优缺点。

11. 试述基因治疗的临床应用前景以及可能的风险。

参考答案

一、选择题

1. E 2. A 3. B 4. E 5. B 6. C 7. E 8. B 9. D 10. E 11. C 12. E 13. B 14. E 15. A 16. D 17. E 18. B 19. A 20. B 21. E 22. C 23. A 24. C 25. E 26. C 27. A 28. B 29. C 30. C 31. B 32. C 33. B 34. D 35. C 36. E 37. C 38. C 39. A 40. D 41. B 42. E 43. D 44. C 45. B 46. CDE 47. ADE 48. ACD 49. ABD 50. ACE 51. BCDE 52. ABCE 53. ABE 54. ABCDE 55. ABE 56. BCE 57. ABCDE 58. ABCDE 59. ABCDE 60. ABCDE 61. ACDE 62. ABCDE 63. ABCDE 64. AE 65. ABCDE 66. BCE 67. BCDE 68. AE 69. AB 70. ABCDE

二、填空题

1. 小,大

2. 亚硝酸钠,硫代硫酸钠

3. M样症状,N样症状,中枢神经症状

4. M受体阻断药,胆碱酯酶复活药

5. 成瘾性

三、名词解释

1. 兴奋剂:一切运动训练和正常的医疗营养方法以外的,旨在提高体能和运动成绩的人工合成的物质与特殊手段,统称为兴奋剂。

2. 刺激剂:刺激剂是指通过中枢外周神经系统的作用促使大脑皮层和心肌骨骼肌兴奋性增强的一类兴奋药物。

3. 成瘾性:成瘾性是指服用该药物后,产生了依赖性,不得不继续服用,而且需要量渐进性增加才能产生作用的现象。

4. 戒断综合征:当对某种物质产生成瘾性后,突然中断使用该物质,则会产生各种身体和心理的不适,程度不同地出现各种症状,如流涎,流涕,烦躁等,称为戒断综合征。

5. 麻醉止痛剂:麻醉止痛剂是指通过激活内源性吗啡样作用,阻滞或干扰了痛觉的接收、传导与感受的一类药物,对身体起麻醉与止痛效应。

四、问答题

1. 答:二巯丙醇属巯基络合剂。一个分子的本品可结合一个金属原子形成不溶性复合物,当两个分子的本品与一个金属原子结合形成较稳定的水溶性复合物时由于复合物在动物体内有一部分可重新逐渐解离为金属和二巯丙醇后者很快被氧化并失去作用而游离出的金属仍能引起机体中毒。因此必须反复给予足够剂量的药物使游离的金属再度与二巯丙醇结合直至由尿排出为止,但应避免过高浓度的本品引起机体的毒性反应。本品为竞争性解毒剂可预防金属与细胞酶的巯基结合,并可使已与金属络合的细胞酶复活而解毒。

本品对急性金属中毒有效。在临床上主要用于治疗砷中毒对汞和金中毒也有效。与依地酸钙钠合用可治疗幼小动物的急性铅脑病。本品对其他金属的促排效果如下：排铅不及依地酸钙钠，排铜不如青霉胺，对锑和铋无效。本品还能减轻由发泡性砷化物战争毒气引起的损害。本品内服不吸收。

使用时应注意以下几点：①本品仅供肌注，注射后引起剧烈疼痛，务必作深部肌内注射。②肝、肾功能不良动物应慎用。③碱化尿液可减少复合物的重新解离从而使肾损害减轻。④本品可与镉、硒、铁、铀等金属形成有毒复合物，其毒性作用高于金属本身，故应避免同时应用硒和铁盐。⑤二巯丙醇本身对机体其他酶系统也有一定抑制作用故应控制好用量。

2. 答：大量服用刺激剂导致过分激动，焦躁不安，入睡困难，睡眠浅，影响运动员休息和体力恢复，甚至心率增加过快，出现心律不齐，诱发室性早搏，引起胃肠道黏膜弥漫性损伤，诱发溃疡或使原来的溃疡加重，使呼吸浅而快。大剂量的刺激剂很容易产生毒性作用，会引起心力衰竭和呼吸衰竭，严重时导致猝死。刺激剂具有成瘾性，停止使用后还会出现戒断综合征。

3. 答：服用麻醉止痛剂人为地提高运动员神经感觉的痛阈，强制性地抑制或消除痛觉的感受、传导和分析，反而会降低运动员机体的损伤预警系统，造成运动员在运动中盲目地承受过大的负荷强度，做出超越自己能力范围的动作，或者造成机体损伤，或者过分消耗体能，导致后来的运动能力下降和身体的虚弱。大剂量使用麻醉止痛剂会出现中毒症状，如瞳孔散大，心跳加快，中枢过度兴奋，转为昏迷和呼吸抑制。麻醉止痛剂是典型的成瘾性物质。

4. 答：在化学上称含有甾醇结构的物质为固醇，类固醇是其衍生物的总称。此类物质具有促进体内蛋白质合成的作用，所以又称为合成类固醇。作为兴奋剂使用的合成类固醇主要是雄性激素，雌性激素，孕激素以及它们的衍生物。(类固醇的主要副作用：①引起运动系统的损伤，②诱发心血管循环系统疾病，③严重损害肝脏功能，④破坏体内代谢和电解质的平衡，⑤破坏内分泌和生殖系统。)

5. 答：EPO，即红细胞生成素，又称促红细胞生成素，主要由肾脏分泌。EPO 可以通过促进骨髓对铁的摄取和利用，加速 Hb 的生成，增加红细胞数量；EPO 能促进骨髓内的原始血细胞快速增殖、分化，成为原始红细胞，再促进有核红细胞的有丝分裂，并使之成熟，发育为无核红细胞，同时促进骨髓内的网织红细胞及成熟红细胞释放入血。促进机体利用氧的能力，提高耐力。

6. 答：急性乙醇中毒的治疗最重要的目标是阻止严重的呼吸衰竭和强烈的呕吐症状。只要能够保持呼吸和心血管系统功能，即使在血液中有很高的乙醇浓度，生命仍可以维持。

7. 答：苯丙胺类主要影响 5-羟色胺和多巴胺神经元。口服几小时后，增加警觉性、导致欣快、激动和意识混乱、磨牙症、皮肤潮红。随着剂量的增加，往往会导致心动过速和心律失常。作用机制为逆转生物胺转运体，引起生物胺释放。

8. 答：基因治疗是指将有正常功能的基因或其他基因直接或其他基因直接或间接地导入患者体内，取代患者原来不存在或表达很低的基因，以达到防治疾病目的。其实施必须具备 2 个条件：①成熟的 DNA 克隆技术，即克隆目的基因片段，并进行 DNA 重组和构建带有靶基因的；②有效的基因转移手段，即将靶基因转移至患者体内，并使其能高效表达。

9. 答：基因治疗的方式通常有：包括基因置换、基因矫正和基因增强来进行矫正性基因治疗；或是通过使用特异的反义基因、人工合成反义寡聚脱氧核苷酸、核酶以及 RNA 干扰等反义技术，或是通过使用其他基因的代偿作用弥补缺陷基因的功能进行调控性基因治疗。

10. 答：实施基因治疗的途径有 2 种，一是 ex vivo 法，称在体转移；二是 in vivo 法，称为活体直接转移。其优缺点分别为：ex vivo 法比较经典、安全，效果较易控制，且对基因转移的效率要求不高，但步骤多，技术复杂，难度大；in vivo 法操作简便，易推广，但对基因转移技术的要求高。

11. 答：基因治疗可望用于遗传性疾病、恶性肿瘤、感染性疾病以及如：冠心病、高血压、糖尿病、消化性溃疡、精神分裂症等其他疾病的治疗。

基因治疗存在基因转移的效率低，载体本身尚存在不少缺陷以及导入基因的表达难以调控等风险。

（吕　莉　邵钫钰）

第四十八章 综合复习

学习要点

本章主要是对教材中一些跨章节的内容进行总结归纳，便于理解、记忆和比较。

1. 主要受体及其激动剂和阻断剂

受体名称	激动剂	阻断剂
M胆碱受体	毛果芸香碱	阿托品
N胆碱受体	烟碱	筒箭毒碱
α受体	去甲肾上腺素	酚妥拉明
β受体	异丙肾上腺素	普萘洛尔
H受体	组织胺	氯雷他定、雷尼替丁
多巴胺受体	多巴胺	氯丙嗪
阿片受体	吗啡	纳洛酮
AT受体	血管紧张素Ⅱ	氯沙坦
醛固酮受体	醛固酮	螺内酯
5-HT受体	5-HT	赛庚啶、昂丹司琼
腺苷受体	腺苷	茶碱、咖啡因
胃泌素受体	胃泌素	丙谷胺
雌激素受体	雌激素	氯米芬、他莫昔芬等
孕激素受体	孕激素	米非司酮
血小板膜糖蛋白$Ⅱ_b/Ⅲ_a$受体	纤维蛋白原	拉米非班、替罗非班
雄激素受体	雄激素	氟他胺、舍尼通
白三烯受体	白三烯	扎鲁司特、孟鲁司特等
内皮素受体	内皮素	波生坦(治肺动脉高压)
GABA受体	GABA	
胰岛素受体	胰岛素	
肾上腺皮质激素受体	肾上腺皮质激素	
胰高血糖素样肽1受体	依克那肽(降血糖药)	

* 本表还可进一步细分各受体亚型，另列出其特异激动剂与阻断剂。

2. 影响酶活性的主要药物

酶的名称	药物名称	对酶的作用	药物作用
胆碱酯酶	新斯的明、多奈哌齐等	抑制	拟胆碱作用
多巴脱羧酶	卡比多巴、苄丝肼	抑制	左旋多巴增效剂
肝药酶	苯巴比妥、苯妥英钠	酶诱导作用	可加快自身代谢或引起药物相互作用

续表

酶的名称	药物名称	对酶的作用	药物作用
	别嘌醇、氯霉素	酶抑制作用	可引起药物相互作用
HMG-CoA 还原酶	洛伐他汀、辛伐他汀	抑制剂	调血脂作用
血管紧张素转化酶	卡托普利、依那普利	抑制剂	降血压、治疗心衰
环氧合酶(COX)	阿司匹林、吲哚美辛	抑制剂	抗热镇痛抗炎
H^+-K^+-ATP 酶	奥美拉唑、兰索拉唑	抑制剂	抑制胃酸分泌
Na^+-K^+-ATP 酶	地高辛	抑制剂	强心
磷酸二酯酶(PDE)	米力农、氨力农	抑制剂	强心
	氨茶碱	抑制剂	平喘
	双嘧达莫	抑制剂	抗血小板
磷酸二酯酶-5(PDE5)	西地那非	抑制剂	ED 治疗药
碳酸酐酶	乙酰唑胺	抑制剂	利尿、降低眼内压
黄嘌呤氧化酶	别嘌醇、非布索坦	抑制剂	抑制尿酸生成
α 葡萄糖苷酶	阿卡波糖、伏格列波糖	抑制剂	控制餐后血糖升高
醛糖还原酶	依帕司他	抑制剂	预防延缓糖尿病并发症
二肽基肽酶-4	西他列汀	抑制剂	降血糖(抑制胰高血糖素样肽-1 降解)
甲状腺过氧化物酶	丙硫氧嘧啶、甲巯咪唑	抑制剂	抗甲状腺药
抗凝血酶Ⅲ	肝素	激活	抗凝血作用
DNA 回旋酶	诺氟沙星、氧氟沙星	抑制剂	抗革兰阴性菌
拓扑异构酶Ⅳ	诺氟沙星、氧氟沙星	抑制剂	抗革兰阳性菌
二氢叶酸合成酶	SD、SMZ 等	抑制剂	抗菌
二氢叶酸还原酶	TMP、氨甲蝶呤、乙胺嘧啶	抑制剂	抗菌、抗肿瘤、抗疟疾

3. 影响生物转运体的药物

转运体名称	药物名称	对转运体的作用	药物作用
Na^+-K^+-$2Cl^-$ 同向转运系统	呋塞米	抑制	强效利尿药
Na^+-Cl^- 同向转运系统	氢氯噻嗪	抑制	中效利尿药
NPC1L1 转运蛋白	依折麦布	抑制其表达	胆固醇吸收抑制剂

4. 影响离子通道的药物

离子通道名称	药物名称	对离子通道的作用	药物作用
钙通道	硝苯地平、维拉帕米等	阻滞作用	抗心绞痛、心律失常、高血压等
钠通道	奎尼丁、利多卡因等	阻滞作用	抗心律失常
钾通道	米诺地尔、二氮嗪	开放剂	降压药
氯离子通道	地西泮、苯巴比妥	使开放频率增加,开放时间延长	镇静和催眠作用

5. 影响花生四烯酸代谢的药物

（1）糖皮质激素类 通过抑制 PLA2，抑制花生四烯酸产生。

（2）阿司匹林等解热、镇痛、抗炎药 通过抑制环氧合酶，抑制前列腺素的合成。

（3）齐留通等 通过抑制 5-脂氧酶，抑制白三烯的合成。

6. 影响叶酸代谢的药物

（1）磺胺嘧啶、磺胺甲恶唑 通过抑制二氢叶酸合成酶，发挥抗菌作用。

（2）甲氧苄啶 通过抑制二氢叶酸还原酶，发挥抗菌作用。

氨甲蝶呤 通过抑制二氢叶酸还原酶，发挥抗肿瘤作用。

乙胺嘧啶 通过抑制二氢叶酸还原酶，发挥抗疟疾作用。

（3）维生素 B_{12} 可促进叶酸循环利用，用于抗恶性贫血和巨幼红细胞性贫血。

7. 影响 RAS 的药物

（1）卡托普利等 ACEI 抑制血管紧张素Ⅱ的合成，用于抗高血压、充血性心力衰竭等。

（2）氯沙坦等 阻断 AT_1 受体，用于抗高血压、充血性心力衰竭等；

（3）普萘洛尔等 β_1 受体阻断药，通过阻断肾脏 β_1 受体，抑制肾素的分泌，抑制 RAS 系统。

（4）螺内酯 通过阻断醛固酮受体，对 RAS 系统有抑制作用。

8. 治疗青光眼的药物

（1）M 受体激动药 如毛果芸香碱等。

（2）胆碱酯酶抑制剂 如毒扁豆碱等。

（3）非选择性 β 受体阻断药 噻吗洛尔通过减少房水生成降低眼内压。

（4）碳酸酐酶抑制剂 乙酰唑胺通过减少房水生成降低眼内压。

（5）脱水药 甘露醇通过脱水作用降低眼内压，青光眼术前静滴降低眼压，以利手术进行。

9. 有相似的不良反应的药物

不良反应	引起的药物
耳毒性	氨基糖苷类抗生素、万古霉素、强效利尿药呋塞米等
心律失常	拟肾上腺素药、强心苷、抗心律失常药、丙米嗪、两性霉素 B
颅内压升高	吗啡类、硝酸酯类
诱发和加重溃疡	糖皮质激素类、阿司匹林和吲哚美辛等解热镇痛抗炎药、利血平等
二重感染	四环素类、氯霉素、林可霉素类
眼内压升高	阿托品、东莨菪碱、山莨菪碱、哌仑西平、琥珀胆碱、丙米嗪等
直立性低血压	酚妥拉明、酚苄明、氯丙嗪、哌替啶、左旋多巴、胍乙啶、哌唑嗪（首次）、硝酸酯类、奎尼丁、普鲁卡因胺、利多卡因等
肝损害	苯妥英钠、氯丙嗪、丙戊酸钠、甲基多巴、氯磺丙脲、异烟肼、利福平、红霉素、四环素等
肾损害	氨基糖苷类、第一代头孢类、两性霉素 B、多黏菌素类、万古霉素、保泰松等
抑制造血功能	氯霉素、吲哚美辛
红斑样狼疮	肼屈嗪、甲基多巴、普鲁卡因胺等
引起周围神经炎	异烟肼、呋喃妥因等

10. 有相似体内过程的药物

体内过程	相关药物
有明显首过消除	硝酸甘油、普萘洛尔
有明显肝肠循环	洋地黄毒苷、四环素、多西环素、利福平
易通过血脑屏障	磺胺嘧啶、氯霉素、异烟肼、利福平等
经体内代谢才有药理活性	可的松、泼尼松、环磷酰胺等
体内代谢后仍具有药理活性	地西泮、扑米酮、丙米嗪、保泰松

（谭毓治）

药理学模拟试题一

一、选择题(每题1分,共40分,答题时从五个备选答案中选择一个最适答案)

1. 抗菌药物与细菌接触一段时间,浓度逐渐降低到低于MIC或全部消除后,细菌生长仍受持续抑制的现象称为( )

A. 抗菌活性　B. 抗菌后效应　C. 抗菌谱
D. 耐受性　E. 耐药性

2. 睫状神经(支配虹膜的胆碱能神经)切除后滴眼仍具有缩瞳作用的药物是( )

A. 毛果芸香碱　B. 毒扁豆碱　C. 新斯的明
D. 阿托品　E. 去氧肾上腺素

3. 阿司匹林预防血栓形成机制为( )

A. 抑制环氧合酶,减少TXA_2的合成　B. 直接对抗血小板　C. 降低凝血酶活性
D. 对抗维生素K作用　E. 激活抗凝血酶Ⅲ

4. 喹诺酮类抗菌机制是( )

A. 抑制二氢叶酸还原酶　B. 抑制DNA回旋酶　C. 抑制蛋白质合成全过程
D. 破坏细菌细胞膜　E. 抑制碳酸酐酶

5. 促进药物生物转化的主要酶系统是( )

A. 单胺氧化酶　B. 细胞色素P450酶系统(肝药酶)
C. 辅酶Ⅱ　D. 葡萄糖醛酸转移酶
E. 水解酶

6. 对惊厥治疗无效的是( )

A. 口服硫酸镁　B. 注射硫酸镁　C. 苯巴比妥
D. 地西泮　E. 水合氯醛

7. 治疗室性早搏的首选药物是( )

A. 普萘洛尔(心得安)　B. 胺碘酮　C. 维拉帕米
D. 利多卡因　E. 苯妥英钠

8. 沙丁胺醇的突出优点是( )

A. 兴奋心脏的作用与肾上腺素相似　B. 对β_2受体的作用明显大于β_1受体
C. 气雾吸入作用比异丙肾上腺素快　D. 适于口服给药
E. 作用强而持久

9. 药物在血浆中与血浆蛋白结合后( )

A. 药物作用增强　B. 药物代谢加快　C. 药物转运加快
D. 药物排泄加快　E. 暂时失去药理活性

10. 甲苯磺丁脲(D860)降血糖作用的主要机制是( )

A. 增强胰岛素的作用　B. 促进葡萄糖分解
C. 刺激胰岛β细胞释放胰岛素　D. 使细胞内cAMP减少
E. 抑制胰高血糖素作用

11. 应用异烟肼时,常并用维生素B_6的目的是( )

A. 增强疗效　B. 防治周围神经炎　C. 延缓抗药性
D. 减轻肝损害　E. 以上都不是

12. 维生素 K 的拮抗剂是(　　)
A. 肝素　B. 枸橼酸钠　C. 尿激酶
D. 链激酶　E. 华法林

13. 继发性醛固酮增多症应选用(　　)
A. 布美他尼　B. 螺内酯　C. 氯噻酮
D. 山梨醇　E. 乙酰唑胺

14. 叶酸的主要用途是(　　)
A. 高铁血红蛋白血症　B. 缺铁性贫血　C. 巨幼红细胞性贫血
D. 恶性贫血　E. 血小板减少性紫癜

15. 军团菌肺炎宜选用(　　)
A. 青霉素 G　B. 头孢氨苄　C. 红霉素
D. 阿莫西林　E. 哌拉西林

16. 胆绞痛时宜选用(　　)
A. 山莨菪碱　B. 阿托品并用哌替啶　C. 吗啡
D. 哌替啶　E. 阿托品

17. 既可治疗癫痫,又有抗心律失常作用的药物是(　　)
A. 乙琥胺　B. 卡马西平　C. 苯巴比妥
D. 托吡酯　E. 苯妥英钠

18. 与强心苷合用易造成中毒的药物是(　　)
A. 青霉素　B. 呋塞米　C. 螺内酯
D. 氨苯蝶呤　E. 乙酰唑胺

19. 强心苷治疗心房纤颤的机制主要是(　　)
A. 缩短心房有效不应期　B. 抑制房室结传导　C. 降低心房自律性
D. 降低浦肯野纤维自律性　E. 抑制迷走神经

20. 不会引起低血钾的药物是(　　)
A. 螺内酯　B. 噻嗪类　C. 呋塞米
D. 依他尼酸　E. 环戊噻嗪

21. 评定一个药物的安全性主要取决于(　　)
A. 机体对药物的耐受性　B. LD_{50}　C. 机体对药物的敏感性
D. ED_{50}　E. 治疗指数

22. 某药物在口服和静注相同剂量后的时量曲线下面积相等,这意味着它(　　)
A. 口服吸收迅速　B. 口服吸收完全
C. 口服可以和静注取得同样生物效应　D. 口服药物未经肝门静脉吸收
E. 属一室分布模型

23. 硫酸亚铁适合用于治疗(　　)
A. 恶性贫血　B. 巨幼红细胞性贫血
C. 缺铁性贫血(小细胞低色素性贫血)　D. 再生障碍性贫血
E. 以上都不适用

24. A 药和 B 药作用机制相似,达到同一效应 B 药需 100μg,A 药需要 10mg。下述评价正确的是(　　)
A. A 药疗效比 B 药好　B. 需要达到最大效能时 B 药优于 A 药

C. A药毒性比B药大　D. B药的效强是A药的100倍

E. A药和B药效强和效能相等

25. 新生儿不宜选用的抗生素是（　　）

A. 青霉素G　B. 红霉素　C. 头孢菌素类

D. 氯霉素　E. 氨苄西林

26. 下列离子与GABA及$GABA_A$受体结合后离子通道的开放频率增加的是（　　）

A. Na^+　B. Cl^-　C. Mg^{2+}

D. Ca^{2+}　E. K^+

27. 下面属于离子通道受体的是（　　）

A. N胆碱受体　B. 5-HT受体　C. 甲状腺素受体

D. 胰岛素受体　E. 多巴胺受体

28. 增加左旋多巴疗效，减少不良反应的药物是（　　）

A. 卡比多巴　B. 维生素B_6　C. 利舍平

D. 苯海索　E. 苯乙肼

29. 能逆转心肌肥厚，降低病死率的抗慢性心功能不全药是（　　）

A. 米力农　B. 卡托普利　C. 扎莫特罗

D. 硝普钠　E. 多巴酚丁胺

30. 具有抗病毒作用的免疫增强药是（　　）

A. 转移因子　B. 卡介苗　C. 左旋咪唑

D. 干扰素　E. 白细胞介素-2

31. 主要抑制巨噬细胞对抗原吞噬和处理的药物是（　　）

A. 硫唑嘌呤　B. 环磷酰胺　C. 地塞米松

D. 抗淋巴细胞球蛋白　E. 环孢素

32. 首次剂量加倍的目的是（　　）

A. 使血药浓度迅速达到C_{ss}　B. 使血药浓度维持高水平　C. 增强药理作用

D. 延长$t_{1/2}$　E. 提高生物利用度

33. 能明显提高高密度脂蛋白（HDL）的药物是（　　）

A. 多烯脂肪酸类　B. 洛伐他汀　C. 普罗布考

D. 氯贝丁酯　E. 烟酸

34. 下列药物过量中毒可用新斯的明解救的是（　　）

A. 毛果芸香碱　B. 毒扁豆碱　C. 琥珀胆碱

D. 筒箭毒碱　E. 有机磷酸酯类

35. 苯二氮卓类药物地西泮中毒，特效拮抗药是（　　）

A. 氟马西尼　B. 三唑仑　C. 硫喷妥钠

D. 苯妥英钠　E. 氟西泮

36. 降低TC和LDL最明显的药物是（　　）

A. 多烯脂肪酸类　B. 吉非贝齐　C. 烟酸

D. 洛伐他汀　E. 普罗布考

37. 可作为疟疾的病因性预防药是（　　）

A. 氯喹　B. 伯氨喹　C. 乙胺嘧啶

D. 青蒿素　E. 奎宁

38. 易引起二重感染的药物是（　　）

A. 阿米卡星　　B. 青霉素 G　　C. 庆大霉素
D. 两性霉素 B　　E. 四环素

39. 可使肾素分泌减少的药物是(　　)
A. 卡托普利　　B. 氯沙坦　　C. 依那普利
D. 肾上腺素　　E. 普萘洛尔

40. 烷化剂抗癌作用机制是(　　)
A. 影响核酸生物合成　　B. 直接破坏 DNA 并阻止其复制
C. 干扰转录过程阻止 RNA 合成　　D. 影响蛋白质合成
E. 影响激素平衡

二、填空(每空 1 分,共 10 分)

1. 根据对肿瘤细胞不同增殖周期的作用,将抗肿瘤药物分为________、________;氟尿嘧啶作用于肿瘤细胞的________期;巯嘌呤作用于________期;长春碱作用于________期。

2. 机体对药物敏感性下降称为________,病原体或肿瘤细胞对药物敏感性下降称为________。

3. 连续应用某种药物后,用药者产生一种要周期地或连续地用药的欲望及强迫性用药行为,这种现象称为________。按其对人体健康产生危害的程度将其分为________和________。

三、简答题(每题 4 分,共 20 分)

1. 简述抗消化性溃疡药物的分类和代表药。
2. 简述糖皮质激素用于细菌感染性疾病时的注意事项及其理由。
3. 简述药物血浆半衰期概念及临床意义。
4. 普萘洛尔与硝酸甘油合用优点是什么?
5. 抗帕金森病的药物分哪两类?代表药是什么?

四、论述题(每题 10 分,共 30 分)

1. 试述阿托品的药理作用与不良反应。
2. 试述中枢多巴胺能神经通路与氯丙嗪药理作用、不良反应之间的关系。
3. 试比较第一代到第四代头孢菌素的特点。

药理学模拟试题一参考答案

一、选择题

1. B　2. A　3. A　4. B　5. B　6. A　7. D　8. B　9. E　10. C　11B　12. E　13. B　14. C　15. C　16. B　17. E　18. B　19. B　20. A　21. E　22. B　23. C　24. D　25. D　26. B　27. A　28. A　29. B　30. D　31. C　32. A　33. E　34. D　35. A　36. D　37. C　38. E　39. E　40. B

二、填空

1. 周期特异性药物,周期非特异性药物,S,S,M
2. 耐受性,耐药性(抗药性)
3. 药物依赖性,生理依赖性,心理依赖性

三、简答题

1. 答:(1) 抗酸药,常用药物:氢氧化铝、碳酸氢钠等。

(2) 胃酸分泌抑制剂

①H_2受体阻断药,常用药物:西咪替丁、雷尼替丁等。

②胃质子泵抑制剂,常用药物:奥美拉唑、兰索拉唑等。

③胃泌素受体阻断药:丙谷胺。

④M_1胆碱受体阻断药:哌仑西平。

(3) 黏膜保护药,常用药物:硫糖铝、枸橼酸铋钾等。

(4) 抗幽门螺杆菌药,常用甲硝唑、四环素、氨苄西林。2～3 种联合用药较好。

2. 答:在用于严重感染或感染性休克时,要同时使用足量的有效的抗菌药物,因为糖皮质激素没有抗菌作用,且有抗免疫作用,如不同时使用有效抗菌药物,将会加重感染。

3. 答:血浆半衰期是指血浆中药物浓度下降一半所需的时间。它的临床意义包括:①根据药物 $t_{1/2}$长短可将药物分为短效药、中效药和长效药等。②$t_{1/2}$是确定临床给药间隔的重要依据,$t_{1/2}$长则给药间隔时间长,$t_{1/2}$短则给药间隔时间短;③预测药物基本消除的时间:一次给药后经 5 个 $t_{1/2}$,药物基本消除;④预测药物达到稳态血药浓度的时间:连续恒速给药时,约需 5 个 $t_{1/2}$达到血药稳态浓度。

4. 答:硝酸甘油与普萘洛尔合用优点是:相互取长补短,增强降低心肌耗氧量、抗心绞痛的作用,降低不良反应。具体有:①协同降低心肌耗氧量。②硝酸甘油可取消普萘洛尔所致的心室容积增大、心室射血时间延长、冠脉收缩。③普萘洛尔可对抗硝酸甘油引起的反射性心率加快、心肌收缩力加强。

5. 答:抗帕金森病的药物分为拟多巴胺药和中枢抗胆碱药两类,前者的代表药为左旋多巴,后者的代表药为苯海索。

四、论述题

1. 答:(一) 药理作用:(1) 抑制腺体分泌:唾液腺、汗腺＞呼吸道腺＞胃腺。(2) 解除平滑肌痉挛:松弛多种平滑肌,对痉挛的平滑肌松弛作用较显著。作用部位比较:胃肠＞膀胱＞胆管、输尿管、支气管。(3)眼:①散瞳:阻断虹膜括约肌 M 受体。②眼内压升高:散瞳,虹膜退向四周边缘,前房角间隙变窄,阻碍房水回流。③调节麻痹:睫状肌松弛,拉紧悬韧带,使晶状体变扁平,屈光度降低,以致视近物模糊,视远物清楚。(4)心血管系统:①心率增加和传导加速:阻断 M 受体,解除迷走神经对心脏的抑制。②扩张血管,改善微循环:可能与阻断 α 受体有关。(5)中枢神经系统:①较大剂量可轻度兴奋延脑和大脑. ②中毒剂量,由兴奋转入抑制(昏迷等)。

(二) 不良反应主要是:口干、便秘、乏汗、视力模糊、心悸、皮肤潮红,呼吸加快加深,出现谵安、幻觉、惊厥等。严重中毒时,可由中枢兴奋转入抑制,产生昏迷和呼吸麻痹等。

2. 答:氯丙嗪通过阻断中脑-边缘叶及中脑-皮质多巴胺通路的 D_2受体,产生安定和抗精神病作用,用于精神分裂症,神经官能症;

阻断延髓催吐化学感受区的 D_2受体,用于呕吐和顽固性呃逆;

阻断结节-漏斗通路的 D_2受体,影响下丘脑某些激素的分泌,引起闭经、泌乳、生长发育不良等不良反应。

阻断黑质-纹状体通路多巴胺受体,产生锥体外系不良反应,主要症状为①帕金森综合征,②静坐不能,③急性肌张力障碍;长期应用可致迟发性运动障碍。

3. 答:第一代头孢菌素包括:先锋霉素 I、先锋霉素 V、先锋霉素 VII、先锋霉素 VIII、先锋霉素 IV 等。特点有:①对革兰阳性菌(包括对青霉素敏感或耐药的金葡菌)的抗菌作用较第二、三代强,对革兰阴性菌的作用较差;②对青霉素酶稳定,但仍可为革兰阴性菌的β-内酰胺酶所破坏;③对肾脏有一定毒性。

第二代头孢菌素包括:头孢呋辛、头孢孟多等。特点有:①对革兰阳性菌作用与第一代头孢菌素相仿或略差,对多数革兰阴性菌作用明显增强,部分对厌氧菌有高效,但对铜绿假单孢菌无效;②对多种β-内酰胺酶比较稳定;③对肾脏的毒性较第一代有所降低。

第三代头孢菌素包括:头孢曲松、头孢噻肟等。特点有:①对革兰阳性菌有相当抗菌活性,但不及第一、二代头孢菌素,对革兰阴性菌包括肠杆菌属和铜绿假单孢菌及厌氧菌如脆弱类杆菌均有较强的作用;

②其血浆 $t_{1/2}$ 较长，体内分布广，组织穿透力强，有一定量渗入脑脊液中；③对 β-内酰胺酶有较高稳定性；④对肾脏基本无毒性。

第四代头孢菌素包括：头孢匹罗、头孢吡肟。对革兰阳性菌、革兰阴性菌均有高效，对 β-内酰胺酶高度稳定，可用于治疗对第三代头孢菌素耐药的细菌感染。

药理学模拟试题二

一、选择题(每题1分,共40分,答题时从五个备选答案中选择一个最适答案)

1. 强心苷对下列何种原因引起的慢性心功能不全疗效较差(　　)

A. 动脉硬化　　B. 继发于严重贫血　　C. 瓣膜病

D. 高血压　　E. 先天性心脏病

2. 目前没有发现内源性配体的受体称为(　　)

A. 细胞膜受体　　B. G蛋白耦联受体　　C. 细胞内受体

D. 胞核受体　　E. 孤儿受体

3. 某药口服后,全部以原形从尿中排出,该药吸收了(　　)

A. 0%　　B. 25%　　C. 50%

D. 100%　　E. 不能确定

4. 属于繁殖期杀菌药物的是(　　)

A. 青霉素类　　B. 氨基糖苷类　　C. 大环内酯类

D. 四环素类　　E. 磺胺类

5. 大环内酯类抗生素的作用机制是(　　)

A. 抑制细菌细胞壁合成

B. 抑制细菌DNA合成

C. 与核糖体30S亚基结合,抑制细菌蛋白质合成

D. 与核糖体50S亚基结合,抑制细菌蛋白质合成

E. 与核糖体70S亚基结合,抑制细菌蛋白质合成

6. 对结核杆菌作用最强的药物是(　　)

A. 异烟肼　　B. 利福平　　C. 链霉素

D. 对氨基水杨酸　　E. 乙胺丁醇

7. 激动去甲肾上腺素能神经突触前膜α_2受体可引起(　　)

A. 腺体分泌　　B. 血压升高　　C. 支气管舒张

D. 去甲肾上腺素释放增加　　E. 去甲肾上腺素释放减少

8. 静脉注射2g磺胺药,其血药浓度为100mg/L,经计算其表观分布容积为(　　)

A. 0.05L　　B. 2L　　C. 5L

D. 20L　　E. 200L

9. 抑制细菌蛋白质合成的药物(　　)

A. 磺胺嘧啶　　B. 氯霉素　　C. 环丙沙星

D. 头孢唑啉　　E. 克林霉素

10. 不易产生依赖性的喷他佐辛是因为能(　　)

A. 拮抗κ受体　　B. 拮抗μ受体　　C. 拮抗δ受体

D. 激动κ受体　　E. 拮抗σ受体

11. 苯二氮䓬类中枢抑制作用机制是(　　)

A. 促进多巴胺能神经的功能

B. 促进去甲肾上腺素能神经的功能

C. 增强 γ-氨基丁酸(GABA)的中枢抑制作用

D. 抑制 γ-氨基丁酸(GABA)的中枢抑制作用

E. 稳定细胞膜,减少 Cl-内流

12. 下面属于G蛋白耦联受体的是(　　)

A. M型乙酰胆碱受体　B. 肾上腺皮质激素受体　C. 甲状腺素受体

D. 胰岛素受体　E. γ-氨基丁酸(GABA)受体

13. 呋塞米的利尿作用机制是(　　)

A. 抑制碳酸酐酶　B. 抑制 Na^+-K^+-ATP 酶

C. 抑制 Na^+-K^+-2Cl 同向转运系统　D. 阻断 Na^+ 通道

E. 抑制 Na^+-H^+ 交换

14. 雷尼替丁抑制胃酸分泌的机制是(　　)

A. 抑制 H^+-K^+-ATP 酶活性　B. 阻断胃壁细胞的 H_2 受体　C. 阻断胃壁细胞的 M_1 受体

D. 阻断胃壁细胞的胃泌素受体　E. 阻断 H_1 受体

15. 治疗链激酶过量引起的出血的药物是(　　)

A. 维生素 K　B. 氨甲苯酸　C. 华法林

D. 鱼精蛋白　E. 双香豆素

16. 甲状腺功能亢进手术前给予复方碘溶液的目的是(　　)

A. 增强病人对手术的耐受性

B. 使甲状腺变大,便于手术操作

C. 使甲状腺腺体变小,血管网减少,变韧,以利手术进行

D. 使甲状腺功能恢复正常

E. 减少手术时呼吸道腺体分泌

17. 同一坐标上两药的S型量-效曲线,B药在A药的右侧且高出后者20%,下述评价正确的是(　　)

A. B药的效强和效能均较大　B. A药的效强较大而效能较小

C. A药的效强和效能均较小　D. B. 药的效强较大而效能较小

E. A药和B药效强和效能相等

18. 可使肾上腺素升压作用翻转的药物是(　　)

A. 阿托品　B. 新斯的明　C. 毛果芸香碱

D. 麻黄碱　E. 酚妥拉明

19. 下列药物小剂量时为甲状腺激素合成的原料,大剂量产生抗甲状腺作用的是(　　)

A. 甲硫氧嘧啶　B. 他巴唑　C. 甲亢平

D. 碘制剂　E. 丙基硫氧嘧啶

20. 磺胺类药物的抗菌机制是(　　)

A. 抑制敏感菌二氢叶酸合成酶　B. 抑制敏感菌二氢叶酸还原酶　C. 破坏细菌细胞壁

D. 增强机体免疫功能　E. 改变细菌细胞膜通透性

21. 某药的镇痛作用可被纳洛酮所阻断,说明该药的镇痛作用与(　　)

A. 抑制前列腺素合成有关　B. 增加前列腺素合成有关　C. 激动阿片受体有关

D. 阻断阿片受体有关　E. 阻滞钙通道有关

22. 大多数抗癌药常见的严重不良反应是(　　)

A. 肝脏损害　B. 神经毒性　C. 心肌损害

D. 骨髓抑制　E. 肾脏损害

23. 对骨髓造血功能无抑制作用的抗癌药(　　)
A. 激素类　　B. 烷化剂　　C. 植物生物碱类
D. 抗代谢药　　E. 抗癌抗生素

24. 为减轻氨甲蝶呤的毒性可采用的救援剂(　　)
A. 叶酸　　B. 维生素 B_{12}　　C. 维生素 B_6
D. 硫酸亚铁　　E. 甲酰四氢叶酸钙(亚叶酸钙)

25. 苯巴比妥过量中毒,为了促使其快速排泄(　　)
A. 碱化尿液,使解离度增大,增加肾小管再吸收
B. 碱化尿液,使解离度增大,减少肾小管再吸收
C. 碱化尿液,使解离度减小,增加肾小管再吸收
D. 酸化尿液,使解离度增大,减少肾小管再吸收
E. 酸化尿液,使解离度减小,减少肾小管再吸收

26. 产生钝化酶的细菌往往对下列抗生素发生耐药的是(　　)
A. 青霉素类抗生素　　B. 头孢菌素类抗生素　　C. 氨基糖苷类抗生素
D. 大环内酯类抗生素　　E. 四环素类抗生素

27. 能渗入骨组织,且较血中浓度高 2 倍,主要由于用于敏感菌所致骨关节感染的药物是(　　)
A. 万古霉素　　B. 乙酰螺旋霉素　　C. 麦迪霉素
D. 克林霉素　　E. 红霉素

28. 易引起灰婴综合征的抗生素是(　　)
A. 庆大霉素　　B. 四环素　　C. 链霉素
D. 氯霉素　　E. 罗红霉素

29. 碳酸锂主要用于治疗(　　)
A. 躁狂症　　B. 抑郁症　　C. 精神分裂症
D. 焦虑症　　E. 多动症

30. 下列与毛果芸香碱的作用无关的是(　　)
A. 降低眼内压力　　B. 睫状肌松弛,晶状体变薄,适于调节麻痹
C. 瞳孔缩小　　D. 虹膜向中心拉紧,其根部变薄,前房角间隙扩大
E. 牵拉小梁网,使其间隙增大,房水循环通畅

31. 能增加肾血流量的拟肾上腺素药是(　　)
A. 去甲肾上腺素　　B. 多巴胺　　C. 间羟胺
D. 肾上腺素　　E. 麻黄碱

32. 庆大霉素与呋塞米合用可导致(　　)
A. 抗菌作用增强　　B. 抗菌谱扩大　　C. 利尿作用增强
D. 耳毒性加重　　E. 肾毒性加重

33. 可解救肝素过量所致自发性出血的药物是(　　)
A. 氨甲环酸　　B. 维生素 K　　C. 硫酸鱼精蛋白
D. 尿激酶　　E. 华法林

34. 抗疟药青蒿素主要用于(　　)
A. 控制症状　　B. 防止传播　　C. 病因性预防
D. 控制复发　　E. 根治疟疾

35. 影响半衰期的主要因素是(　　)
A. 剂量　　B. 吸收速度　　C. 原血浆浓度

D. 消除速度　　E. 给药时间

36. 克拉维酸与阿莫西林配伍应用的主要药理学基础是(　　)

A. 增加阿莫西林口服吸收　　B. 竞争肾小管分泌系统,减少阿莫西林排泄

C. 抑制肝药酶,减少阿莫西林代谢　　D. 抑制β-内酰胺酶,对抗细菌对阿莫西林的耐药性

E. 拮抗阿莫西林毒性

37. 缩宫素的临床应用是(　　)

A. 小剂量可用于催产和引产　　B. 小剂量可用于产后止血　　C. 治疗尿崩症

D. 肺出血时止血　　E. 大剂量用于催产、引产

38. 长期应用可引起脂溶性维生素缺乏的是(　　)

A. 维生素 C　　B. 苯扎贝特　　C. 美伐他汀

D. 考来烯胺　　E. 烟酸

39. 易引起锥体外系不良反应的药物是(　　)

A. 地西泮　　B. 丙咪嗪　　C. 氯丙嗪

D. 多巴胺　　E. 阿司匹林

40. 通过抗氧化作用,减少 LDL 氧化修饰的药物是(　　)

A. 氯贝丁酯　　B. 洛伐他汀　　C. 辛伐他汀

D. 吉非贝齐　　E. 普罗布考

二、填空(每空 1 分,共 10 分)

1. 治疗指数的计算公式为________。

2. 两药合用的效应是两药分别作用的代数和,称为________;两药合用的效应大于两药个别效应的代数和,称为________。

3. 氨基糖苷类抗生素共同的不良反应有________、________、________、________。

4. 钙拮抗剂的临床应用主要有________、________、________。

三、简答题(每题 4 分,共 20 分)

1. 列出平喘药的分类与代表药。

2. 药物作用的靶点主要有哪几类(列出 4 类)?

3. 简述抗菌后效应概念。

4. 简述影响药物分布的因素。

5. 前列腺肥大病人为何禁用阿托品?

四、论述题(每题 10 分,共 30 分)

1. 写出 10 种受体及它们的激动剂和阻断剂。

2. 试述糖皮质激素的主要药理作用。

3. 列出三类抑制磷酸二酯酶的药物并说明其药理作用。

药理学模拟试题二参考答案

一、选择题

1. B　2. E　3. D　4. A　5. D　6. A　7. E　8. D　9. B　10. B　11C　12. A　13. C　14. B　15. B
16. C　17. B　18. E　19. D　20. A　21. C　22. D　23. A　24. E　25. B　26. C　27. D　28. D　29. A
30. B　31. B　32. D　33. C　34. A　35. D　36. D　37. A　38. D　39. C　40. E

二、填空

1. LD_{50}/ED_{50}

2. 相加作用,协同作用

3. 过敏反应,肾脏毒性,耳毒性,神经肌肉阻滞作用(不分顺序)

4. 抗心绞痛,抗心律失常,抗高血压(不分顺序)

三、简答题

1. 答:(一) 支气管平滑肌松弛药

β肾上腺素受体激动药:如肾上腺素、麻黄碱、沙丁胺醇等。

茶碱类,常用药物:氨茶碱等。

M胆碱受体阻断药,异丙托溴铵。

(二) 抗过敏平喘药:色苷酸钠。

(三) 抗炎平喘药:丙酸倍氯米松、布地奈德和氟替卡松等。

2. 答:①受体;②离子通道;③酶;④转运体。

3. 答:抗菌药物与细菌接触一段时间,浓度逐渐降低,低于 MIC 或全部消除后,细菌生长仍受持续抑制。反映药物对靶位的亲和力和占据程度,并与药物浓度和接触时间有关。

4. 答:影响药物分布的因素:①药物与血浆蛋白结合;②局部器官的血流量;③体液 pH;④组织亲和力;⑤体内屏障,包括血脑屏障和胎盘屏障。

5. 答:因为阿托品可阻断 M 受体,使膀胱平滑肌松弛,会加重前列腺肥大病人的排尿困难。

四、论述题

1. 答:

受体名称	激动剂	阻断剂
M胆碱受体	毛果芸香碱	阿托品
N胆碱受体	烟碱	筒箭毒碱
α受体	去甲肾上腺素	酚妥拉明
β受体	异丙肾上腺素	普萘洛尔
H受体	组织胺	氯雷他定、雷尼替丁
多巴胺受体	多巴胺	氯丙嗪
阿片受体	吗啡	纳洛酮
A. T受体	血管紧张素Ⅱ	氯沙坦
醛固酮受体	醛固酮	螺内酯
5-HT受体	5-HT	赛庚啶、昂丹司琼

*无固定答案,写出 10 种受体即可,参见第 48 章相关内容。每三个空格 1 分,写对即给分。如以某受体亚型作为受体名称,需写出其特异的激动剂与阻断剂。

2. 答:(1) 抗炎作用　强大的非特异性抗炎作用,能抑制多种原因引起的炎症反应;又对炎症的各阶段有作用。机制:①增加炎症抑制蛋白脂皮素的生成;使前列腺素和白三烯等炎症介质减少;抑制一氧化氮合酶和 COX-2 的表达,使 NO 和 PGE2 生成减少;诱导血管紧张素转化酶,使有致炎作用的缓激肽降解增加。②抑制多种炎性细胞因子的产生,抑制某些黏附分子的表达。③诱导炎细胞凋亡。

(2) 抗免疫作用(免疫抑制)　①抑制巨噬细胞对抗原的吞噬和处理;②破坏和解体参与免疫反应的淋巴细胞;③小剂量主要是抑制细胞免疫;④大剂量时能抑制由 B 细胞转化成浆细胞的过程,使抗体的生成减少，从而干扰体液免疫。

(3) 抗休克作用　需超大剂量使用，常用于严重休克。其作用可能与①稳定溶酶体膜，减少心肌抑制因子(MDF)的产生；②扩张痉挛的血管，改善微循环；③也与抗炎、抑制免疫等作用有关。④提高机体对内毒素的耐受力，但对外毒素损害无保护作用，也不中和内毒素。表现为解热，改善中毒症状。

(4) 允许作用　糖皮质激素对某些组织或细胞虽无直接作用，但能给其他激素发挥作用提供条件。

(5) 对血液和造血系统的影响　能刺激骨髓造血功能，使红细胞(RBC)、血红蛋白(Hb)和中性粒细胞(WBC)含量增加，大剂量可使血小板(BPC)增多和纤维蛋白原增多，缩短凝血时间；循环血中淋巴细胞减少；单核细胞数量下降。

(6) 对中枢神经系统的作用　提高中枢神经系统的兴奋性，出现激动、欣快、失眠等，偶尔诱发精神失常；且能降低大脑的电兴奋阈，促使癫痫发作，故精神病患者和癫痫患者宜慎用。

(7) 使胃酸和胃蛋白酶分泌增多，可诱发或加重溃疡病。

(8) 其他　抑制褪黑激素的分泌；减少甲状腺对碘的摄取、清除和转化。

3. 答：(1) 通过抑制心肌磷酸二酯酶，增加心肌 cAMP 的含量而发挥正性肌力作用的药物。如非强心苷类正性肌力药氨力农、米力农，主要用于慢性心功能不全的治疗。

(2) 通过抑制支气管平滑肌磷酸二酯酶，增加 cAMP 的含量引起气管舒张的药物。如茶碱类药物氨茶碱，主要用于支气管哮喘。

(3) 通过抑制血小板磷酸二酯酶，增加 cAMP 的含量发挥抗血小板作用的药物。如双嘧达莫，主要用于血栓性疾病的防治。

(谭毓治)

参考文献

朱依谆,殷明．药理学(第七版),北京:人民卫生出版社,2011
钱之玉．药理学(第三版),北京:中国医药科技出版社,2009
谭毓治．药理学笔记,北京:科学出版社,2009
谭毓治．药理学学习与解题指南,武汉:华中科技大学出版社,2007
吴铁,冯冰虹．药理学(案例版),北京:科学出版社,2010
杨宝峰．药理学(第七版),北京:人民卫生出版社,2008
国家食品药品监督管理局执业药师资格认证中心．药学专业知识(一)．北京:中国医药科技出版社,2013